家庭服务数字化系列培训教材

病患陪护

总主编　尹桂前　贺平则
主　审　贺平则
主　编　柳树亮　杨晓芳　赵淑琳

编　者（按姓氏汉语拼音排序）
郭　瑞　贺鹏萦　呼建峰
黄汉政　贾旭玲　李底平
柳树亮　任彩红　苏强强
魏　怡　杨晓芳　姚军军
赵淑琳

科学出版社
北　京

内 容 简 介

《病患陪护》详细介绍了病患护理员需要掌握的知识和技能。全书共11章45节，主要包括：病患陪护岗位认知和护理员的职业素养，安全用药，正常人体解剖和生理，病患饮食、起居陪护，病患陪护技术，常见症状的陪护，常见疾病的陪护，常见传染病的陪护，家庭急救，康复陪护，病患心理陪护。

本书适用于培训机构培训护理员使用，也适用于照顾病患人员参考。

图书在版编目(CIP)数据

病患陪护/柳树亮，杨晓芳，赵淑琳主编. —北京：科学出版社，2019.4

家庭服务数字化系列培训教材/尹桂前，贺平则总主编

ISBN 978-7-03- 060904-5

Ⅰ. 病… Ⅱ. ①柳… ②杨… ③赵… Ⅲ. 护理学-技术培训-教材 Ⅳ. R47

中国版本图书馆 CIP 数据核字（2019）第 051822 号

责任编辑：丁海燕 丁彦斌 / 责任校对：王 瑞

责任印制：赵 博 / 封面设计：蓝正设计

科 学 出 版 社 出版

北京东黄城根北街 16 号

邮政编码：100717

http://www.sciencep.com

北京九州迅驰传媒文化有限公司印刷

科学出版社发行 各地新华书店经销

*

2019 年 4 月第 一 版 开本：787×1092 1/16

2025 年 5 月第八次印刷 印张：13 3/4

字数：326 000

定价：69.80 元

（如有印装质量问题，我社负责调换）

序　言

家庭服务业是以家庭为服务对象，以满足家庭生活需求为目的，以向家庭提供各类劳务为内容的阳光工程和民生事业。大力发展家庭服务业，对于增加就业、改善民生、扩大内需、调整产业结构具有重要作用。

作为21世纪的朝阳产业和现代服务业的重要组成部分，家庭服务业日益得到各级党委和政府的关注和重视。伴随着脱贫攻坚战在吕梁山片区全面打响，吕梁市委、市政府将“吕梁山护工”培训就业作为脱贫攻坚的重要抓手、促进战略性结构调整的重要发展方向，提出要在“十三五”期间，培训10万“吕梁山护工”，使其走出大山脱贫致富。近年来，经过不断实践，我们践行以人民为中心的发展思想，坚持以脱贫攻坚统揽经济社会发展全局，始终把扶贫同扶智、扶志相结合，大力开展家庭服务培训就业工作，一大批护工走出吕梁山，融入大城市，实现了脱贫致富的梦想，赢得了社会的普遍认可，“勤劳、诚信、专业”的吕梁山护工品牌叫响全国，已成为吕梁第三产业新的经济增长点。

几年的探索实践，不乏奋斗的坎坷，也收获了成功的喜悦，既展示了全市广大干部群众同心协力、决战贫困的顽强斗志，也彰显了吕梁人民不甘落后、奋发图强的吕梁精神。这一实践成果来之不易，需倍加珍惜。

为了更好地提升培训学员综合素质，根据吕梁市委、市政府的安排部署，我们在充分总结培训实践经验的基础上，组织部分专家学者和一线教师编写了简单实用、通俗易懂、图文并茂、便于学习掌握的家庭服务数字化系列培训教材，分《职业素养》《家居保洁》《家庭餐饮》《母婴护理》《病患陪护》

《养老陪护》六册，仅供家庭服务业培训机构参考借鉴，以期为全国家庭服务业培养更多技能人才、增加人民群众福祉服务。

中共吕梁市委副书记 张广勇

2019年2月15日

前　言

家庭服务数字化系列培训教材之《病患陪护》一书，紧紧围绕提升家庭服务从业人员整体水平、实践技能和服务质量的编写理念，以通俗易懂、图文并茂、科学合理、新颖独特为编写要求，组织经验丰富的一线培训教师和家政公司的在职高级护工共同完成编写任务，大多数图片、流程由编者结合实际工作拍摄而成。

全书共11章，阐述了病患护理员必须掌握的知识和技能，主要包括：病患陪护岗位认知和护理员的职业素养，安全用药，正常人体解剖和生理，病患饮食、起居陪护，病患陪护技术，常见症状、常见疾病、常见传染病的陪护，家庭急救，康复陪护，病患心理陪护。本书可供培训相关从业人员使用，也适用于照顾病患人员阅读参考。

由于病患陪护人员面临病种多、内容复杂，可供参考的现行教材少，加之编写时间紧迫，编者能力有限，书中可能存在不足之处，敬请广大读者提出宝贵的修改意见和建议，以便本书逐步完善。

在此，对付出辛勤劳动的编写人员表示感谢！

柳树亮

2019年2月

目　录

第 1 章　病患陪护岗位认知和护理员的职业素养 …… 1

第 1 节　病患陪护岗位认知 …… 1
第 2 节　护理员的职业素养 …… 2
第 3 节　护理员的自身安全防范 …… 6

第 2 章　安全用药 …… 11

第 1 节　概述 …… 11
第 2 节　安全用药陪护 …… 15

第 3 章　正常人体解剖和生理 …… 19

第 1 节　概述 …… 19
第 2 节　人体器官的构成和系统的划分 …… 20
第 3 节　主要系统的解剖结构和生理功能 …… 23

第 4 章　病患饮食、起居陪护 …… 33

第 1 节　病患的饮食陪护 …… 33
第 2 节　病患的起居陪护 …… 42

第 5 章　病患陪护技术 …… 57

第 1 节　排泄陪护技术 …… 57
第 2 节　危重病患陪护技术 …… 65

第 6 章　常见症状的陪护 …… 72

第 1 节　疼痛 …… 72
第 2 节　发热 …… 74
第 3 节　咳嗽、咳痰 …… 76
第 4 节　呼吸困难 …… 79
第 5 节　咯血 …… 81
第 6 节　水肿 …… 83
第 7 节　恶心、呕吐 …… 85
第 8 节　腹泻、便秘 …… 87
第 9 节　呕血、便血 …… 89

第 10 节　意识障碍 …… 91
第 11 节　运动障碍 …… 93

第 7 章　常见疾病的陪护 …… 97

第 1 节　高血压 …… 97
第 2 节　冠状动脉粥样硬化性心脏病 …… 100
第 3 节　慢性阻塞性肺疾病 …… 104
第 4 节　肝硬化 …… 107
第 5 节　糖尿病 …… 109
第 6 节　急性脑血管疾病 …… 114
第 7 节　帕金森病 …… 116
第 8 节　老年痴呆 …… 121
第 9 节　精神性疾病 …… 124

第 8 章　常见传染病的陪护 …… 128

第 1 节　基础知识 …… 128
第 2 节　常见传染病的陪护 …… 134

第 9 章　家庭急救 …… 142

第 1 节　心肺复苏术 …… 142
第 2 节　常见疾病的家庭急救 …… 145
第 3 节　家庭急救常用操作技术及技巧 …… 158

第 10 章　康复陪护 …… 175

第 1 节　康复的概述 …… 175
第 2 节　偏瘫的康复陪护 …… 177
第 3 节　脊髓损伤的康复陪护 …… 187
第 4 节　常见颈肩腰腿疼痛的康复陪护 …… 192

第 11 章　病患心理陪护 …… 204

第 1 节　初入院病患心理陪护 …… 204
第 2 节　术前病患心理陪护 …… 205
第 3 节　术后病患心理陪护 …… 206
第 4 节　残疾、失能病患心理陪护 …… 208

参考文献 …… 210

第 1 章

病患陪护岗位认知和护理员的职业素养

学习目标

1. 了解病患陪护职业产生的原因、现状和发展趋势。
2. 熟悉护理员的工作职责、职业道德和职业形象。
3. 掌握病患陪护过程的沟通技巧。
4. 掌握护理员的自身安全防范措施。

病患陪护是指在医院或家庭病房中，受雇佣于病患家属方，对病患进行基础生活护理等非医疗技术性护理工作，从事该职业的人被称为护理员。

第 1 节　病患陪护岗位认知

一、病患陪护职业产生的原因

1. 医院精细化管理的内容和质量要求与日俱增，医护人员和病患配比不能满足精细化护理要求，以及病患对护理期望值的提升，病患个性化护理不能满足，生活护理和医疗护理混淆等，采取医疗护理和生活护理分开的措施对病患的康复、养护更有效。

2. 中国老龄化日益严重，随之而来的是与老龄化相匹配的一系列医药、健康、保健、护理、康复等产业的兴起，异地就业和城市化建设使年轻人无力负担对父母及长辈的照顾，家属陪护力不从心，老年人健康管理需求也逐步上升。《2015 年国民经济和社会发展统计公报》指出，2015 年底 60 岁以上人口规模已经达到 2.22 亿，老龄化程度达 16.1%，其中 65 岁以上占总人口的 10.5%，平均每天新增 2.8 万老龄人口。根据预测，到 2050 年，我国老龄人口将达到总人口的 34%。

3. 目前是继财富第四波“信息网络时代”之后的第五波“健康保健时代”，大健康行业发展空间巨大，介于治疗与健康保健之间的康复治疗、预防保健、养生陪护等过程服务的需求呈现多样化，而具体执行者——生活护理员的缺乏成为其发展的瓶颈。为此，需要合理开发与引导更多的人成为生活护理员，护理员在康养陪护行业中将前景无限。

二、病患陪护职业的现状与发展趋势

目前在一线城市，病患陪护已逐步进入正规化管理，生活护理服务公司通过参与公开招

投标的方式进驻医院，对进入医院的护理员实施“五统一”的管理，即统一着装、统一标识、统一调配、统一收费标准、统一管理。护理员通过培训，持岗位培训合格证和健康证上岗。

根据我国目前病患陪护的发展态势，一家三级甲等医院的护理员需求平均在150人左右，且这种需求不断地向二三线城市医院扩展，并延伸到居家病患陪护。随着广大人民群众对病患陪护品质的要求不断提升，护理员的培训也将向更系统化、专业化的方向精进。

三、工作职责

护理员不仅是病患生活的照顾者，也是病患健康需求的代言人，他们与医护人员联络、沟通，在治疗和护理过程中架起医患关系的桥梁。

医院对病患陪护的要求不同于对家政保姆式服务的要求，病患陪护是医院提高病患护理质量的重要环节，不同类型病患的陪护要求也不同。常规病患陪护内容如下。

1. 在护士指导下，对病患进行基础生活陪护及非技术性护理工作。
2. 做病患的生活陪伴和部分简单的心理安抚工作，适时与病患沟通，了解其思想动态，听取病患倾诉，做好病患的安全防护措施。
3. 协助不能自理的病患完成洗漱、形象整理、进食及排便等。
4. 护送病患进行检查、治疗。
5. 负责病床单元、病室清洁整理工作，保持病房环境的舒适度。
6. 协助病患开展康复锻炼。
7. 其他在护士指导下的病患护理工作，如对高热病患进行物理降温等。
8. 对病患的生活护理项目过程进行记录，使护理工作清晰。
9. 配合院方的工作，服从科室管理。

四、护理员上岗流程

护理员和护理服务公司之间是合作关系，护理服务公司按照病患的陪护需求推荐适合的护理员，并和病患家属签订服务协议。护理员服务期间必须服从护理服务公司管理，护理服务公司有责任对护理员进行岗前技能考核，并对其进行在岗管理，如检查服务质量、协调纠纷、统一收费、加强和护士的合作、维护护理员利益、开展岗位技能培训等。护理员上岗流程可参照图1-1。

第2节　护理员的职业素养

一、职业道德

1. 有爱心，待病患如亲人　病患作为特殊人群，在患病期间心理波动较大，有爱心的护理员，会从病患角度考虑问题，站在亲人角度照顾病患，发自内心地理解病患的痛苦，尽职尽责地做好生活护理工作。绝大多数病患感受到护理员亲人般的用心呵护，也会像亲人一样对待和尊敬护理员，形成“不是亲人胜似亲人”的依存关系，进而提高护理员的社会认同感。

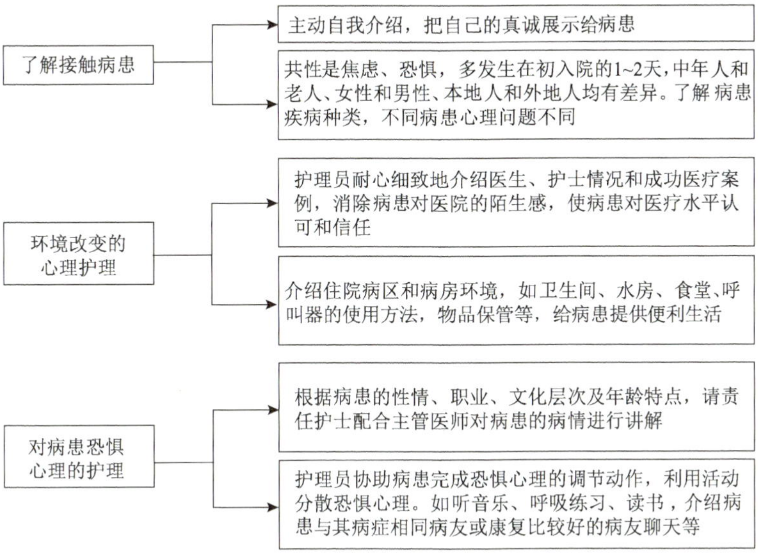

图 1-1　护理员上岗流程

2. 有敬畏心，待医生、护士如良师　从事病患陪护工作，必须对人的生命保持敬畏心，因此，护理员在工作中要有积极学习的态度，不断提高自身的专业技术，以提升病患生活质量。医生、护士是护理员最好的老师，护理员要懂得敬畏和尊重医护人员，主动称他们为“老师”，严格按照他们的要求来为病患护理。

3. 有感恩心，待伙伴如兄弟姐妹　作为护理员，会经常面对病患的负面情绪，这时不仅不能被病患的负面情绪影响，还要用自身积极阳光的情绪、感恩的心态去影响病患。实践中，最好的伙伴是来自同公司的护理员，以及护理公司的管理者，大家在一起像兄弟姐妹一样生活、工作，获得更多工作协同、互助指导和职业成长的机会。因此，护理员要懂得团结伙伴，通过互相帮助、互相支持，来保证自己的良好心态。护理员要学会感恩，感恩他人的帮助、护理公司的支持。

二、职业形象

护理员专业的形象和亲切的态度，更容易获得病患及其家属的认可，为护理员开展后续生活护理工作提供便利。如何打造护理员良好的形象呢？这就需要护理员在个人形象上做到以下几个方面。

1. 规范　统一着工装，佩戴胸卡。

2. 整洁　勤洗工装、勤换内衣，无体味。

3. 外观　女性护理员要把头发扎好盘紧，并保持头发清洁无异味，不佩戴首饰。男性护理员不留长发，不吸烟喝酒，不留胡须。

4. 安全　规范洗手，勤剪指甲，指甲端和指尖平齐，指甲缝内无污垢。

5. 行动　进行护理工作时，穿防滑平底鞋，不穿拖鞋、高跟鞋。

6. 态度 保持良好的精神面貌，保持面带笑容。

三、职业守则

（一）护理员职业守则

1. 扶弱助难，展示人道主义精神，时刻为病患着想，在不触犯规则及法律的范围内为病患提供生活便利。
2. 守法、守纪，要做到自尊、自爱、自重、自强。
3. 尊重病患的人格与权利，对待病患应一视同仁。
4. 服务礼貌，举止端庄稳重，语言文明，态度和蔼，关心和体贴病患。
5. 安心工作，尽职尽责。
6. 尊重病患及家属的文化习惯，保护病患隐私与秘密。
7. 团结协作，正确处理与病患、家属及医护人员之间的关系。
8. 奋发进取、钻研业务、精益求精，不断学习知识，提高服务技能。

（二）护理员工作“十不准”

护理员工作的“十不准”见表1-1。

表1-1 护理员工作“十不准”

序号	行动要求	说明
1	不准违反着装规定	规范着装既显专业度，也可减少护理员被病原感染的机会
2	不准私调护理费用	保持护理员诚信的良好形象
3	不准擅离服务岗位	这是保证病患安全的最低要求
4	不准当班酗酒睡觉	这是保证良好服务质量的基础要求
5	不准挑拨医患矛盾	社会需要和谐，病患的情绪是不稳定的，护理员要正向引导病患处理医患矛盾
6	不准解释病患病情	医疗中常见“同病异治”“异病同治”的情况，不是护理员能解释清楚的
7	不准执行医疗护理	看病治病是医生、护士的工作，护理员本职工作是生活护理
8	不准盗卖医疗物资	医院物品不能随便处理，若有倒卖医疗物资行为，严重的会受到刑事处罚
9	不准泄露医患秘密	尊重个人的隐私是护理员获得他人信任和尊重的基础
10	不准索要病患礼物	服务品质高，周边人会介绍来更多的客户，这比礼物更有价值

四、护理员的沟通技巧

（一）陪护中的沟通原则

护理员掌握一定的沟通技能，是保证陪护质量的基础。沟通的形式大致可分为两种（图1-2），一是有声语言交流，也称语言沟通；二是无声交流，也称非语言沟通。

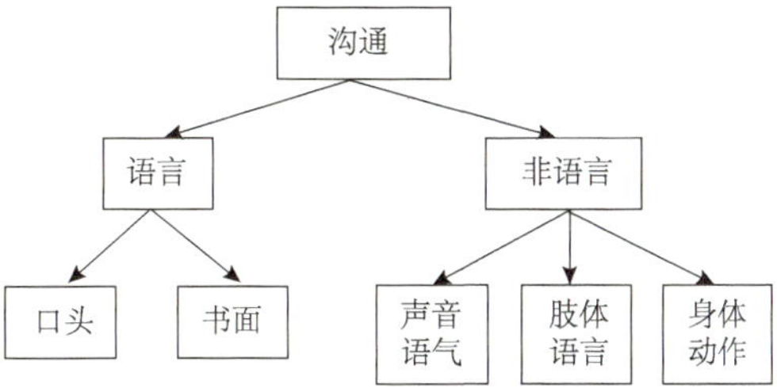

图 1-2　沟通的两种方式

针对不同沟通对象，护理员要掌握对应的原则（表 1-2）。

表 1-2　护理员常规沟通原则

沟通人群	沟通原则
病患	·不能说话的病患：主动沟通，善于用各种肢体语言沟通，每次离开病患都要告知对方；亲友来访时指导并协助其沟通 ·能简单说话的病患：放慢自己说话的语速，耐心听病患把话说完，不要打断，可适当补充 ·唠叨的病患：耐心听，多回应，适当引导其和其他病友交流
医生、护士	·主动汇报，及时记录重要事项；掌握医护人员工作规律，选择在其空闲时间请教护理知识 ·对医护人员的询问要简洁，回答主要内容，不啰嗦、不虚报、不隐瞒
病患家属	·每天见的家属：及时向家属汇报每天为病患完成的陪护项目，针对病患反应，适当指导家属参与病患陪护，为出院做准备；服务中有错误，要主动认错不隐瞒 ·不在身边的家属：学会用通话和视频手段，协助病患和其家属交流，让家属多方面看到病患的康复情况
护理公司	·主动表示感谢，真诚表达自己的需求，不夸大自己的能力，以免公司推荐给病患后，病患及家属不满意 ·积极参与公司安排的各类培训，认真学习提升病患陪护技巧

（二）护理员和病患沟通方法

1. 善于使用美好的语言　美好的语言不仅使人听了心情愉快，感到亲切温暖，而且还有辅助治疗的作用，主要有以下几种。

（1）安慰性语言：病患在病痛之中需要安慰，护理员应当学会使用安慰性语言。例如：①对刚入院的病患，主动对他说："您好，我是××公司护理员××，从今天开始由我来照顾您。"②早上见到病患刚起床时可以这样说："昨天睡得好吗？您今天气色真好！"③对牵挂家里孩子的病患，可安慰说："安心养病，他们会照料好自己，当大人不在身边时，孩子会更懂事的。"④对于病程较长的病患可以说："吃好、睡好、心宽，病才好得快。"

（2）鼓励性语言：护理员对病患的鼓励，对调动病患与疾病作斗争的积极性是非常重要的。例如：①对新入院的病患说："这里擅长治您这种病，比您病情严重的现在都好了，您这病能很快见好！"②对病程中期的病患则说："治病总得有个过程，贵在坚持！"③对即将出院的病患可说："出院后按医嘱照顾好自己，您肯定能恢复到最佳状态！"

（3）积极的暗示性语言：可以使病患的心理活动得到良好的回应。例如：①看到病患精神比较好，就暗示说："您气色越来越好，这说明治疗很有效。"②帮助病患服药时说："都说这种药效果很好，您吃了也会见效。"

2. 非语言沟通技巧 护理员和病患最经典的非语言沟通就是微笑和安抚动作。例如，为呕吐病患轻轻拍背，为动作不便者轻轻翻身变换体位，对手术前因惧怕而难以入睡病患进行拍背以示安慰等。

护理工作中，经常会遇到由于各种原因导致语言沟通障碍的病患，如机械通气（气管插管）的病患、术后体弱或有听力障碍的病患等，他们无法用语言表达自己的意愿及需求，这时护理员就要把病患常见的不适和需求，如口渴、饥饿、翻身、大小便、想见医生、想见家人、想看电视等，约定为非语言沟通方法，提高与病患交流的效率。例如，眨眼代表看电视、噘嘴代表想喝水、伸手指代表翻身、点头代表同意、摇头代表否认、抬脚代表要出去走走等。

链接

护理员礼貌歌

护理员，有礼貌；每一天，微微笑；见到人，问声好。
要协助，说声请；受帮助，谢谢您；有过错，对不起。
患配合，要鼓励；接送物，双手递；患出院，送祝福。
服务礼仪好，护患乐融融。

第3节 护理员的自身安全防范

陪护工作光荣而艰巨，护理员在进行陪护服务时存在诸多意外等不安全因素，必须加强自我防护。如身体方面要防摔跤、防肌肉拉伤、防医院感染、防来自病患和其他渠道的伤害等；心理方面要掌握正确的交流沟通技巧和应对冲突的正确方法，学会自我调节，以缓解工作的压力。

一、各种意外的预防及意外发生后的措施

（一）预防跌跤的措施

1. 保持健康体魄 注意饮食营养、休息和运动，保持良好的身体素质和精神状态。

2. 工作态度谨慎 陪护前要先排除各种隐患，陪护中要稳重、细心、谨慎。

3. 选择合脚鞋子 选择合脚、低跟、软底、防滑的鞋子。

4. 室内光线充足 工作区域需保持光线充足，有利于陪护工作的进行。

5. 地面及时清洁 及时清扫和擦去垃圾、污物和油污，保持工作区域的地面干净整洁。

6. 清除整理杂物 及时清除陪护区域的障碍物，以免引起误伤。

7. 加强协同合作 在陪护过程中，需高空取物，搬、抬较重物体或陪护体重较大的病患时，应和其他护理员或医务人员配合完成。

（二）预防肌肉拉伤及拉伤后的处理

1. 预防肌肉拉伤

（1）合理安排运动：注意平日合理安排有规律的运动，以锻炼身体，预防骨钙丢失，增加机体的平衡性和反应的灵敏性。

（2）做好准备活动：工作前充分做好准备活动,注意加强易伤部位肌肉力量和柔韧性的练习。

（3）注意局部保护：陪护过程手臂要灵活,脚跟要站稳,不要急拉、急拽；搬运重物时,不要急转身或扭动背部。

2. 受伤后的处理

（1）及时休息：要注意身体的感觉，在感觉疼痛和不适时应立即停止运动，充分休息可避免二次损伤或更严重的伤痛。

（2）抬高患肢：若四肢受伤，可抬高患肢，以减少伤处的血液供应，减轻肿胀。

（3）及时冷敷：受伤部位疼痛或肿胀，应尽早冷敷（0～48 小时内），每两小时内至少冷敷 10 分钟。冷敷可减轻肌肉痉挛，缓解疼痛，使血管收缩，伤处的血供减少，防止皮下出血和肿胀。

（4）加压包扎：如出现出血或皮下淤血时，可用弹性绷带加压包扎，以减轻疼痛和肿胀。

（5）热敷：在受伤后期，即在 48～72 小时后可进行热敷。热敷可解除因局部肌肉痉挛、强直而引起的疼痛，加速局部血液循环，有利于康复。

（三）预防腰扭伤及扭伤后的处理

1. 注意身体锻炼　起居要有规律，经常保持适当的体育运动，以促进血液循环，使身体筋骨强健有力，预防腰部扭伤。

2. 避免腰部受凉　腰部是最易受凉的部位，如果受凉，即使是轻微的动作也会将腰部扭伤，造成腰痛。

3. 避免环境潮湿　潮湿使血管收缩，造成局部组织血液供应不足，使肌肉收缩时产生的代谢产物潴留，刺激神经造成腰痛。护理员要及时更换潮湿的衣服，经常开窗通风，保持室内干燥。

4. 避免久坐　长时间维持一个姿势进行劳动，很容易造成肌肉的劳损。在进行陪护服务时，护理员要注意劳逸结合，避免用力过度，造成腰部软组织的损伤或扭伤。

5. 腰扭伤的处理

（1）休息：发生腰扭伤后应该立即停止工作，一般要坚持卧硬板床 3 日以上，以保证损伤的组织有充分修复的时间，防止遗留慢性腰痛。

（2）治疗：根据医生的建议进行治疗，注意受伤早期不宜自行进行推拿、按摩、热疗等处理。

（四）传染病的相关防护

1. 避免血液传播性疾病的传染　陪护过程中如遇以下情况应戴手套，脱去手套后应认真洗手：①接触病患血液、体液、分泌物、排泄物及其污染物品时。②接触病患黏膜和伤口时。③确定病患有传染病如肝炎、梅毒等，所有传染病病患用过的物品进行清洁消毒时。

2. 预防流感 在流感流行期间，护理员在陪护过程中要求：①戴口罩；②病患用过的食具、衣物、毛巾等最好及时消毒；③注意个人卫生；④居室内经常通风换气；⑤保持良好的作息习惯。

（五）预防来自病患的伤害

1. 加强防范意识 病患由于疾病原因或存在心理障碍，在烦躁时可能摔东西、打人等，护理员要提前有准备。先做好评估，加强防范，避免受到伤害。

2. 注意危险物品 发现病患有摔东西和打人现象时，注意在房间或床头不要存放热水瓶、玻璃制品、棍棒、金属制品和其他容易造成自伤或他伤的危险物品，以防造成伤害。

3. 善于察言观色 陪护过程中要首先观察病患的情绪，如发现有对抗情绪，尽量避免激惹对方，好言相劝，争取病患配合。如病患不配合，护理员可停止服务，报告医生处理，待病患情绪稳定后再完成护理。

4. 学会安全制动 必要时可对有暴力倾向的病患进行手脚安全制动，制动后再进行相关的生活照料及相关的医学治疗服务，但制动前必须先与家属沟通，征得家属同意后再进行。

二、护理员的自我照顾

（一）陪护工作中常见的压力

1. 来自病患的压力 需要陪护的病患大多数高龄、失智、失能、生活不能自理。面对翻身、更衣、喂水喂饭、擦屎接尿等工作，面对老年痴呆病患的认知缺乏、行为异常，面对衰老、疾病和死亡，护理员承受着体力和心理的双重压力。

2. 来自病患家属的压力 面对个别病患家属的傲慢无礼、颐指气使、无理的挑剔等行为，为了避免矛盾激化，给陪护工作带来不利因素，护理员经常委曲求全、远而敬之。家属的恶劣态度增加了护理员的心理压力。

3. 来自护理员家庭的压力 家庭成员对陪护工作不理解、不赞同，认为陪护工作低人一等，使护理员劳累一天回家后得不到家人的关爱，压力得不到宣泄。

4. 来自社会的压力 传统观念、社会的偏见给护理员带来了更大的压力。

（二）陪护中常见压力的处理

1. 正确认识衰老、疾病和死亡 生老病死是不可抗拒的自然规律，护理员应该以一颗爱心、责任心、感恩的心去关心病患的日常生活。正确认识衰老、疾病和死亡，护理员缓解压力，是做好护理工作的重要前提。

2. 正确认识与家属合作的重要性 面对亲人的疾病，家属常寄希望于护理员，希望通过细致的生活照料能让亲人尽快痊愈。家属在这种急躁复杂的情绪支配下，常常会做出一些不尽如人意的举动。作为护理员，要体谅家属的难处，给家属以真诚的帮助。争取家属的合作，这是排解压力做好护理工作的重要条件。但对于家属的暴力伤害要保持冷静，及时报警或报告管理人员，保护现场，如实反映情况等。

三、应对冲突的方式

1. 迎合的方式　当病患或家属与护理员发生冲突，或者提出不合理要求时，护理员为了避免事态扩大，常采取委曲求全、迎合别人，把决定权交给对方，把一切错误都归咎于自己的做法。这种应对方式常常让自己觉得很压抑，让病患和家属觉得护理员不重要。

2. 指责的方式　当病患或家属与护理员发生冲突时，护理员只在意自己要解决的问题，不尊重对方，不论出现任何矛盾，总是认为自己是对的，采取气势汹汹、咄咄逼人的做法。这种应对方式常常让自己觉得很孤单，让病患和家属觉得护理员粗鲁野蛮。

3. 超理智的方式　当病患或家属与护理员发生冲突时，护理员只重视数据和逻辑，不重视人际关系，采取说教的方式，表情僵硬、态度冷漠，和周围人员关系疏远，让人不愿意接近。这种应对方式常常让护理员觉得很累，让病患和家属觉得护理员很无情。

4. 打岔的方式　当病患或家属与护理员发生冲突时，护理员表面表现的灵活、很搞笑，或者很安静、很怕事，与人谈话常常转变话题或离题，对有关个人和情绪的问题刻意回避，不能专心致志讲一件事或做一件事。这种应对方式常常使自己内心敏感脆弱，没有信心，没有归属感，让病患和家属觉得护理员油滑、不可信、不真诚。

5. 一致的方式　面对冲突时，护理员能坦诚交流，对出现的矛盾不质问，能聆听别人的不同意见，能尊重别人的不同想法，能以灵活的态度面对和处理矛盾或冲突，并且对自己应对问题的方式能心平气和地欣赏和接受。这种应对方式让自己觉得很淡定，让病患和家属觉得护理员大方稳重。

6. 综合应对方式　在与病患或家属解决冲突时，可同时使用多种方式。在矛盾面前，如果是自身的错误，要虚心接受，立即改正，以赢得病患和家属的理解。不是自身的错误，要用综合的方式去面对冲突和压力，让自己放松情绪，让病患和家属觉得护理员既和蔼可亲，又技术精湛。

四、自我照顾的实用方法

加强护理员的自我照顾是缓解陪护工作压力的重要方面。护理员首先要照顾好自己，保持自己的身体和心理健康，才能更精力充沛地去提供服务，把自己更灿烂的微笑向老人或病患传递。

1. 讲究卫生　每天抽一点时间为自己进行卫生清洁，从里到外干干净净。

2. 补充营养　为自己补充营养，让自己更健康。

3. 精心化妆　每天化一个淡妆，让自己精神焕发，展现自己的风采，保持轻松愉快的心情。

4. 懂得欣赏　护理员应该把自己最美丽的一面向客户展示，学会欣赏自己的美丽和善良、欣赏明媚灿烂的阳光、欣赏漂亮优雅的图画、欣赏悦耳动听的音乐，从而精神放松，心旷神怡。

5. 用心交流 在欣赏自己的同时也要学会欣赏别人。多与周围的人交流，多去发现其他人的优点。

6. 坚持信仰 护理员的人生目标是"为人民服务""为病患奉献爱心"。怀着这样的信仰去工作，就会拥有一个很充实的精神世界。

7. 不断学习 学习是人的终生课题，一个人的发展离不开学习。学习使人增长见识、聪慧头脑、提高认识、心胸豁达。护理员也需不断学习、不断提高。

8. 排解不良情绪 护理员在面对苦难时能保持正向的思考，勇敢地超越困难，就拥有了乐观的品质。

9. 不同的角色转换 为了工作和生活的稳定，护理员要学会在不同的环境中扮演不同的角色。在单位，爱岗敬业，遵守规章制度，做个好职工；回家庭，恪守家庭责任，做个好妻子、好丈夫、好儿女；到社会，遵纪守法，遵守社会公德，做个好公民。护理员只有在保持安定的工作和生活环境的前提下，才能以更加放松的心情，更加充沛的精力，充分发挥自己的聪明才智，为陪护事业做出更大的贡献。

第2章 安全用药

学习目标

1. 了解安全用药的重要性。
2. 熟悉安全用药须知及安全用药原则。
3. 掌握安全用药陪护。

第1节 概　　述

案例 2-1

王先生，40 岁，因泌尿系统感染，医生连续 3 天给予头孢哌酮静脉注射并告诫其 1 周内绝对不能饮酒。王先生不以为然，在输液后和几个朋友去聚会饮酒，在饮了 5～6 盅白酒后出现面部潮红、心悸气短、胸闷继而昏倒在地，朋友立即把他送到附近的医院，经过一晚的抢救，王先生还是没有醒过来。

请问：王先生为什么会发生这种情况，怎样才能做到安全用药？

药物作为一种特殊的商品，与人的健康、生命息息相关，如何安全用药已经成为世界人民广泛关注的问题。

一、安全用药

安全用药是在重视药物间的相互作用、不良反应、禁忌证等注意事项的基础上，根据病患的个体差异、病情需要及对药物等情况做全面的分析考虑后，以合适的剂量、合适的给药途径、合适的给药时间选择准确的药物，达到真正的“对症下药”。

二、安全用药须知

（一）注意药品说明书

1. 关注药品的有效期　有效期指在规定的储存条件下药品能够保持质量的期限，在期限内使用较安全，超过期限就为过期药，不能继续使用了。

2. 重视药品的“注意事项”　了解药物的性质、用法、用量、适应证的同时对不良反应、药物之间的相互作用、禁忌证及其他注意事项一定要重视，重点理解药品说明书上的“慎用”“忌用”和“禁用”的含义。如肾上腺素对大脑有兴奋作用，高血压、癫痫病患应慎用；青霉素类药物禁用于对青霉素过敏的人；阿托品忌用于青光眼病患，服用头孢类药物后要禁酒等。

链接

服用某些药物为什么必须禁酒？

头孢类和硝基咪唑类药物（如甲硝唑、替硝唑等）、硝基呋喃类、磺酰脲类降血糖药、抗抑郁药、抗真菌药等使用后若饮酒或饮用含乙醇的饮品，会使乙醇代谢生成大量的乙醛而不能转化为乙酸，致使乙醛蓄积中毒发生双硫仑样反应，进而出现如王先生的症状，故王先生使用头孢哌酮后是绝对不能饮酒的，而且这些药物使用期间及使用之后 7～14 天内禁止饮酒或进食含乙醇的制品，尤其是老年人和心血管疾病病患。

（二）注意药物的因素

1. 药物本身的因素 影响药物作用的因素有药物的剂型、剂量、给药途径、给药时间及是否联合用药等。

（1） 药物剂型：药物的剂型可通过影响药物的吸收速度而影响药物作用的快慢和强弱。如口服溶液的药物比片剂、丸剂、胶囊吸收速度快。水溶液注射剂较乳剂和油剂吸收快。

（2）剂量：剂量的大小可以影响药物的疗效，为了用药安全有效，临床常使用大于最小有效量小于最大治疗量的常用量来治疗，若药物超过安全用药极限可引起毒性反应。

（3）给药途径：不同的给药途径药物的疗效不同，同一药物的给药途径不同其产生的作用和用途也不同。如硫酸镁口服可以产生导泻和利胆的作用，而注射给药可以产生抗惊厥和降压的作用。口服给药是临床最常用的安全、方便的给药途径，但不适用于急救、昏迷、呕吐等病患，医护人员要根据病患的病情需要而选择是否采取静脉给药、肌内注射、皮下注射、舌下给药、吸入给药等方法。如发生心绞痛时，硝酸甘油常用的给药途径是舌下含服。

链接

首关效应

某些口服药物在未进入体循环之前，会被肠道、肝脏代谢所灭活，使进入体循环的药量减少，药效降低，这种现象称之为首关效应。如硝酸甘油就是为了避免首关消除而采取舌下含服给药途径的。

（4）给药时间：临床给药时间不同，其产生的疗效和不良反应会有所改变，在一天的不同时间给药，药物效应的强弱和不良反应的发生率也会出现明显变化。如为顺应人体生物节律的变化，常将肾上腺糖皮质激素一日用药剂量在早晨 8 时左右一次服用，就是为达到良好的治疗效果，同时减轻药物的不良反应。

（5）联合用药：联合用药多是为了达到增强疗效或减少不良反应的目的而采取的两种或两种以上的药物同时或先后应用。但若联合用药不当可直接影响药物的疗效甚至可引起药物的不良反应，故联合用药要谨慎。

2. 药物的不良反应 药物具有两重性，既具有防治疾病的作用，也可产生不良反应，对机体造成不同程度的损害。我国是药物不良反应发生率较高的国家之一，要保证用药的安全有效，必须注意药物的不良反应。

（1）药物的副作用：药物的作用不是单一的，当一种药物有两种或两种以上的作用时，其中的一种作用就可能成为副作用。如氨茶碱同时具有扩张支气管平喘和兴奋心脏的作用，其在防治支气管哮喘时也会出现心烦、失眠的副作用。

（2）药物的毒性反应：药物的毒性反应多因药物剂量过大、用药时间过长或机体对药物的敏感性过高而产生。如长期大剂量使用异烟肼治疗结核病时会使氨基转移酶升高，甚至出现严重的肝功能损害。

（3）药物的过敏反应：过敏反应的发生与剂量无关，与病患用药时的体质和药物本身的性状有关，且不可预知。如病患使用青霉素类等过敏药物后可能会发生皮疹、药热、呼吸困难、喉头水肿、出冷汗、晕厥等不同程度的过敏反应，少数病患会出现过敏性休克，抢救不及时甚至几分钟后就会有生命危险。

（4）药物的后遗效应：后遗效应指停药以后血药浓度降至有效浓度以下时残存的药物效应。如镇静催眠药晚上用药后第二天早晨出现的头晕、嗜睡、乏力等。

（5）药物的继发反应：药物的继发反应又称二重感染，是药物发挥治疗作用后引起的不良后果。如长期使用广谱抗菌药导致的真菌或一些耐药菌的感染。

（6）药物的依赖性：连续应用某药，一旦停药后病患会产生心理的依赖性（习惯性）或生理的依赖性（成瘾性），对于这些有依赖性的药物要合理使用，尤其是引起强烈成瘾性的药物，如吗啡、盐酸哌替啶等。

（三）注意病患的因素

1. 病患的年龄 与普通成年人相比，老年人（65岁以上）和儿童（小于14岁）因生理功能的较大差异性，受药物代谢、排泄的影响不同，更易产生不良反应。这些人用药时要特别注意剂量和用药时间的安全性。

2. 病患的性别 一般而言，性别对药物的影响不大，但女性特殊生理期时受激素和心理的影响，用药后的反应会有所不同。要特别注意女性在月经期、妊娠期、哺乳期的用药，用药不当会引起严重的不良反应，甚至药源性疾病。

3. 病患的个体差异 不同的个体对药物的反应是不同的，有时是质的差异，如过敏反应和特异质反应；有时是量的差异，如用药后发生高敏性和耐受性。

4. 病患的病理因素 病理状态下机体对药物的敏感性、药物的体内过程均有所变化。如肝、肾功能不良时，相对延长了药物在体内的消除时间，增强和延长了药物的作用，药物此时易发生蓄积性中毒。

5. 病患的心理因素 心理因素在很大程度上影响着药物的效应，其中以病患的情绪、对药物的信赖程度及医护人员的语言等因素最为显著。

（1）情绪的影响：病患的情绪愉快、处事乐观豁达则药物可以发挥较明显的效果。反之病患抑郁、悲哀、恐惧、紧张、焦虑等不良情绪则会使病患产生应激性反应，如交感神经活动增强致使病患血管收缩、血压上升、血小板聚集、血液黏滞性升高，这些结果将影响着药物疗效，甚至还可诱发或加重疾病。

（2）对药物的信赖程度：病患对药物的信赖程度也可影响药物疗效。病患若认为某药对其不起作用，就会自感疗效不佳，甚至采取不配合的态度，并将该药藏起来或偷偷扔掉。相反病患对药物信赖，可提高药物疗效，甚至会使某些本无活性的药物起到“治疗作用”。如“安慰剂”产生的疗效正是心理因素影响的结果，它可以通过提高病患对药物的信赖程度让病患预知药物的“作用”。

（3）医护人员的语言：医护人员的语言是医患间人际关系的体现，护理员在病患接受药物治疗时的语言可直接影响病患的情绪及对药物的信赖程度。因此护理员应从社会和心理学角度了解病患的心理需要，分析病患的求医行为和心态，给予病患一定程度上的同情和理解。针对这些心态，护理员要在陪护过程中用自己良好的语言、表情、态度和行为去影响病患，使其消除不良心态。如为消除病患的顾虑，对用药过程中有特殊反应的药物，用药前应协助医护人员向病患说明药物的作用、用途，可能出现的反应及处理办法和后果；为增强病患的自信心，对慢性病病患或应用了起效慢药物的病患，护理员要有足够的耐心，协助医护人员说明情况的同时要做好病患的精神安慰；为取得病患信任，对用药过程中出现的不良反应，护理员更是要及时通知家属和医护人员来对症处理，以避免因解释不当加重其心理负担。

三、安全用药原则

1. 尽量少用药原则 若病情不需用药就可以好转的尽量不用药。如喝姜片红糖水可治疗风寒性感冒，食菠菜粥可以治疗便秘等；病情不见好转且病情较轻时，可先考虑用理疗、按摩等方法，最后用药物治疗。能用外用药可达到治疗的目的，就不必内服药物来治疗，如轻度扭伤、烫伤等。

2. 用药观念要正确原则 从用药安全性考虑，同种药物不同的给药途径其安全性是不同的。一般而言口服用药的安全性大于肌内注射（肌注）用药，肌注用药的安全性大于静脉用药，而不必要的静脉输液治疗是目前我国用药安全存在的巨大隐患。安全用药要求病患要有正确的用药观念，用药能口服就不肌注，能肌注就不静脉用药，力求用药安全、经济、方便。

3. 遵医嘱适量、适时用药原则 处方药要严格遵医嘱用药。如抗生素和激素类药物等。医生常会根据病患的病情需要选择正确的药物，采取合适的给药途径、合适的剂量、合适的给药时间给药。护理员和病患、家属不能擅自调整用药剂量、间隔时间甚至停药。

4. 用药“个体化”原则 用药存在个体差异，要根据病患遗传因素、性别、年龄、体重、生理病理变化及正在服用药物的综合情况制订个人安全、合理、有效的药物治疗方案。

5. 避免盲目使用非处方药、中药、“新药”原则 非处方药、中药虽然具有较高的安全性，严重不良反应发生率比较低，但长期、大量使用也可能引起不良反应。“新药”（包括进口的新型药物）虽然可能有独特的疗效，但是其临床应用时间较短，还未完全认识其远期的效果，药理作用和毒副作用都不太明确。因此，非处方药、中药、“新药”要安全、合理使用。

6. 避免服用多种药物原则 药物的不同成分之间可能会发生相互作用，不仅影响原有的疗效，而且有可能产生毒性反应。要遵循能少用药就少用药的原则。

7. 特殊人群慎重用药原则 特殊人群（如老年人、儿童、有肝肾疾病的病患、孕产妇等）用药要谨慎；尽量少用药或不用药，若用药必须在医生指导下用药。

8. 加强用药后监测原则 用药期间要定期监测病患肝肾功能，用药后要密切观察病患的疗效及不良反应，若病患有不适时要及时告知病患家属或医护人员以便调整治疗方案并对症处理，尤其要注意从未用过的药物的反应。

第2节 安全用药陪护

案例 2-2

刘女士，65岁，有轻度高血压，听人说保健品可以防病治病，没副作用，于是就去买了许多保健品准备吃，家里的护理员小王对她说：“‘病从口入’，不能随便乱吃东西，保健品也不可以乱用。”

请问：护理员小王的说法对吗？老年人安全用药需注意些什么？

因不同的人对药物的反应是不同的，对于不同的病患，用药也应根据病患的不同情况谨慎对待。不仅特殊人群（儿童、老年人及孕产妇）要注意用药的安全合理性，普通成人也应该从“身体发肤受之父母”出发，对自我负责，积极主动地重视用药的安全有效性。

一、老年人安全用药陪护

1. 要严格遵医嘱，按时、按量用药以确保药物安全有效 老年人作为特殊人群之一，病情通常也较复杂，有时甚至会有多种疾病混杂，要遵医嘱，按时按量用药。药物剂量是与疗效有密切关系的，忘记服药后，切不可一次服用两三次的用量；求速好也不可擅自增加用药剂量；感觉病情好转更不可随意减量或停药等。

2. 不滥用保健品 首先，保健品并非天然制品，大多都是经过特制或浓缩的或增加了某些添加剂的生理功能物质；其次，保健品不是药品，不能代替药物预防和治疗疾病。所以保健品必须因人而异合理使用，不能盲目选择保健品，更不可过量服用，应本着缺什么补什么的原则合理搭配使用。所以护理员小王说的对，刘女士的做法是非常危险的。

3. 特殊药物或特殊情况要特殊陪护 如避免损伤牙齿，服用铁剂、酸类药物要用吸管，且服药后应漱口；控释剂、缓释剂为避免疗效减弱不可掰开来服用；老年人用药要准备充足的温开水，不用茶水、酒类、咖啡、牛奶等送服药物；对于服药困难者应由护理员协助，服药时不能催促病患，更不可灌药，以免发生意外；输液中的老人需要变换体位或移动时，要注意托扶输液的肢体，以免针头滑脱。药片若太大老年人吞咽困难时可将药片研碎或调成糊状再服用。

4. 服药姿势要正确 老年人口服药物多采取站立位、坐位或半卧位。卧床的老年人不能站立时护理员要协助病患采取半卧位并倒温开水或用吸管服药，以免引起病患呛咳。

5. 用药期间饮食要合理 护理员应根据病患所服药物的药性特点调节病患饮食，但要注意饮食禁忌。如服中药煎剂及丸药时禁食水果或生、冷、油腻食物；服磺胺类药物时禁食醋；肝炎、慢性胃肠炎病患要禁食大蒜；患有疔疮、皮肤病者禁食鱼虾、蟹及羊肉、牛肉等食物；高血脂病患服用降血脂药如他汀类时要禁食柚子等。

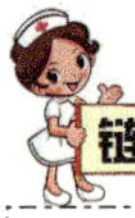

链接 **不能与柚子（尤其西柚）同服的药物有哪些？**

降脂药、降压药、安眠药、避孕药、抗过敏药、免疫抑制剂等不能与柚子同服，因柚子中的活性成分呋喃香豆素会提升药物浓度而改变药物疗效，甚至发生毒性反应等严重后果。

6. 密切观察 老年人用药后，护理员要注意观察用药后的效果和不良反应。出现不适及时通知病患家属和医护人员对症处理。

二、婴幼儿及儿童安全用药陪护

1. 正确使用退热药 发热是人体的一种防御反应，既利于杀灭入侵的病菌，又利于人的正常生长发育。发热作为婴幼儿及儿童的常见症状，若体温不太高（低于38.5℃），可以暂不用药，这时退热的最好办法是物理降温，如多喝水、减少衣物散热等。若物理降温不能使体温下降，且高热达 39℃及以上时应先退热（尤其小儿）。护理员需尽快通知家属找医生使用药物（小于3岁的幼儿应慎用布洛芬）退热。

2. 使用抗生素要合理 使用抗生素类药一定要遵医嘱明确用药指征，若无明确感染指征，即使抗生素可以作为常规备用药使用，家长或护理员也不可随便使用抗生素，更不可同类抗生素（如阿奇霉素和琥乙红霉素）一起使用，以免造成抗生素的滥用而导致机体产生耐药性或二重感染，甚至造成无抗生素可用的后果。

3. 用法、用量、服药时间要精准，严格遵医嘱用药 为保证用药安全有效，要严格遵医嘱用药，不可擅自增加药物剂量（剂量若按年龄要以周岁计算，超量会中毒），改变服药时间，若用药剂量过大用药时间间隔太短会导致药物蓄积性中毒而发生危险。服药期间应多喝温开水，便于药物的吸收和排泄。

4. 不随便使用成人药物 儿童机体发育不完善，用药不当可影响肝肾功能。有些成人药物会影响骨关节（如诺氟沙星等）；有些药物对听觉有影响（如链霉素等），久用甚至会导致毒性反应而致耳聋。因此要合理使用药物，儿童尽量要用儿童专用药，不随便使用成人药。

5. 减少不必要的联合用药 虽临床上联合用药可以增强疗效、延缓耐药性产生的同时又可减少不良反应的发生。但鉴于药物之间的相互作用，联合用药还是要谨慎对待，婴幼儿及儿童用药应尽可能简单，能单用产生作用的尽量单用，避免不必要的联合用药。

6. 避免中西药一起服用 儿童正处于生长发育状态，肝肾功能、中枢神经系统尚未发育完善，对许多药物较为敏感。中西药若联用不当，不仅会降低疗效，甚至会产生毒副作用。

7. 合理使用微量元素和维生素等营养药 微量元素及维生素虽是儿童生长发育阶段必不可少的，但服用此类药物要根据身体的需要，若滥用或长期过量使用会产生药物不良反应甚至造成严重后果（如儿童长期补钙或补充维生素C容易发生泌尿系统结石）。

8. 正确选药，注意药物的毒副作用 一方面带儿童就诊时应准确叙述儿童的年龄（周岁）、病情状况、既往用药情况，以方便医生正确合理用药；另一方面要注意儿童用药后的反应，用药后如出现寒战、头晕、恶心、呕吐、皮疹等身体不适时，应立即停药，并通知家属或医护人员给予相应的处理。

三、孕产妇安全用药陪护

1. 严格遵医嘱以合适剂量、合适的疗程用药 孕产妇的生理特点决定了使用药物要以最小的有效剂量、最短的有效疗程为原则。非病情所需，尽量避免在孕早期使用药物，可局部用药时应尽量避免全身用药。

2. 孕期补充营养素要有针对性 营养缺乏可引起胎儿先天性异常和缺陷，如叶酸缺乏可引起中枢神经管缺陷（如无脑儿等），但摄入过多的营养素也可造成营养素过剩或胎儿先天异常。

3. 哺乳期病患避免使用抗生素 哺乳期应尽量不使用抗生素，若病情需要一定要使用抗生素时，均应使用适合哺乳期的抗生素（如青霉素钠等）。

4. 尽量避免联合用药 能用一种药物有效的就尽量避免联合用药。

5. 用药后密切观察 应密切观察孕产妇用药后的反应，如出现头痛、恶心、呕吐、腹痛等不适时，应及时通知家属或医护人员做相应处理。

四、家庭安全用药陪护

现代家庭中一般都会备些简单的常用药品，如碘伏、70%乙醇溶液、感冒药、抗生素等。俗话说久病成良医，很多人由于长期生病，觉得自己掌握了一些简单的医药学常识，就可以随意服用某些药物，其实这样的做法是很危险的。而家庭安全用药陪护可以很大程度地降低用药的不安全性。

1. 注意药物的使用期限 护理员拿家庭常备药时要检查药品是否超过有效期或变质失效。如发现药物超过有效期；药品变湿、潮解、有斑点；丸药有虫蛀、霉变；糖浆类药发霉、发酵等均不能再使用。

2. 协助病患按医生指示或说明书的要求服用药物 要注意药物的适应证、服用次数、剂量和使用方法等。

3. 避免无效药使用原则 无效药（如感冒由流感病毒引起却使用抗生素）治疗是家庭用药中普遍存在的问题，不仅治不了病，可能还会发生不良反应造成机体的损害。

4. 服用药物要准备足够的水送服 一般用温水，不能用饮料、茶水、牛奶等送服，服药后要忌口。

5. 不随便减药、停药 用药期间切勿因症状减轻而私自中断服药，需要减少用药剂量、更换药物或停药时，应遵从医生的指导。

6. 中药与西药一起使用 应错开服用时间（两者至少错开用药时间 1～2 小时），以免影响疗效。

7. 不盲目相信高价药和中药 高价药并不意味就是好药，中药也不是完全没有毒副作用，要合理选择家庭用药。

8. 药物存放要合理 存放药物要分门别类且做好标记，儿童用药和成人用药要分开，抗生素和退烧药要分开等；存放药物还要注意防热、防潮、避光；药物要放到小孩够不到、成人又方便使用的地方。

9. 注意观察用药后反应 用药后若出现头晕、恶心、呕吐等不适时立即停药并送医院就诊。

用药是一门技术，临床医生应在平时医药知识积累的基础上，结合病患实际情况，权衡利弊，使病患用药安全合理。护理员应在了解安全用药常识的同时有效陪护病患，使用药安全有效。

链接

全国安全用药月

全国安全用药月，是国家食品药品监督管理总局于 2011 年确定在每年 9 月举办的一项重点宣传活动，通过搭建多种传播交流平台，贴近生活、贴近基层、贴近群众，在全国范围内有针对性地开展安全用药主题宣传活动。因活动期限为 1 个月（视活动数量和周期而适当延长），故称“全国安全用药月”。

自测题

1. 硝酸甘油避开首关消除最常用的给药途径是（　）

A. 口服给药　　B. 舌下含服　　C. 肌内注射

D. 静脉注射　　E. 吸入给药

2. 根据人体昼夜生理节律性，长疗程口服糖皮质激素最佳给药时间是（　）

A. 清晨 8 时　　B. 中午 12 时　　C. 晚上 8 时

D. 下午 4 时　　E. 清晨 4 时

3. 儿童久用链霉素引起的耳聋属于（　）

A. 治疗作用　　B. 副作用　　C. 毒性反应

D. 过敏反应　　E. 后遗效应

第3章 正常人体解剖和生理

学习目标

1. 了解人体各器官的解剖位置及体表投影。
2. 熟悉人体各器官的生理功能。
3. 掌握临床上常用的骨性和肌性标志，以及易受压骨性突起部位。

第1节 概 述

一、人体解剖学

（一）概念

解剖学是研究正常人体的组成，主要器官的位置、形态、结构、功能及其生长发育规律的一门科学。包括系统解剖学、局部解剖学、临床解剖学、护理解剖学等。

（二）解剖学在病患陪护中的地位

在病患陪护中，许多的护理操作与解剖位置有关，尤其是抢救性技能操作过程中，必须正确地选择解剖位置才能达到抢救目的。护理员了解和熟悉相关器官的解剖位置、形态结构等，才能在病患陪护中发挥相应的作用。

二、人体生理学

（一）概念

生理学是研究人体正常生命活动及其规律的科学。研究在正常人体内进行的各种生命活动变化的规律、发生的机制，以及内外环境变化对机体功能活动的影响，如循环、呼吸、消化吸收、排泄等。

（二）生理学在病患陪护中的地位

了解各器官的主要生理功能，可使护理员在陪护过程中更好地观察病患病情的发展、变化及其转归，配合医护人员对疾病进行积极治疗，帮助病患早日恢复健康。

第2节　人体器官的构成和系统的划分

一、人体器官的构成

细胞是人体形态结构和功能的基本单位。细胞繁殖、发育、分化形成不同的组织。许多形态相似、功能相关的细胞群和细胞间质组合而形成组织。同一组织的细胞一般具有相同的胚胎起源形态和功能。几种不同的组织构成具有一定形态和完成特定功能的器官，如心、肺、肝、肾等。

二、人体系统的划分标准

（一）系统分类

系统是许多功能相关的器官连接在一起，共同完成某一种特定的连续生理性功能的结构。人体系统包括：运动系统、循环系统、呼吸系统、消化系统、泌尿系统、神经系统、内分泌系统、生殖系统等。这些系统相互协调配合，使人体内各种复杂的生命活动能够正常进行。

（二）人体的分部

人体可分为头部、颈部、躯干部和四肢。躯干部又分为胸部、腹部、背部和会阴部；四肢分为上肢（左右）和下肢（左右）。上肢又可分为肩、臂（上臂）、前臂和手；下肢分为臀、股（大腿）、小腿和足。

（三）体表标志

凡在活体体表可以观察、触摸到的骨性突起和凹陷，以及肌肉的轮廓等均称为体表标志。

1. 临床陪护常用的骨性标志（图3-1至图3-3）

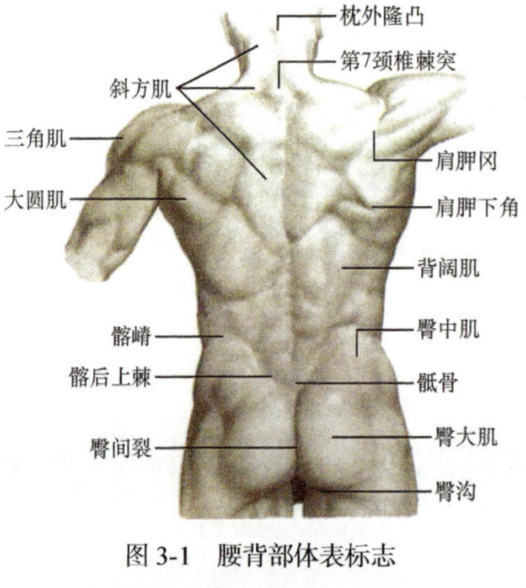

图3-1　腰背部体表标志

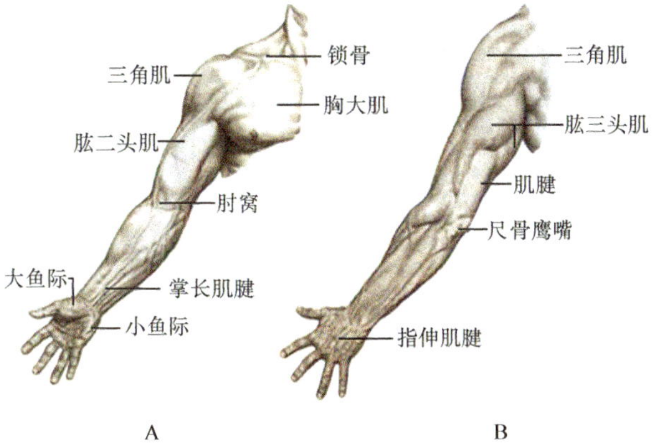

图 3-2　上肢体表标志

A. 前面观；B. 后面观

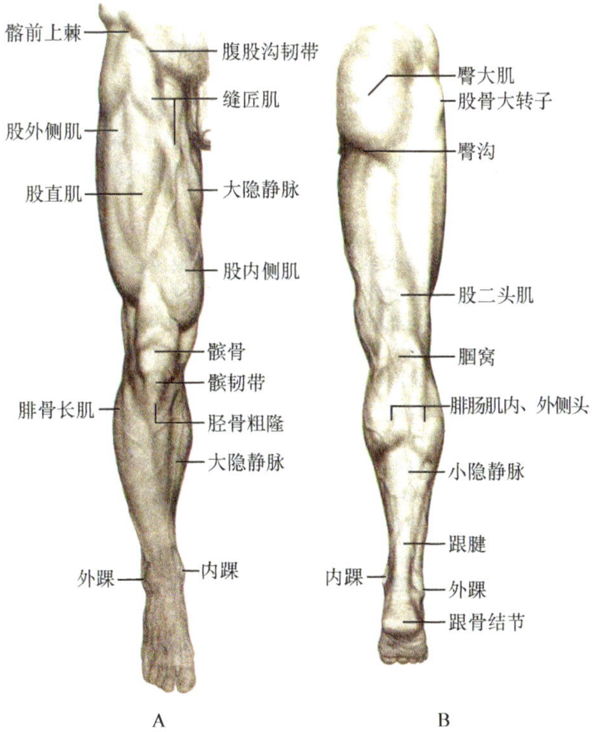

图 3-3　下肢体表标志

A. 前面观；B. 后面观

2. 取不同姿势时易受压的骨性突起　卧位是临床治疗过程中病患检查、治疗和休息时经常采取的一种姿势。由于机体好多部位的骨性突起无肌肉或肌肉较薄又缺乏脂肪组织保护，病患长期卧床，其骨性突起部位容易受压，若发生持续性的缺血、缺氧、营养不良，可导致压疮的发生。护理员在陪护过程中一定要重视易受压骨性突起部位的护理（图 3-4）。

（1）仰卧位：枕外隆凸、肩胛冈、尺骨鹰嘴、椎骨的棘突、骶骨、尾骨、髂后上棘和跟骨等处，压疮最常发生于骶尾处。

（2）侧卧位：肩峰、肋骨、肱骨外上髁、髂结节、股骨大转子、股骨内外侧髁、腓骨头、内踝和外踝等处。

（3）俯卧位：额骨、下颌骨颏部、胸骨、肋骨、髂前上棘、髌骨和足趾等处。

（4）坐位：坐骨结节、足跟等处。

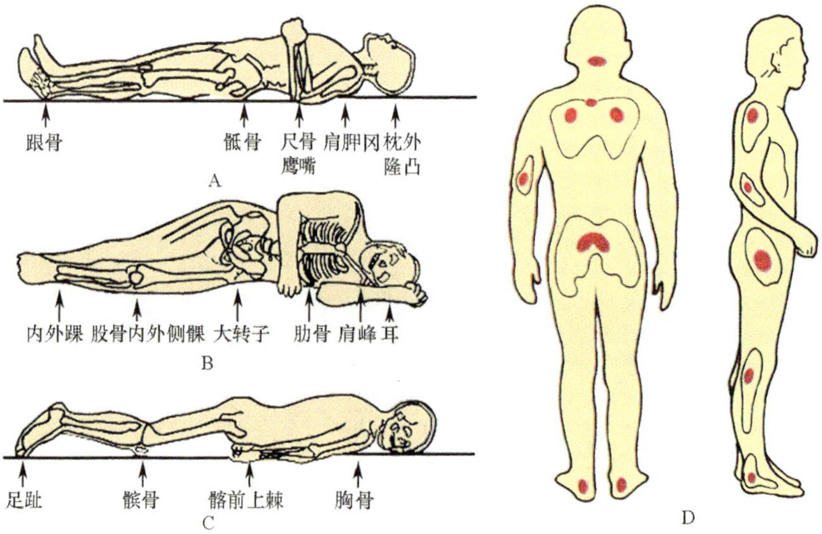

图 3-4　不同卧位容易受压发生压疮的部位

A. 仰卧位；B. 侧卧位；C. 俯卧位；D. 发生压疮的部位（红色区）

3. 胸背部的标志线（图 3-5 和图 3-6）

（1）前正中线：沿身体前面正中所做的垂直线。

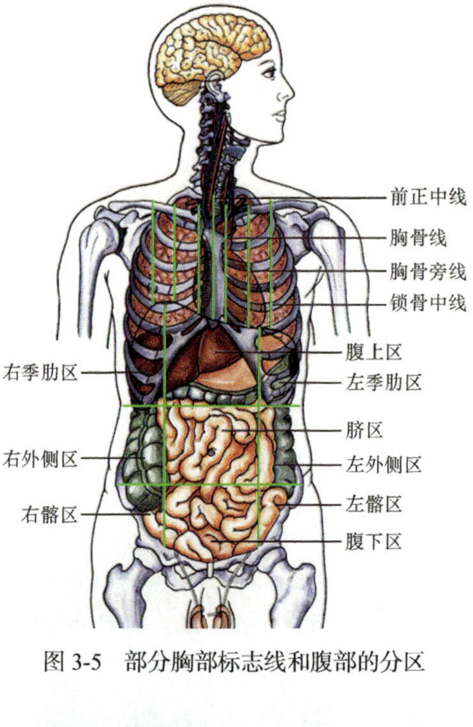

图 3-5　部分胸部标志线和腹部的分区

（2）胸骨线：沿胸骨最宽处外侧缘所做的垂直线。

（3）锁骨中线：通过锁骨中点所做的垂直线。

（4）胸骨旁线：经胸骨线与锁骨中线之间连线的中点所做的垂直线。

（5）腋前线：沿腋前壁所做的垂直线。

（6）腋后线：沿腋后壁所做的垂直线。

（7）腋中线：通过腋前线与腋后线之间连线的中点所做的垂直线。

（8）肩胛线：通过肩胛下角所做的垂直线。

（9）后正中线：沿身体后面正中（即沿各椎骨棘突）所做的垂直线。

4. 腹部的分区

（1）九区划分法：通常用两条纵线和两条横线将腹部划分为 9 个区。两条纵线分别为通过左、右腹股沟韧带中点所做的垂直线；横线分别为通过两侧肋弓最低点的连线和两侧髂结节的连线。9个区分别为左季肋区、腹上区、右季肋区、左外侧区、脐区、右外侧区、左髂区（左腹股沟区）、腹下区（耻区）和右髂区（右腹股沟区）（图 3-5）。

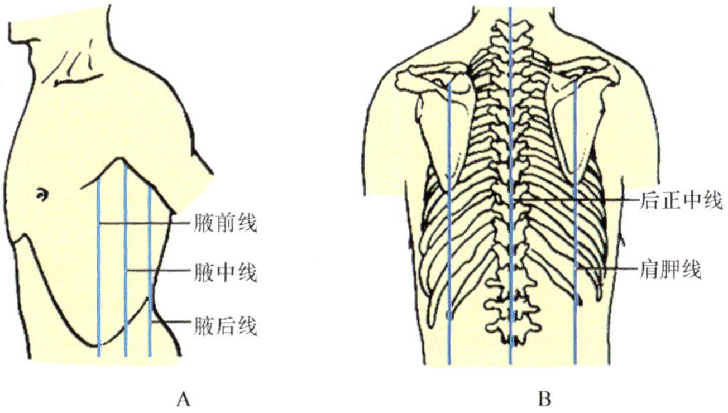

图 3-6　部分胸背部的标志线

A. 侧面；B. 背面

（2）四区划分法：通过脐作一水平线和垂直线，将腹部分为左上腹、左下腹、右上腹和右下腹 4 个区。

第 3 节　主要系统的解剖结构和生理功能

一、运动系统

（一）解剖结构

运动系统主要由骨、骨连结和骨骼肌组成（图 3-7）。骨以不同形式连接在一起构成骨骼，组成人体的基本形态，并为肌肉提供附着点。在神经系统支配下肌肉收缩牵拉其所附着的骨，以可动的骨连结为枢纽产生杠杆运动，协调完成各种躯体运动。关节是运动的枢纽，骨骼肌是运动的动力器官。

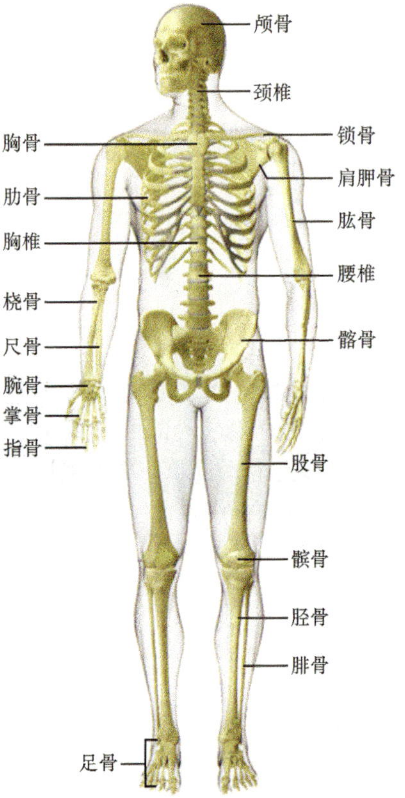

图 3-7　全身骨骼

人体共有 206 块骨，按其所在的部位分为头骨（颅骨）、躯干骨和四肢骨三部分。

1. 骨的形态　根据骨的形态可以把人体的 206 块骨分成以下四类：长骨呈长管状，分为一体和两端，主要分布于四肢，如肱骨、股骨等；短骨一般较小，主要分布于四肢承受重量较大的部位，如腕骨、跗骨等；扁骨主要参与围成人体的某些腔，如颅骨、肋骨、胸骨等；不规则骨形态不规则，主要分布于颅底、面部和脊柱等处，如椎骨等。

2. 骨的结构　由骨质、骨髓和骨膜三部构成。里面含有丰富的血管和神经。骨的表层致密而坚硬称为骨密质；骨的内部呈蜂窝状称为骨松质；骨中的空腔部分为骨髓腔，中央充满骨髓；骨骼的坚硬表层为血细胞的产生提供保护层。

3. 骨的改建　人的骨组织一直在不断地进行更新和改建，以适应成年前生长发育的需要和成年后机体支持功能变化的需要，改建还能修补受损的骨组织。

4. 骨的老化　50 岁开始骨的无机质逐渐减少，钙含量降低，水分含量相对增多，有机质中的蛋白多糖明显减少，胶原蛋白增多，胶原纤维增粗，排列不规则；骨密质萎缩变薄，骨松质中骨小梁减少变细，使骨密度降低，骨组织呈多孔疏松状态。因骨的弹性减弱、脆性增大、抗压性降低，故老年人容易发生骨折或压缩性变形等。

（二）生理功能

骨的主要功能是起支架作用、保护作用和运动作用，如下肢骨、髋骨、胸骨等中的红骨髓是血液中血细胞生成的部位。

二、呼吸系统

（一）解剖结构

呼吸系统由呼吸道和肺组成（图 3-8）。呼吸道包括鼻、咽、喉、气管、支气管和毛细支气管等，它们的壁内均有骨或软骨支撑，以保证气道的畅通。临床上通常将鼻、咽和喉称为上呼吸道，把气管和各级支气管称为下呼吸道。

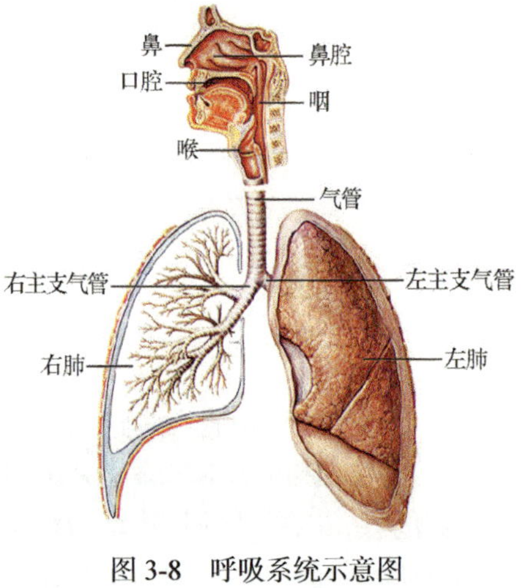

图 3-8　呼吸系统示意图

（1）呼吸道

1）鼻：既是呼吸道的起始部，又是嗅觉器官，分外鼻、鼻腔和鼻窦三部分。

2）咽：是消化道和呼吸道的共同通道。婴幼儿的咽鼓管较宽、直、短，呈水平状，鼻咽炎时易患中耳炎。

3）喉：既是气体的通道又是发音器官。它由软骨作为支架，以保持气体畅通。

4）气管及支气管：气管位于颈前正中，食管之前，上与喉的环状软骨相连，向下进入胸腔，在平胸骨角的高度分为左、右支气管，支气管经肺门进入左、右肺。

（2）肺：肺表面覆有脏胸膜，位于胸腔内，左右各一，分居纵隔两侧。两肺的外形近似半圆锥体，一尖一底两面和三缘。因右侧膈下有肝脏，而心脏位置又偏左，故右肺短宽、左肺狭长（图 3-9）。

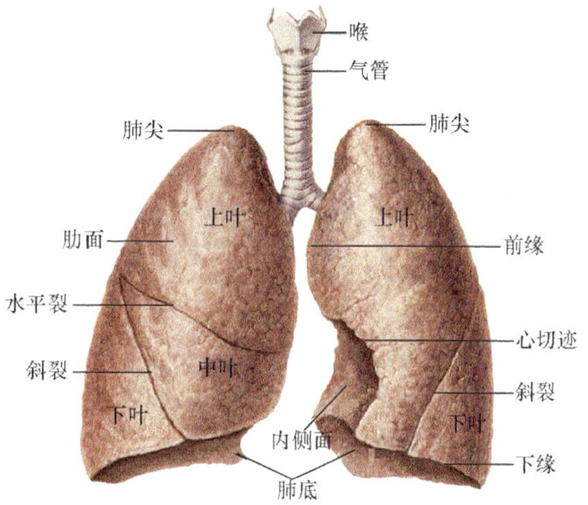

图 3-9　肺的形态

（二）生理功能

呼吸道是气体通过的管道，对吸入的空气起加温、湿润、滤过及净化作用。肺是气体（氧气和呼出二氧化碳）交换的器官。呼吸系统的功能是完成机体与外界环境之间的气体交换，即吸入氧气和呼出二氧化碳，以维持机体内环境的稳态。

三、消化系统

（一）解剖结构

消化系统由消化管和消化腺两大部分组成（图 3-10）。消化管包括口腔、咽、食管、胃、小肠、大肠及肛管；消化腺包括唾液腺、肝、胆、胰腺等大消化腺及分布在消化管壁内的小消化腺，可分泌多种消化液参与机体的消化。

1. 口腔　是消化管的起始部。食物在口腔内经牙齿的切割、研磨、粉碎和舌搅拌，使食物和唾液充分混合变成可吞咽的食团后，将食物推送到咽部。

2. 咽　是处于口腔和食管之间的部分，是消化道和呼吸道的共同通道，咽的主要功能是将食物向下传送至食管。

3. 食管　是处于咽喉和胃之间的一条由平滑肌组成的管道，是食物由口腔进入胃的必经之路。食管全长有三处生理性狭窄（图 3-11）。

（1）第一狭窄：位于食管起始处，距中切牙约 15cm。

（2）第二狭窄：位于食管与左主支气管交叉处，距中切牙约 25cm。

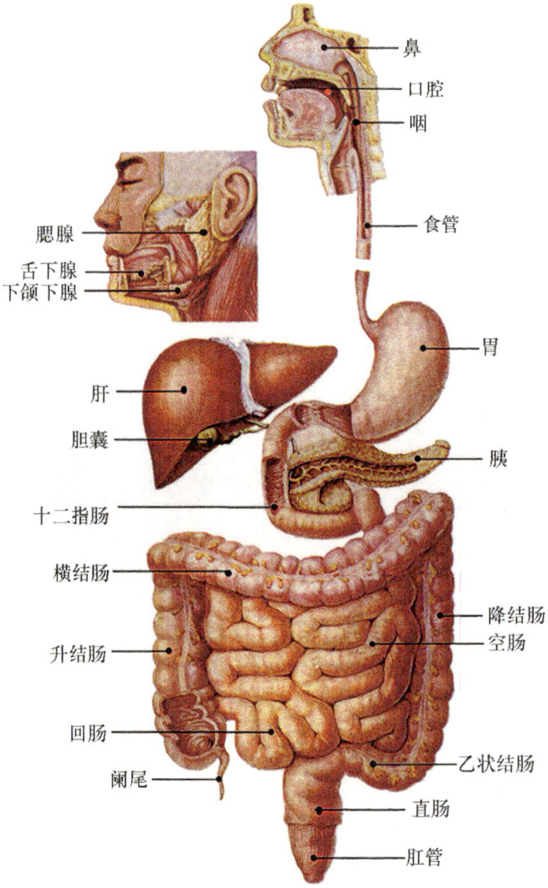

图 3-10　消化系统示意图

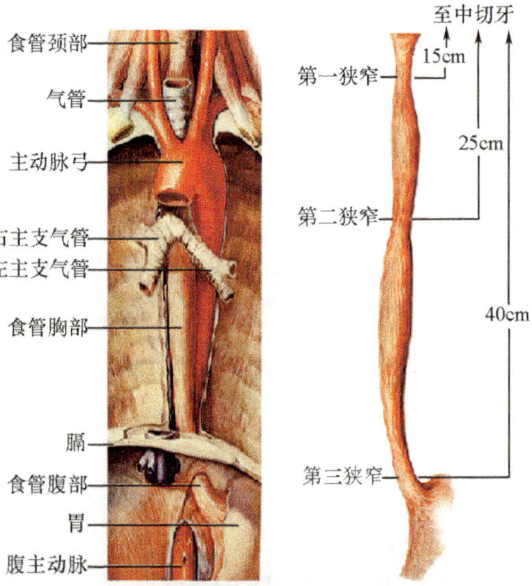

图 3-11　食管的位置及三个狭窄部位

（3）第三狭窄：位于食管穿膈的食管裂孔处，距中切牙约 40cm。

三处狭窄常是食管异物滞留及食管癌的好发部位。临床上护理病患进行食管插管时，要牢记三处狭窄距中切牙的距离，以免损伤食管的三个狭窄部位。

4. 胃　是消化管最膨大的部分，成人容量约 1500ml（空腹约 50ml），由四部位组成：贲门部、胃底、胃体、幽门部。其贲门部上接食管，幽门部下接十二指肠（图 3-12）。胃是暂时储存食物的器官，分泌的胃液对食物起初步消化的作用。胃的蠕动还可以推动食物进入十二指肠，实现胃的排空。

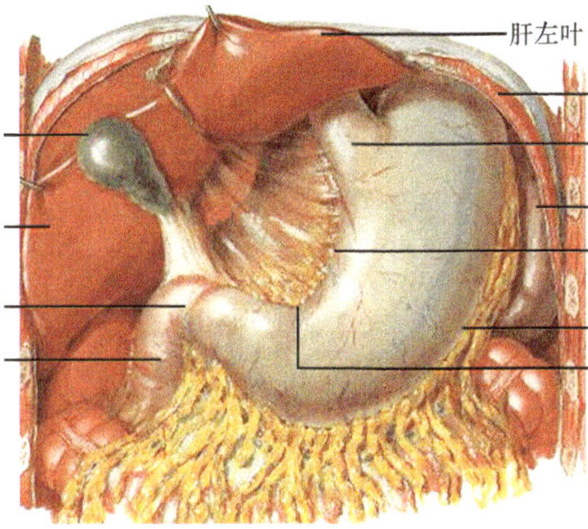

图 3-12　胃的形态和毗邻

5. 小肠　是消化管最长的一段，上连胃的幽门，下接盲肠，成人全长 5～7 米，分为十二指肠、空肠和回肠三部分。十二指肠是小肠的起始段，位于腹腔的左上部。小肠内有胰液、胆汁、小肠液，是消化吸收的主要场所，而食物残渣则经小肠进入大肠。

6. 大肠　是消化管的下段，成人全长约 1.5 米，分为盲肠、阑尾、结肠、直肠和肛管。未消化的食物残渣在大肠内细菌的作用下形成粪便。

7. 肝　是体内最大外分泌腺，位于腹腔的右上部，膈的下面，质软而脆，受暴力打击易破裂出血。肝分泌胆汁，除了参与食物的消化外，还参与体内的糖类、脂类、蛋白质、维生素、激素等物质代谢，具有解毒和防御的作用，是维持生命活动的重要器官之一。

8. 胰　是一个狭长形的腺体，全长 14～20 厘米，在胃的后方，横卧于上腹部腹后壁的前方，由外分泌腺和内分泌腺组成。胰腺分泌的胰液经过胰管排入十二指肠，是小肠内含消化酶最全面、消化能力最强的消化液，主要分解消化蛋白质、糖类和脂肪。

（二）生理功能

消化系统的基本功能是促进食物的消化和吸收，提供机体所需的物质和能量。食物在消化管内被分解成小分子营养物质的过程称消化；小分子营养物质透过消化管黏膜上皮细胞进入血液和淋巴液的过程称吸收。食物中的营养物质除维生素、水和无机盐可以被直接吸收利用外，蛋白质、脂肪和糖类等物质均不能被机体直接吸收利用，需在消化管内被分解为结构简单的小分子物质才能被吸收。小肠是消化和吸收的主要场所，未被吸收的食物残渣在大肠内细菌的作用下形成粪便排出体外。大肠的主要功能是进一步吸收食物残渣中的水分、电解质和其他物质，形成、储存和排出粪便。

四、循环系统

（一）解剖结构

循环系统由心脏和血管组成一个遍布全身的封闭管道系统。心脏是推动血液流动的动力器官，其活动原理与水泵相似，故又称“心泵”；血管是输送血液的管道，从心室射出的血液进入大动脉，经动脉、毛细血管、静脉又返回到心房。血液在心血管系统内按一定方向周而复始地流动称血液循环（图 3-13）。

1. 心脏的位置和形态 位于胸腔纵隔内膈的上方，约 2/3 位于正中线左侧，1/3 在右侧（图 3-14）。心脏外形像桃子，大小和本人的拳头相似，尖端朝下偏向左前方为心尖；底部朝上偏向右方为心底。心脏收缩时心尖可撞击胸壁，体质偏瘦的人在左侧乳头附近可看到心尖的搏动。

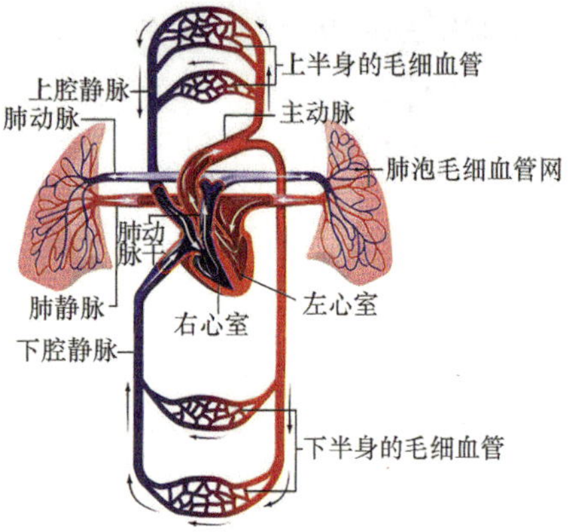

图 3-13 血液循环示意图

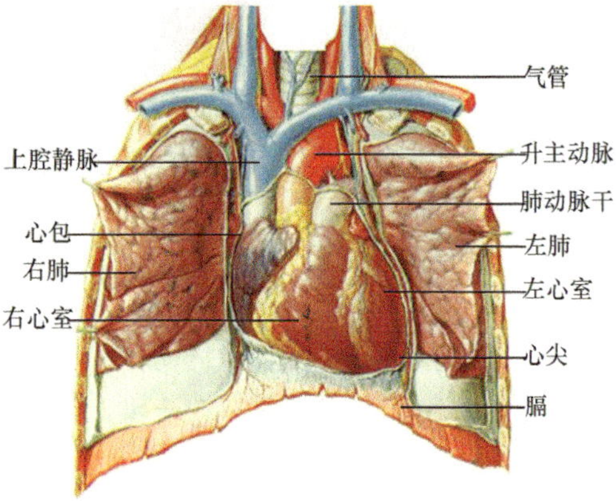

图 3-14 心脏的位置和毗邻

2. 心脏的结构 心脏是中空的肌性器官，是连接动静脉的枢纽和推动血液流动的“心泵”。心脏主要由心肌构成，分为四个腔：左心房和右心房，左心室和右心室。左、右侧的心腔之间有房间隔和室间隔相隔，互不相通。心房连通的是静脉：左心房连通的是肺静脉（流的是动脉血）；右心房连通的是腔静脉（流的是静脉血）。心室连通的是动脉：左心室连通的是主动脉（流的是动脉血）；右心室连通的是肺动脉（流的是静脉血）。

3. 血管 由静脉、动脉和毛细血管组成，管内血液在心脏强有力的驱动下周而复始地流动，为人体各个部位提供氧气和各种养料并带走二氧化碳和代谢产物。同时正常的循环系统还能调节血压，帮助运输免疫细胞。

4. 血液 是心血管系统内流动的红色液体组织，具有运输、调节和防御等功能。血液由血浆和血细胞两部分组成，血细胞又分为红细胞、白细胞和血小板三种。血浆是血液的液体成分，呈透明的淡黄色，主要成分是水分，占 91%～92%，固体物占 8%～9%。红细胞的主要功能是运输氧气和二氧化碳；白细胞主要参与机体的免疫防御功能；血小板主要参与生理性止血和血液凝固。

5. 血压 是血液对血管壁的侧压力，血压的高低主要取决于两个因素：一个是心脏排血量，另一个是动脉血管的口径。血压高低与心脏排血量成正比，即心脏这个“泵”压力越大，血压越高；而与动脉口径成反比，口径越小，血液流出的阻力越大，血压越高。

（二）生理功能

循环系统的主要功能是完成体内的物质运输，即把血液中的氧气和营养物质输送到全身各组织，以保证机体新陈代谢的需要；同时又将机体产生的二氧化碳和代谢产物运送到排泄器官排出体外，以维持机体内环境的相对稳定。

五、泌尿系统

（一）解剖结构

泌尿系统由肾、输尿管、膀胱及尿道组成（图 3-15）。

1. 肾　位于腹后壁脊柱的两旁，左右各一个，呈红褐色形似蚕豆（图 3-16）。左肾在第 11 胸椎体下缘至第 2 腰椎体下缘之间，右肾在第 12 胸椎体上缘至第 3 腰椎体上缘之间（图 3-17）。

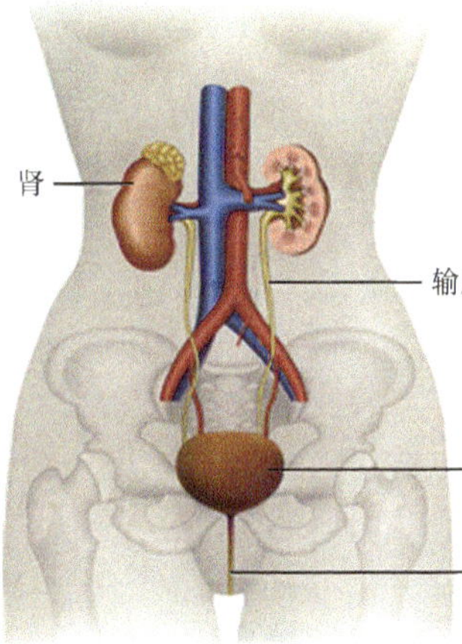

图 3-15　泌尿系统的组成

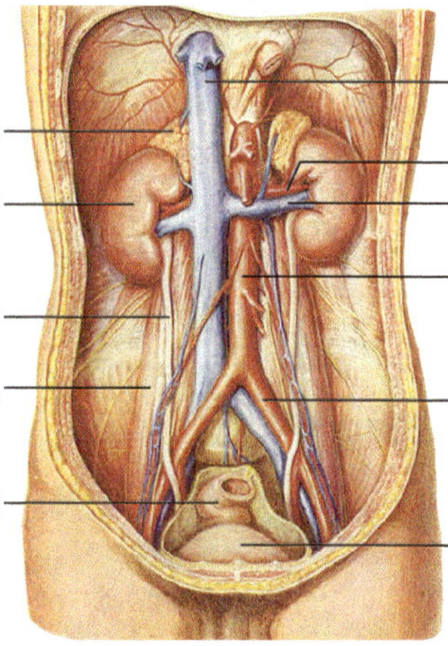

图 3-16　肾脏和输尿管的位置

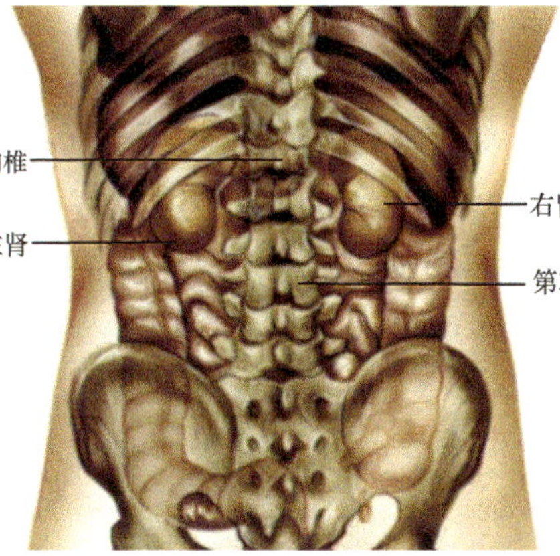

图 3-17　肾脏与肋骨、椎骨的位置

2. 输尿管 是一对细长的肌性管道，长 25～30cm，斜斜地插入膀胱底部。

3. 膀胱 是一个肌性囊状的储尿器官，位于盆腔内。成人膀胱一般可储存 350～500ml 尿液。

4. 尿道 是尿液从膀胱通往体外的管道，起自膀胱止于尿道外口。男性尿道细长，约 20cm；女性尿道直短，长 3～5cm，开口于阴道前庭。由于女性尿道短，又靠近阴道和肛门，容易感染而发炎，故女性要特别注意保持尿道外口周围的清洁卫生。

（二）生理功能

泌尿系统主要功能是通过肾脏形成的尿液，将机体代谢过程中所产生的各种代谢产物、有害物、多余的水分和无机盐由尿道排出体外，以维持机体内环境的相对稳定状态。肾连续不断地生成尿液经输尿管运到膀胱，暂时储存于膀胱内。膀胱具有储尿和排尿功能，当膀胱内尿量达到一定容量时，膀胱内压上升产生尿意，引起排尿反射。

六、生殖系统

（一）解剖结构

生殖系统是产生生殖细胞、繁殖后代、分泌性激素维持第二性征的器官的总称。男性生殖系统包括睾丸、阴茎、阴囊等器官（图 3-18）；女性生殖系统包括输卵管、子宫、阴道等器官（图 3-19）。

（二）生理功能

生殖系统的主要功能是产生生殖细胞，繁殖后代，分泌激素，形成并维持第二性征。

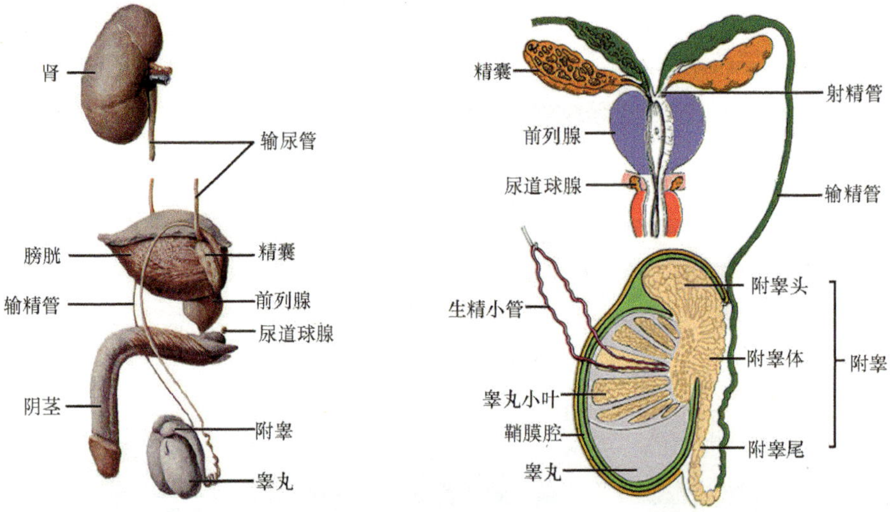

图 3-18　男性生殖器官示意图

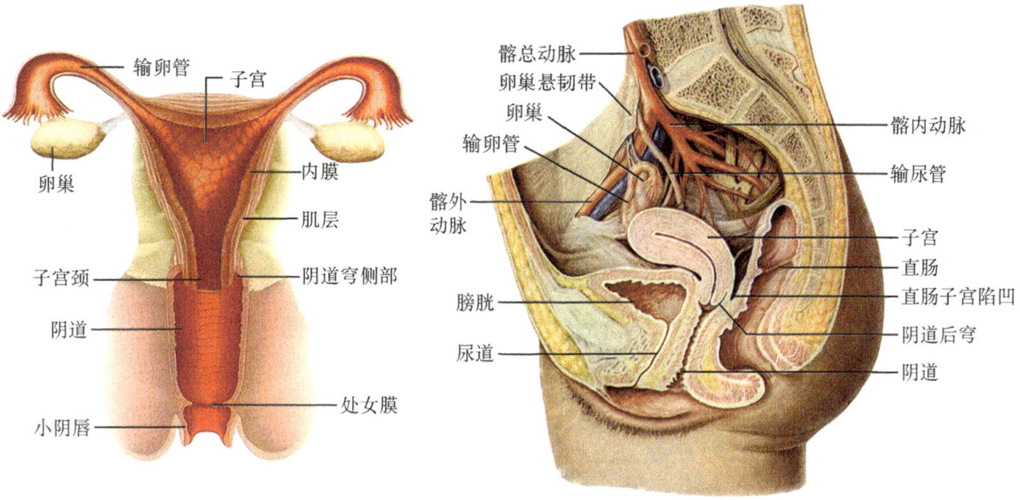

图 3-19　女性生殖器官示意图

七、内分泌系统

（一）解剖结构

内分泌系统是人体重要的功能调节系统，在体液调节中起主要作用。它与神经系统紧密联系，相互配合，共同调节体内各种生理功能。人体主要的内分泌腺有垂体、甲状腺、甲状旁腺、肾上腺、胰岛和性腺等（图 3-20）。

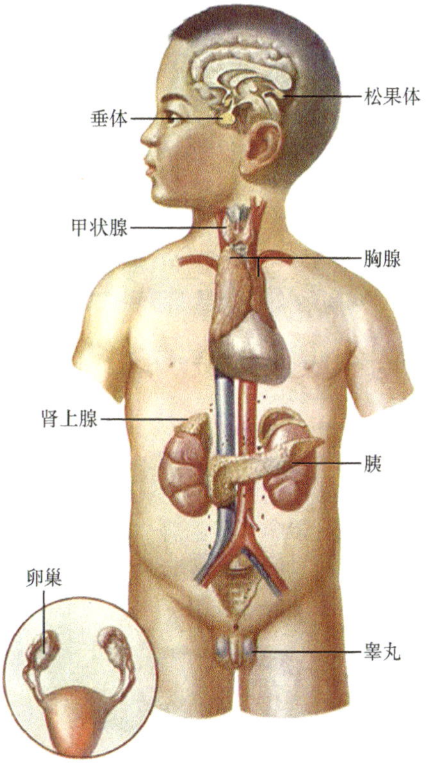

图 3-20　内分泌系统示意图

（二）生理功能

内分泌系统由内分泌腺和内分泌细胞组成。内分泌腺或内分泌细胞分泌的具有高效生物活性的化学物质称为激素。激素的作用广泛而复杂，主要参与调节机体物质代谢，维持内环境的稳定，促进生长发育和生殖，增强机体的适应能力。

八、神经系统

（一）解剖结构

神经系统是人体结构和功能最为复杂的系统，直接或间接地控制着人体各系统和器官的功能活动。神经系统分为中枢神经系统和周围神经系统两部分。中枢神经系统包括大脑和脊髓，周围神经系统由附于脑和脊髓的周围神经组成（图 3-21）。

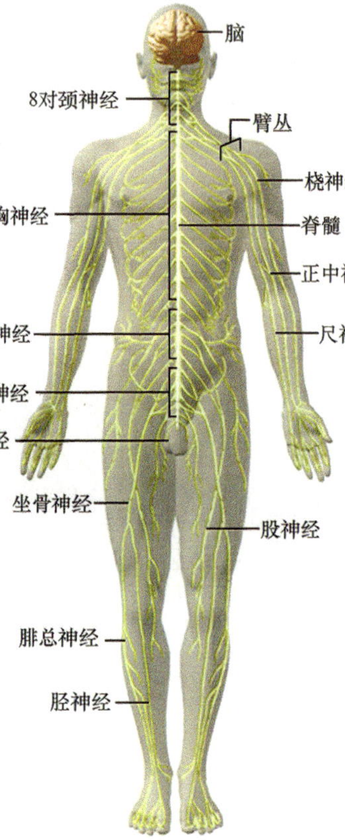

图 3-21　神经系统示意图

（二）生理功能

神经系统是机体内起主导作用的系统。机体各器官、系统的功能和各种生理过程都不是各自孤立地进行功能活动的，而是在神经系统的直接或间接调节控制下，互相联系、相互影响、密切配合，使人体成为一个完整统一的有机体，实现和维持正常的生命活动，使之与外界环境相互协调统一。

自测题

1. 运动系统主要（　）
   A. 由骨和肌两部分构成　　B. 由骨、骨连接和骨骼肌三部分构成
   C. 由骨、软骨、关节和骨骼肌等组成　　D. 由肌肉、筋膜两部分组成
   E. 以上都不是
2. 仰卧位时压疮最易发生于（　）
   A. 耳郭　　B. 髋部　　C. 内外髁
   D. 骶尾部　　E. 内踝和外踝

第 4 章

病患饮食、起居陪护

学习目标

1. 了解饮食与营养的相关知识、晨晚间陪护的内容。
2. 熟悉医院饮食、病患常用卧位、噎食、呛咳的陪护。
3. 掌握协助病患进食/水、病患面部和足部的清洁操作技术、病患饮食的评估与陪护、手术后病患的陪护。

第 1 节　病患的饮食陪护

案例 4-1

李大叔，58 岁，因头晕 3 天入院。入院诊断为高血压，病患精神状态不佳，食欲较差。

请问：护理员应为李大叔准备什么饮食？

一、饮食与营养的相关知识

饮食与营养是维持机体正常生长发育、促进组织修复、提高机体免疫力等生命活动的基本条件。充足的营养是保证人体健康的基本条件。人们每天通过进食食物，以满足生理需要。食物中能被人体消化、吸收和利用的成分称为营养素。

（一）常见营养素的功能及来源

人体需要的营养素包括蛋白质、脂类、糖类、维生素、无机盐、水和膳食纤维七大类。

1. 蛋白质　蛋白质是生命的物质基础，占人体重量的 16%～20%，也就是说一个 50kg 的成年人，体内有蛋白质 8～10kg。

（1）生理功能：蛋白质是构成人体组织的主要原料，是进行人体组织更新和修复的物质，既能调节机体正常的生理活动，又能提供人体正常活动所需的能量。

（2）来源：蛋白质分为动物性蛋白（如鸡蛋、牛奶、各种肉类）和植物性蛋白（主要是豆类及其制品），两者都是人体所需蛋白质的主要来源。

2. 脂类 脂类是人体需要的营养素之一，它与蛋白质、糖类合称为三大营养物质。

（1）生理功能：脂类是机体内储存、供给能量的物质，主要功能是维持体温、保护内脏、缓冲外界压力、提供必需脂肪酸等。

（2）来源：脂肪主要来源于食物本身所含的油脂和烹饪用油脂。另外，含脂肪丰富的食品还有动物性食品和坚果。

3. 糖类 糖类又称碳水化合物，主要由碳、氢、氧三种元素组成。

（1）生理功能：糖类的主要功能是供给能量、构成细胞和组织、维持脑细胞的正常功能。

（2）来源：糖类的含量以植物性食品最多，包括谷类、豆类、根茎类（马铃薯、红薯、芋头）等。动物性食物中，乳类是乳糖的主要来源。

4. 维生素

（1）维生素 A：主要富含于动物内脏、蛋黄、黄绿色蔬菜及水果中。机体一旦缺乏会导致眼干燥症、夜盲症等。

（2）维生素 B_1：广泛存在于蛋黄、牛奶、番茄等食物中。维生素 B_1 易溶于水，在清洗过程中易随水大量流失，加热后主要存在于汤中。当机体缺乏时会损害神经、血管系统，引起脚气病，故维生素 B_1 又称为抗脚气病维生素。

（3）维生素 B_2：又称为核黄素，来源于动物性食物（如肝、乳类、蛋类、肉类）及新鲜绿色蔬菜（如菠菜、韭菜、油菜等）。维生素 B_2 缺乏会引起口角炎、眼结膜炎。

（4）维生素 B_6：广泛存在于各种食物中，如肉类、鱼类、豆类、蔬菜类等。人体缺乏维生素 B_6 可以引起贫血。

（5）维生素 B_{12}：富含于动物内脏中，植物性食物中几乎不含。维生素 B_{12} 缺乏主要引起的是巨幼红细胞贫血。

（6）维生素 C：主要存在于新鲜蔬菜和水果中，芦笋、青椒、甘蓝、樱桃、枣等含量最多。食物在烹饪过程中，维生素 C 易遭破坏，故瓜果宜生吃。机体缺乏维生素 C 可引起维生素 C 缺乏病。

（7）维生素 D：与骨骼的钙化有关，又称为钙化醇，具有抗佝偻病的作用。主要存在于动物内脏、蛋黄和瘦肉中。维生素 D 也可在人体内合成，但是需要多晒太阳。

（8）维生素 E：广泛存在于天然食物中，含量比较高的食物如各种植物油、坚果类、豆类、海产品等。医院一般将维生素 E 用于先兆流产或习惯性流产的治疗。

（9）维生素 K：属于脂溶性维生素，具有促进凝血的功能，主要来源于绿色蔬菜和豆油。

（10）叶酸：在动物肝肾、蛋类、水果和蔬菜中含量较丰富。叶酸是胎儿生长发育不可缺少的营养素，故怀孕前 3 个月孕妇体内缺乏叶酸可导致胎儿神经管畸形。

5. 无机盐 无机盐又称为矿物质，是常量元素与微量元素的总称。常量元素包括碳、氢、氧、磷、硫、钙、钾、镁、钠、氯 10 种，微量元素包括铁、铜、锌、铬、钴、锰、锡、镍、硅、硒、钼、碘、氟、钒 14 种。虽然缺少微量元素会造成重要生理功能的损伤，但是摄入过多也会发生中毒。

（1）钙：是人体含量最多的一种矿物质。钙是构成骨骼和牙齿的主要成分，其主要来源于奶及奶类制品、虾、海带、豆类和豆制品等。随着年龄的增长，钙的流失却逐渐增加，故 40 岁后因钙含量逐渐下降，而易发生骨质疏松，所以应注意多食富含钙的食物。

（2）铁：是人体必需的微量元素中含量最多的一种，也是最容易缺乏的一种。缺铁可导致缺铁性贫血，铁在禽畜肉和内脏、鱼肉、黑木耳、蘑菇、芝麻酱中含量丰富。

（3）碘：是人体必需的微量元素之一，正常含量为 20～25mg，缺碘会引起地方性甲状腺肿大（粗脖子病）。主要富含于海产品中，如海带、紫菜、海藻等。

（4）锌：正常含量为 2～2.5g，儿童因生长发育迅速容易出现缺锌，缺锌主要表现为味觉迟钝、食欲减退等。锌在牡蛎中含量最高，其次是动物肝脏、肾脏、脑，牛肉、海产品、蛋类、豆类等。

6. 水 水是生命之源，机体一旦丧失 20%水分，就无法维持生命。成人体液总量占体重的 60%～70%，其中血液中 90%是水，故水是保证人体健康的重要因素。正常人每天需水 2000ml，运动需水量更多。

7. 膳食纤维 膳食纤维是不易被消化的食物营养素，主要来自于植物的细胞壁。膳食纤维是健康饮食中必不可少的部分，它对预防心血管疾病、癌症、糖尿病等起着非常重要的作用。膳食纤维主要来源于蔬菜水果（蔬果）、粗粮、豆类及菌藻类食物。

（二）中国居民膳食指南

《中国居民膳食指南（2016）》主要针对 2 岁以上的所有健康人群提出了 6 条营养建议。

1. 食物多样，谷类为主。每天的膳食应包括谷薯类、蔬果类、畜禽鱼蛋奶类、大豆坚果类等食物。建议平均每天摄入 12 种以上食物，每周 25 种以上。每天应摄入谷薯类食物 250～400g，其中全谷物和杂豆类 50～150g，薯类 50～100g。

2. 能量平衡，保持健康体重。居民应控制食物的摄入量，保持能量平衡。应该每天运动，保持健康体重，减少久坐，每小时起来活动一下。生命在于运动，故每周至少进行 5 天身体运动，每次 30 分钟以上，最好的运动方式是步行。

3. 多吃蔬果、奶类、大豆。蔬果是平衡膳食的重要组成部分，每天摄入 300～500g 新鲜应季蔬菜，其中深色蔬菜应占 1/2；每天水果的需要量是 200～350g，以新鲜水果为宜，但果汁不能代替鲜果。奶类富含钙，大豆富含优质蛋白质。每人每天都应该喝一袋牛奶或者吃各种奶制品，摄入量相当于液态奶 300g 即可。应经常吃豆类、豆制品及适量坚果。

4. 适量吃鱼、禽、蛋、瘦肉。鱼、禽、蛋和瘦肉都是动物性食物，富含优质蛋白质、脂类、B 族维生素及矿物质。但是每天摄入要适量，建议鱼虾类、畜禽肉类 40～75g，蛋类 40～50g。

5. 少盐少油，控糖限酒。居民应纠正不良饮食习惯，食物要以清淡为主，少吃高盐和油炸食品。专家建议成人每天摄入盐的量不超过 6g，控制烹调用油 25～30g，以植物油为主，尽量不使用动物油。糖的摄入量每天不超过 50g。饮酒也要适量，一般成年男性一天饮酒量不超过 25g，女性不超过 15g，儿童及青少年、孕妇、哺乳期妇女不应饮酒。除此之外，每天需要摄入充足的水，建议量为 1500～1700ml。

6. 杜绝浪费，兴新食尚。要珍惜食物，按需准备，避免浪费。应选择新鲜的食材和适宜的烹饪方式；生熟食物要分开准备、熟食二次加热一定要热透。购买食品时要仔细阅读食品标签，选择合适的食物。回家吃饭，既能保证食物的健康卫生又能增进亲情交流，创造和谐、文明、健康的饮食氛围。

二、医院饮食

由于病患疾病和营养状况不同，所需的营养素也有差异。为了适应不同疾病的需要，需要对某些营养素进行适当的调整，以达到诊断、治疗和促进健康的目的。通常可将医院饮食分为：基本饮食、治疗饮食和试验饮食三大类。

（一）基本饮食

基本饮食适合一般病患的饮食需要。可分为以下四种：

1. 普通饮食 适用于病情较轻或疾病恢复期消化功能正常者，以易消化、无刺激性食物为主。每日进食 3 次。

2. 软质饮食 适用于老年、幼儿病患，口腔疾病及消化功能不良者，其食物以易消化、易咀嚼，无刺激性，质地软烂为主，如面条、软饭、切碎煮烂的菜和肉等。每日进食 3～4 次。

3. 半流质饮食 适用于发热、消化道疾病、咀嚼吞咽困难及术后病患，食物介于软质饮食与流质饮食之间，外观呈半流质状态，如粥、汤面、馄饨、豆腐、蒸鸡蛋等。食物要求少量多餐，每日进食 5～6 次。

4. 流质饮食 适用于高热、口腔疾病、急性消化道疾病、各种大手术后、危重或全身衰竭的病患。食物呈液体状态，此饮食热能及营养素不足，只能短期使用，如奶类、豆浆、米汤、稀藕粉、菜汁、果汁等。每日进食 6～7 次。

（二）治疗饮食

在基本饮食的基础上，根据疾病治疗的需要，进行适当调整，以达到治疗和辅助治疗的目的。

1. 高热量饮食 适用于需要补充营养、消化能力强的病患，如高热、甲状腺功能亢进症、大面积烧伤、结核病及产妇等。一般加餐的食物有牛奶、豆浆、鸡蛋、蛋糕、巧克力及甜食等。

2. 高蛋白饮食 用于需要增加蛋白质的病患，如结核、甲状腺功能亢进症、大面积烧伤、肾病综合征、恶性肿瘤、贫血、营养不良、孕妇等。膳食中适当增加富含蛋白质的食物，如肉类、鱼类、蛋类、乳类、豆类等。

3. 低蛋白饮食 适用于急性肾炎、尿毒症、肝性脑病等限制蛋白质摄入的病患。每日蛋白质在 40g 以下。

4. 低脂肪饮食 适用于肝胆胰疾病、高脂血症、动脉硬化、冠心病、肥胖症及腹泻等病患。食物应清淡、少油，尤其要限制动物脂肪的摄入。

5. 低胆固醇饮食 适用于高胆固醇血症、高脂血症、动脉硬化、冠心病、高血压等病患。禁用或少用含胆固醇高的食物，如动物内脏、蛋黄、肥肉和动物油等。

6. 低盐饮食 适用于心脏病、急慢性肾炎、肝硬化腹水、高血压及各种原因所致水钠潴留的病患。成人盐的摄入量每日不超过 2g，禁食腌制食品，如咸菜、咸肉、皮蛋、火腿等。

7. 无盐低钠饮食　适用范围同低盐饮食但病情较重者。无盐饮食，烹调食物时不放食盐；低钠除无盐外，食物中自然存在的含钠量也要控制。此类病患禁用含钠多的食物、药物，含碱食品（如馒头、油条、挂面、汽水）和含碳酸氢钠药物等。

8. 高纤维素饮食　适用于便秘、肥胖、高脂血症、糖尿病等病患。选择含纤维素多的食物，如韭菜、芹菜、粗粮、竹笋、香蕉、菠菜等。

9. 少渣饮食　适用于伤寒、痢疾、腹泻、肠炎、肛门疾病、食管-胃底静脉曲张、咽喉部及消化道手术后的病患。病患应少食含纤维素多的食物。

（三）试验饮食

在特定的时间内，通过对饮食内容的调整，以协助疾病诊断、保证检查结果准确性的饮食称为试验饮食。

1. 隐血试验饮食　用于诊断有无消化道出血或原因不明的贫血。试验前 3 天忌食绿色蔬菜、肉类、动物血、肝脏、含铁食物或药物。可进食牛奶、豆制品、白菜、土豆、冬瓜等食物；第 4 天起连续留取 3 天粪便做检查。

2. 胆囊造影饮食　用于协助诊断有无胆囊、胆管、肝胆管疾病。检查前 1 天中午进食高脂肪饮食，如油煎荷包蛋或奶油巧克力等。晚餐进无脂肪、低蛋白、高糖的清淡饮食，晚餐后服造影剂，并禁食、禁水、禁烟、禁酒至次日上午。次日空腹进行检查。

3. 吸碘试验饮食　用于协助测定甲状腺功能。试验期为 2 周，在试验期间禁食含碘食物及药物，如海带、紫菜、海参、虾、鱼、加碘食盐等。禁用含碘药物做局部消毒。

三、病患饮食的评估与陪护

（一）病患的营养状况

体重测量的最佳时间为早晨，空腹排便后进行。

标准体重的计算公式如下：

男性：标准体重（kg）=身高（cm）−105

女性：标准体重（kg）=身高（cm）−105−2.5

实测体重占标准体重的百分数计算公式：实测体重与标准体重之差/标准体重×100%

百分数在±10%之内为正常范围。

（二）影响营养状况的因素

1. 生理因素

（1）年龄：人在不同年龄阶段对营养的需求不同，如婴幼儿和青少年生长发育速度快，对营养的需要量较多；老年人新陈代谢减慢，对营养需要量相对减少。

（2）身高和体重：身体高大、体格健壮的人对营养的需求量较多。

（3）活动：人的活动量不同，对营养的需求也不同。活动量大的人所需热能及营养素高于活动量小的人。

（4）特殊生理期：孕妇、哺乳期妇女对营养的需求量明显增加，同时还会有饮食习惯的改变。

2. 心理因素 愉悦、轻松的情绪会促进食欲；不良情绪如焦虑、恐惧、抑郁、痛苦等会使人食欲减退。此外，进食环境、餐具、食物的性状等都可能影响人的食欲。

3. 病理因素

（1）疾病：疾病带来的不良情绪及疼痛会使病患食欲减退；发热、甲状腺功能亢进症病患，由于代谢增加，所需营养高于平时。

（2）药物：在药物治疗过程中，药物的作用也会影响病患的饮食及营养。有些药物可使病患食欲减退，如放疗或化疗药；有些药物可增进食欲，如胰岛素等。

（3）食物过敏：有些人对某些食物如牛奶、海鲜等过敏，从而影响营养的摄入和吸收。

4. 社会因素 人的饮食受经济状况、地域环境、文化背景、宗教信仰等影响。经济状况、地域环境直接影响人们对食物的选择；文化背景、宗教信仰等会影响饮食习惯，进而影响机体的营养与健康。

（三）病患饮食的陪护

【评估】

1. 病患的病情、意识、自行进食能力，有无偏瘫、吞咽困难、视力减退等。
2. 饮食种类、液体出入量、餐前和餐中用药等。
3. 病患的合作能力。

【准备】

1. 护理员准备 着装整洁，洗手。

2. 病患准备 理解并愿意配合。

3. 用物准备 餐具、干毛巾、湿毛巾、餐巾纸、漱口用品或口腔护理用物。

4. 环境准备 宽敞、整洁。

【护理】

1. 进食前护理

（1）护理员准备：衣着整洁，洗净双手，必要时戴口罩。

（2）病患准备：进食前半小时协助排尿、排便、通风；协助洗手、漱口、口腔护理；取舒适的进食姿势，坐位或半坐卧位。

（3）用物准备：护理员应根据病患病情准备食物，为其提供喜爱的食物和餐具。

（4）环境准备：进食环境应整洁、空气清新、气氛轻松，去除不良气味。

2. 进食时护理

（1）准备食物：根据病患病情及饮食要求准备食物。

（2）协助进餐：病患进食期间，护理员应观察病患进餐情况。

1）鼓励卧床病患自行进食，将食物和餐具放在病患易取的位置；不能自行进食者可进行喂食，按照病患的习惯和喜好进行。喂食要求：小口喂、食物温度合适、喂食速度适中、固态和液态食物交替进行、流质饮食者可用吸管。

2）双目失明或双眼被遮盖的病患，除按上述喂食要求外，还应在喂食前告诉病患食物的名称以增加食欲（图 4-1）。若病患要求自己进食，可按照时钟平面图放置食物，告知其方位及食物名称，有利于病患进食。如 6 点为主食，9 点、3 点为菜，12 点为汤。

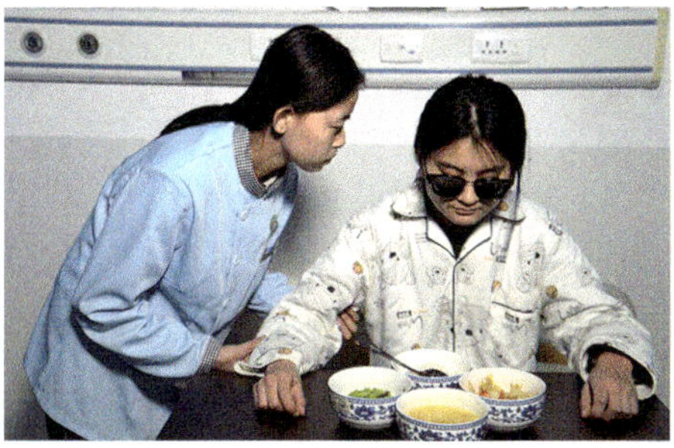

图 4-1　告知食物位置及名称

3）需要增加饮水量的病患，鼓励和督促病患多饮水；对限制饮水量者，应监督病患，控制饮水量。

3. 进食后护理　及时撤去餐具，协助病患洗手、漱口、口腔护理，整理床单位，以保持餐后的清洁和舒适。

4. 协助病患进水。

【实施】

操作流程见图 4-2 至图 4-9。

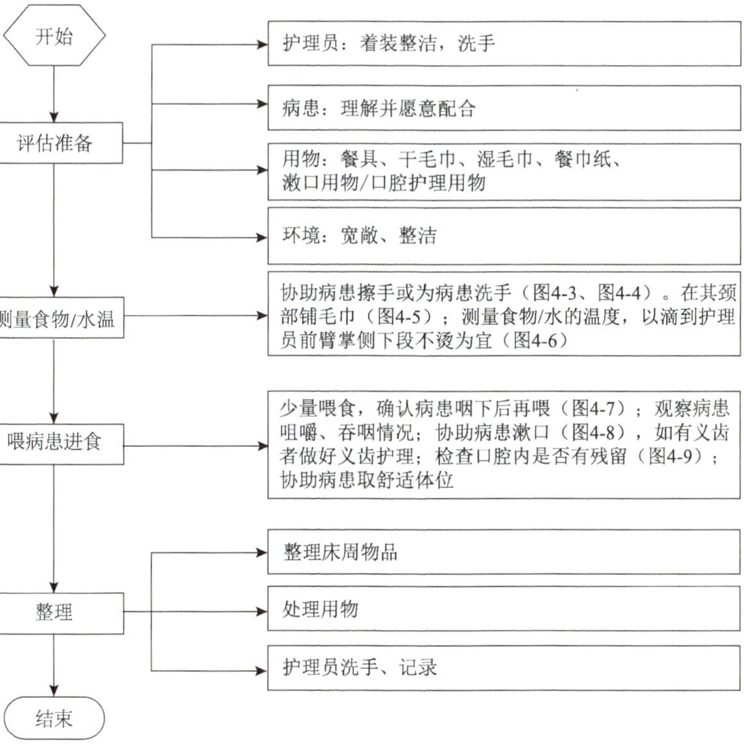

图 4-2　协助病患进食、进水流程

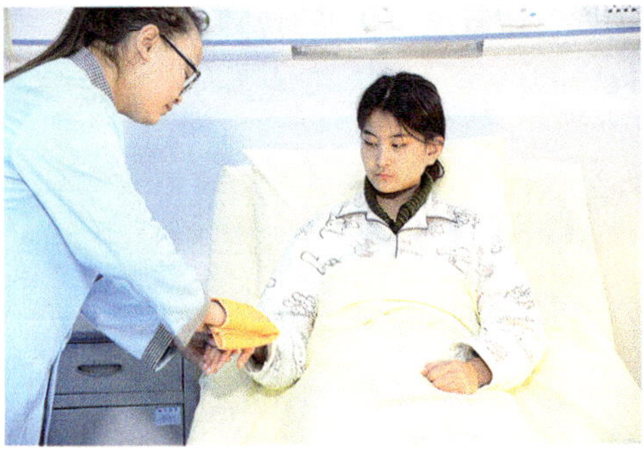

图 4-3　协助病患擦手

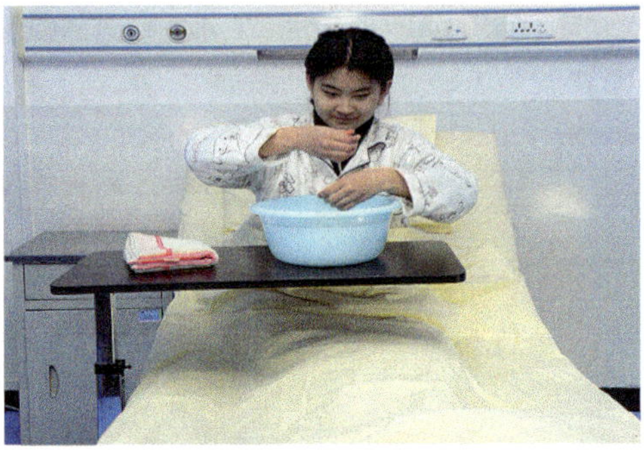

图 4-4　病患洗手

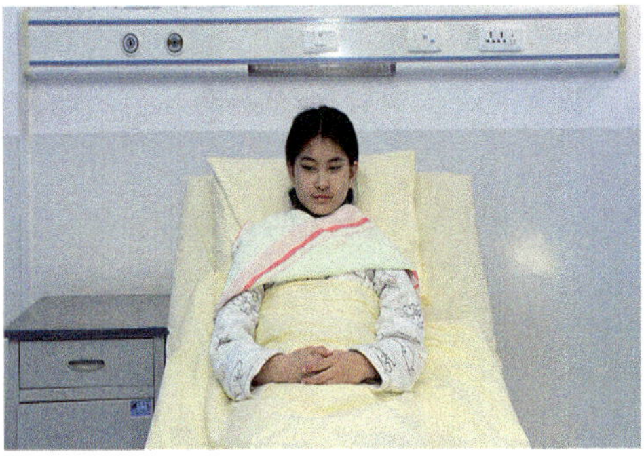

图 4-5　毛巾围于病患颈部

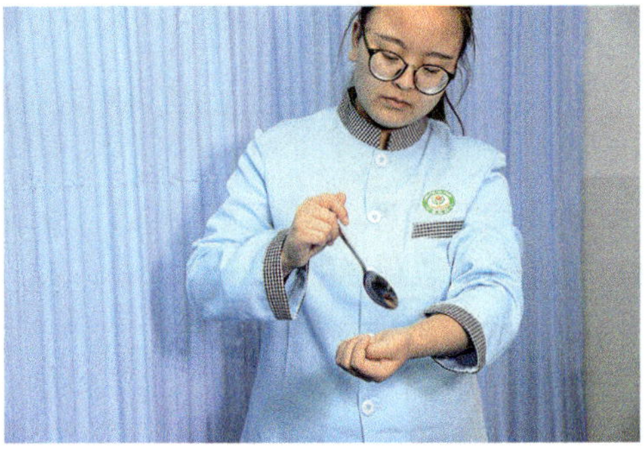

图 4-6　在腕部试温

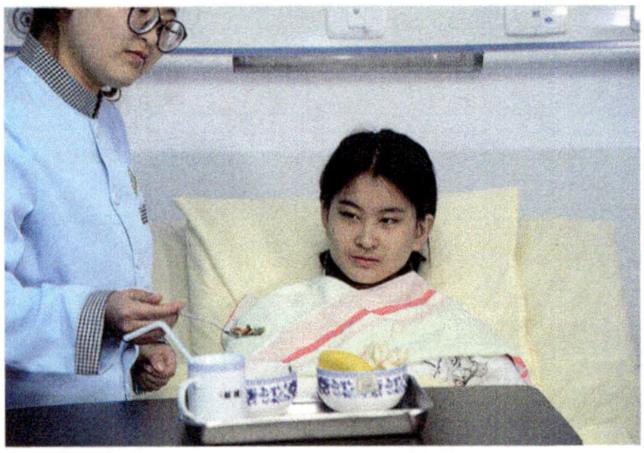

图 4-7　协助病患进食

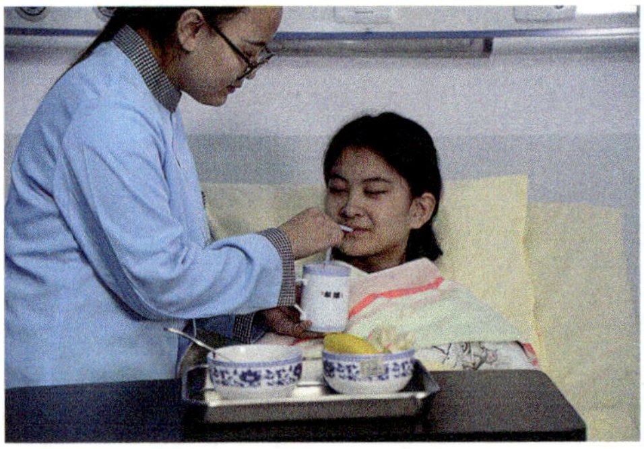

图 4-8　协助病患漱口

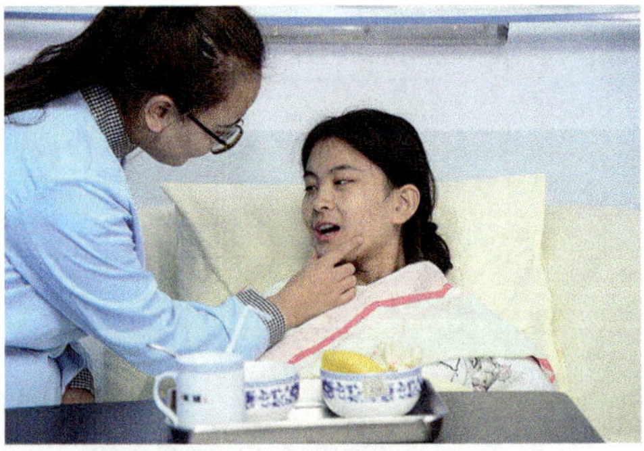

图 4-9　检查口腔

【注意事项】

1. 协助病患进食时，应注意食物温度、软硬度、病患的咀嚼能力，观察有无呛咳、恶心、呕吐等。

2. 在协助进食的过程中，可按照主食-汤-副食的顺序。

【评价】

1. 病患心情愉快，食欲佳。

2. 病患床单位及衣服清洁干燥。

四、噎食、呛咳的陪护

（一）噎食

1. 原因

（1）进食过快，食物过干。

（2）边咀嚼边讲话或谈笑。

（3）癫痫病患在进食时抽搐发作。

（4）老年人因神经反射下降、戴义齿、咀嚼功能差、唾液分泌减少，导致不能充分咀嚼而造成噎食。

2. 表现　食物堵塞咽喉部或食管，甚至误入气管，引起窒息。阻塞部位不同，噎食表现也不同。

（1）大块食物堵塞食管，表现为进餐过程中突然出现吞咽困难、恶心、呕吐。

（2）食物进入气管，表现为进食时突然剧烈咳嗽，说话含糊不清；堵塞严重会出现呼吸困难、面色发绀，甚至窒息。

3. 急救方法

（1）食物堵塞在咽喉时，可通过刺激舌根，引起呕吐，使食物排出。

（2）食物堵塞在食管时，在病患的背后两肩胛骨之间以手掌根部快速有力地拍击四下（图 4-10）；意识清醒者，救护者以双手从病患背后合抱其腰部，手在前合成手掌，对准病患上腹部以拇指侧快速向内上方冲击四次（图 4-11）；意识不清者，可采用卧位腹部冲击法，即病患取仰卧位，救护者双手重叠用掌根压在病患脐上 2 厘米，胳膊伸直，向上向内反复冲击（图 4-12）。

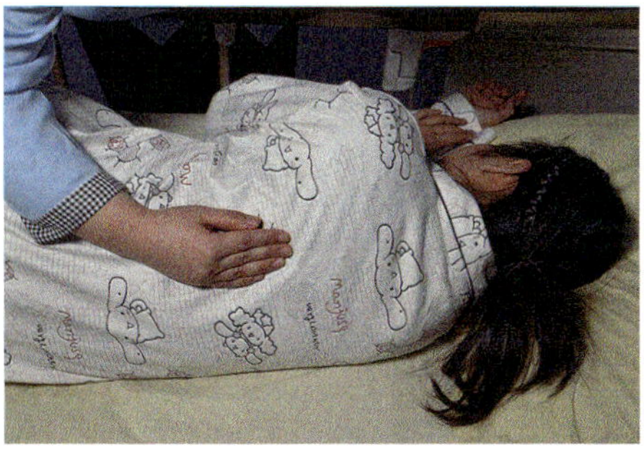

图 4-10　快速拍击

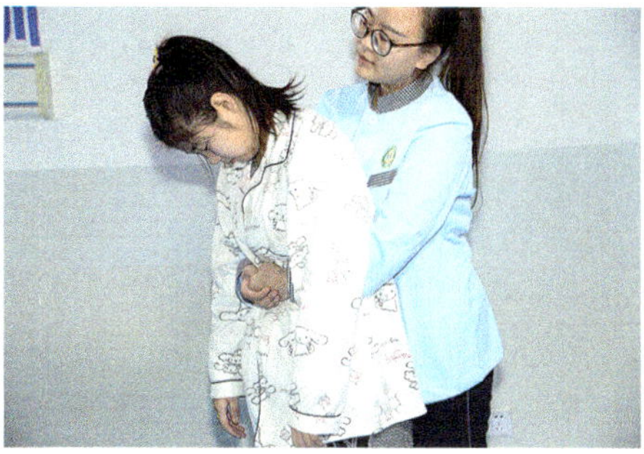

图 4-11　向内上方冲击

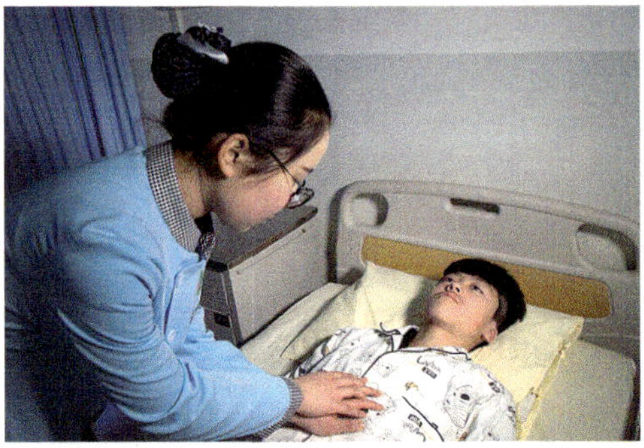

图 4-12　腹部冲击法

（二）呛咳

1. 临床表现　由饮水引起呛咳，水从鼻腔中喷出，吞咽时食物堵塞在咽部，不能被咽下，尤其在进食比较干的食物时更明显，表现为发音时呈典型的鼻音。

2. 正确防呛咳的姿势　上身坐正，呈头往前微倾的姿势，便于顺利吞咽；桌子不能太高，桌面高度与肚脐齐；坐椅子要坐深，有椅背更安全；偏瘫病患椅子最好有扶手，便于病患坐正，脚跟着地，保持稳定的坐姿。

链接　哪些洗菜方法可以减少农药残留？

1. 淡盐水　可以溶解甲醛和残留农药，与平时漱口的浓度相似。在淡盐水中浸泡3～5分钟，再用清水漂洗。

2. 淘米水　放置一段时间后洗菜效果更好。因淘米水呈碱性，可以减轻蔬菜中的有害物质，另外，淘米水有一定黏性，可以吸附食物表面附着的一些农药及化学物质，也可用于清洗葡萄、草莓等不易清洗的水果。

3. 面粉水　分解残留农药的作用不及淘米水。

4. 果蔬清洁剂　效果好，但是安全性较差，需用大量清水冲洗干净。

5. 热水焯　也是去除残留农药比较好的一种方法。

第2节　病患的起居陪护

案例 4-2

王大叔，65岁，因支气管哮喘急性发作急诊入院。目前极度呼吸困难，不能平卧，现护士已为其吸氧。

请问： 如果你是护理员，应协助病患取何种卧位？

一、卧位的概念及分类

（一）卧位的概念

卧位是指病患休息和适应医护工作需要所采取的卧床姿势。

（二）卧位的分类

1. 根据卧位的主动性分类

（1）主动卧位：病患身体活动自如，能根据自己的意愿随意改变体位。

（2）被动卧位：病患自己无变换卧位的能力，躺在被安置的卧位。常见于极度衰弱、昏迷、瘫痪的病患。

（3）被迫卧位：病患意识清楚，也有变换卧位的能力，由于疾病或治疗的需要，被迫采取的卧位。如支气管哮喘发作的病患，由于呼吸极度困难而被迫采取端坐位。

2. 根据卧位的平衡稳定性分类

（1）稳定性卧位：支撑面大，重心低，平衡稳定，病患感到舒适（图4-13）。

（2）不稳定性卧位：支撑面小，重心较高，难以平衡，易造成肌肉紧张，疲劳、不舒适。如两脚并齐伸直，两臂也在两侧伸直的侧卧位（图4-14）。

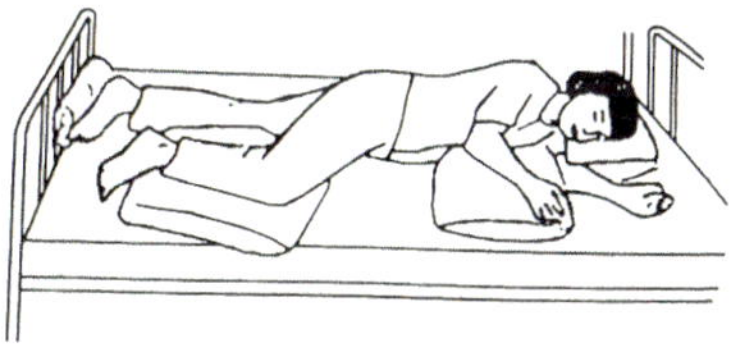

图4-13　稳定性卧位

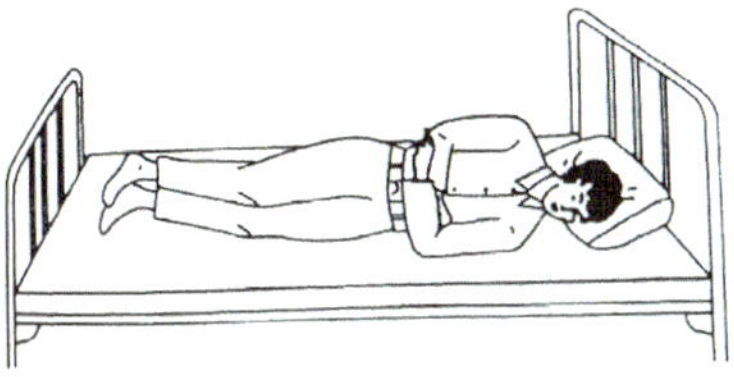

图4-14　不稳定性卧位

二、病患常用的卧位

（一）仰卧位

1. 去枕仰卧位

（1）姿势：去枕仰卧，头偏向一侧，两臂放于身体两侧，两腿自然伸直放平，枕头横立于床头（图4-15）。

（2）适用范围

1）昏迷或全身麻醉未清醒的病患，可避免呕吐物误入气管而引起窒息或肺部并发症。

2）椎管内麻醉或脊髓腔穿刺后的病患，可预防颅内压降低而引起的头痛。

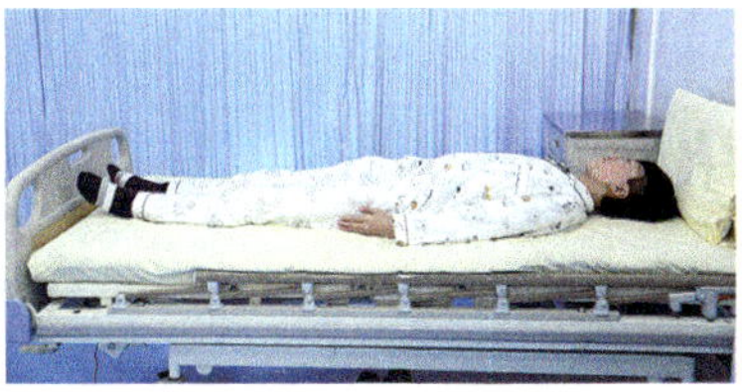

图4-15　去枕仰卧位

2. 屈膝仰卧位

（1）姿势：病患仰卧，头下垫枕，两臂放于身体两侧，两膝屈起，并稍向外分开（图 4-16）。

（2）适用范围：胸腹部检查或行导尿术、会阴冲洗等。该卧位可使腹部肌肉放松，便于检查或暴露操作部位。

3. 中凹卧位（休克卧位）

（1）姿势：用垫枕抬高病患的头部 10°～20°，抬高下肢 20°～30°（图 4-17）。

（2）适用范围：休克病患。抬高头胸部，有利于保持气道通畅，改善缺氧情况；抬高下肢，有利于静脉血回流，使休克症状得到缓解。

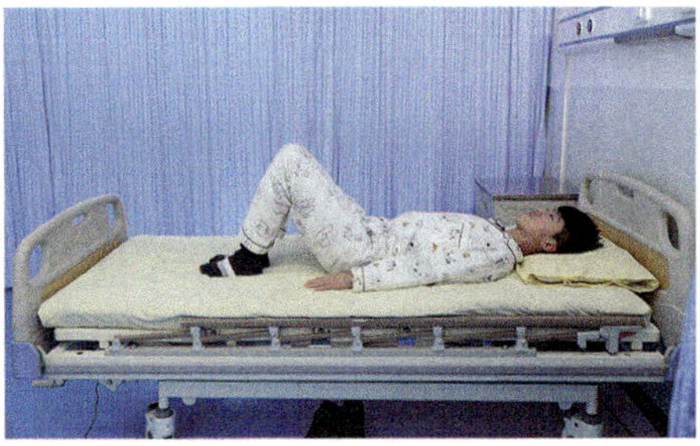

图 4-16　屈膝仰卧位

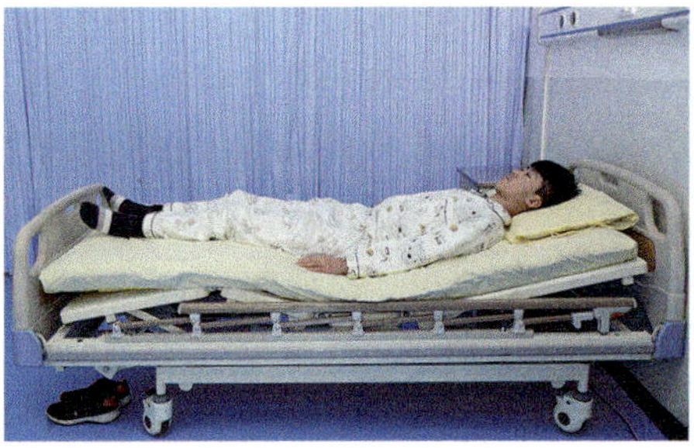

图 4-17　中凹卧位

（二）侧卧位

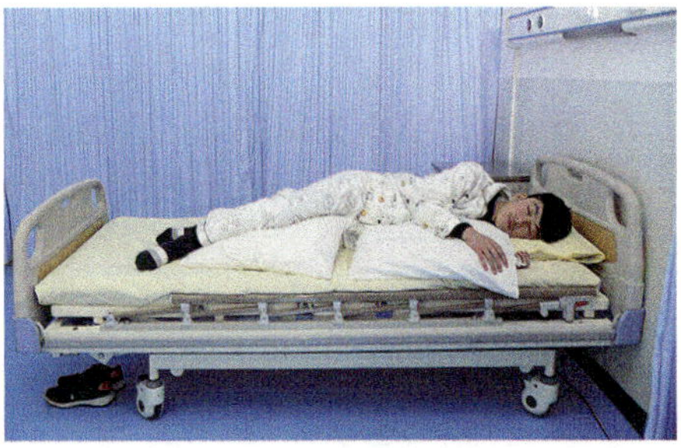

图 4-18　侧卧位

1. 姿势　病患侧卧，臀部稍后移，两臂屈肘，一手放在枕旁，另一手放在胸前，下腿稍伸直，上腿弯曲。必要时在两膝之间、胸腹部、后背部放置软枕，使病患感到舒适、安全（图 4-18）。

2. 适用范围

（1）灌肠、肛门检查，配合胃镜、肠镜检查等。

（2）预防压疮，侧卧位与平卧位交替，可避免局部组织长期受压。

（3）臀部肌内注射时，下腿弯曲，上腿伸直，可使注射部位肌肉放松。

（三）半坐卧位

1. 姿势　病患仰卧，先摇起床头支架使上半身抬高与床呈 30°～50°，再摇起膝下支架，以防病患下滑。必要时，床尾可垫一软枕，防止身体下滑时足底触及床尾栏杆。放平时先摇平膝下支架，再摇平床头支架（图 4-19）。

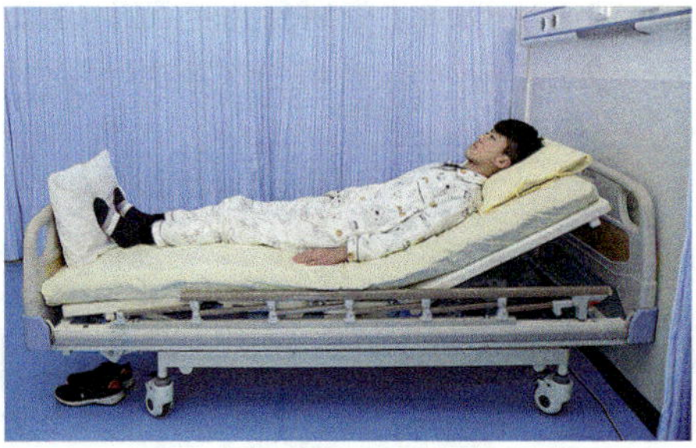

图 4-19　半坐卧位

2. 适用范围

（1）某些面部及颈部手术后病患，以减少局部出血。

（2）胸腔疾病，胸部创伤或心肺疾病引起的呼吸困难的病患，采取半坐卧位，可减轻肺淤血和心脏负担；同时减轻腹腔内脏器对心、肺的压力，有利于气体交换，缓解呼吸困难。

（3）腹腔、盆腔手术后或有炎症的病患，采取半坐卧位，一方面有利于切口愈合；另一方面便于引流。

（4）疾病恢复期体质虚弱的病患，采取半坐卧位，有利于病患向站立位过渡。

（四）俯卧位

1. 姿势 病患俯卧，头偏向一侧，两臂屈曲放于头的两侧，两腿伸直，胸下、髋部及踝部各放一软枕（图 4-20）。如为俯卧病患臀部肌内注射时，足尖相对，足跟分开，保持肌肉放松。

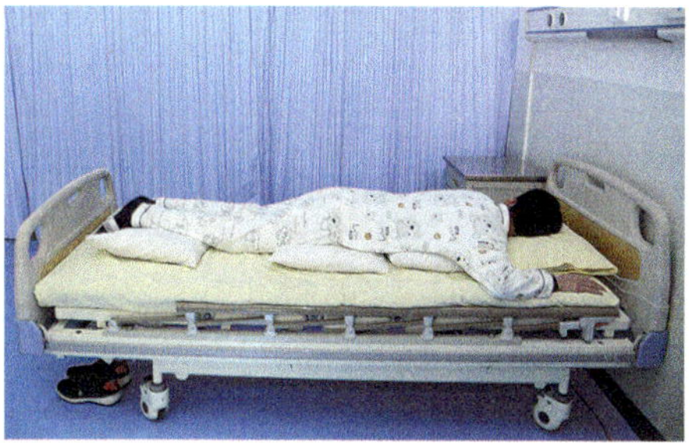

图 4-20 俯卧位

2. 适用范围

（1）腰背部检查或配合胰、胆管造影检查时。

（2）脊椎手术后或腰、背、臀部有伤口，不能平卧或侧卧的病患。

（3）胃肠胀气所致的腹痛的病患，俯卧位可缓解胃肠胀气所致的腹痛。

（五）端坐位

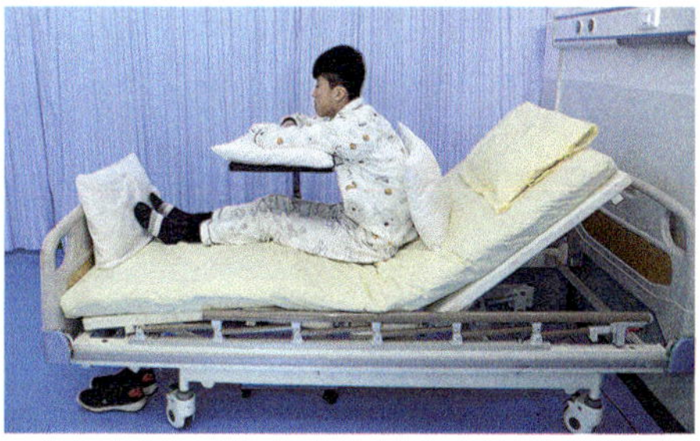

图 4-21 端坐位

1. 姿势 扶病患坐起，床头抬高 70°～80°，使病患身体稍向前倾，床上放一跨床桌，桌上放一软枕，使病患背部也能向后依靠，膝下支架抬高 15°～20°，必要时加床挡，防止坠床（图 4-21）。

2. 适用范围 急性肺水肿、心包积液、支气管哮喘发作时的病患。由于呼吸极度困难，病患被迫端坐。

（六）头低足高位

1. 姿势 病患仰卧，枕横立于床头。床尾用支托物垫高 15～30 厘米（图 4-22）。此卧位易使病患感到不适，不可长时间使用。

2. 适用范围

（1）肺部分泌物引流，使痰易于咳出。

（2）十二指肠引流术，有利于胆汁引流。

（3）妊娠时胎膜早破，可防止脐带脱垂。

（4）下肢骨折牵引时，可利用人体自重作为反牵引力。

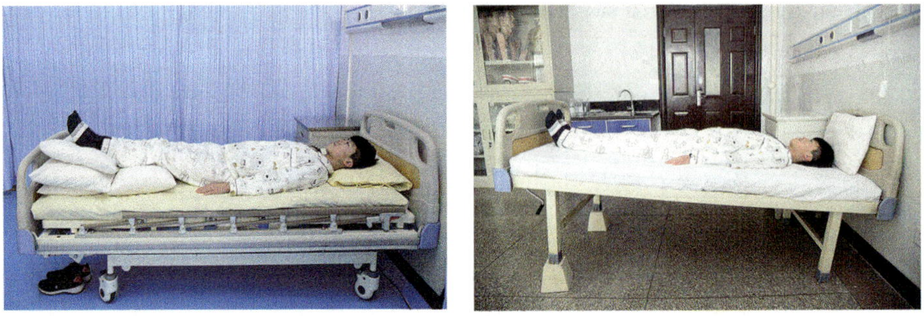

A　　　　　　B

图 4-22　头低足高位

A. 垫枕抬高足部；B. 支托物垫高床尾

（七）头高足低位

1. 姿势　病患仰卧，床头用支托物垫高 15～30 厘米或根据病情而定，枕横立于床尾，以防足部触及床尾栏杆（图 4-23）。

2. 适用范围

（1）颈椎骨折的病患做颅骨牵引时，病患体重作为反牵引力。

（2）颅脑手术后的病患。

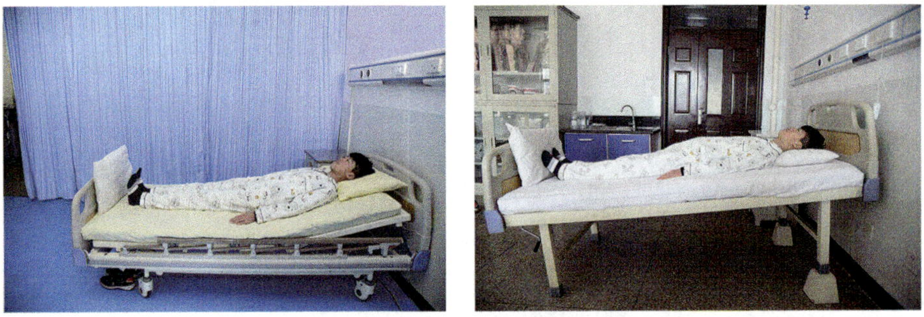

A　　　　　　B

图 4-23　头高足低位

A. 床头抬高；B. 床头用支托物垫高

（八）膝胸卧位

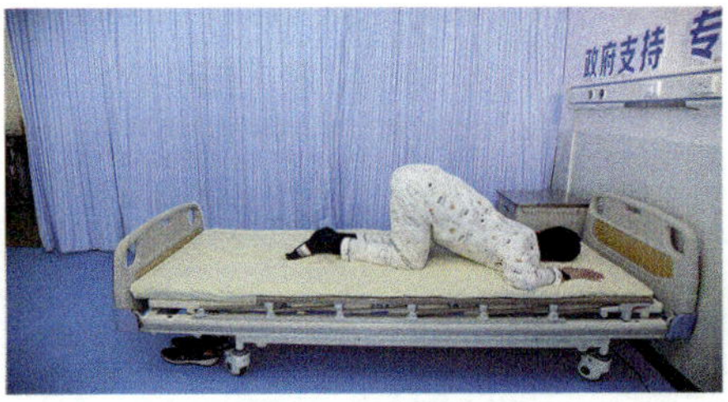

图 4-24　膝胸卧位

1. 姿势　病患跪卧，两小腿平放于床上，稍分开，大腿和床面垂直，胸贴床面，腹部悬空，臀部抬起，头转向一侧，两臂屈肘，放于头的两侧。如果孕妇采取此卧位矫正胎位时，每次不应超过 15 分钟（图 4-24）。

2. 适用范围

（1）肛门、直肠、乙状结肠镜检查及治疗。

（2）矫正胎位不正或子宫后倾，促进产后子宫复原。

（九）截石位

1. 姿势　病患仰卧于检查台上，两腿分开放于支腿架上，臀部齐台边，两手放在身体两侧或胸前（图4-25）。

2. 适用范围　会阴、肛门部位的检查、治疗或手术，如膀胱镜检查、阴道灌洗、妇科检查、产妇分娩等。

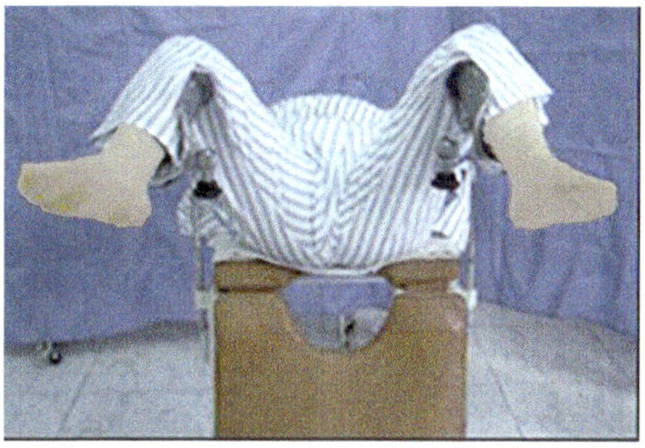

图4-25　截石位

三、手术后病患的陪护

（一）全身麻醉术后病患的陪护

1. 去枕平卧　病患苏醒前，去枕平卧6小时，头偏向一侧，保持呼吸道通畅，如有呕吐物需及时清除。

2. 禁食禁水　病患术后禁食禁水6小时，如果病患嘴唇干燥，可以用棉签蘸温开水湿润，具体进水时间要遵医嘱，进食一般在肛门排气后。

3. 饮食陪护　待病患排气后可以进食，一般从流质饮食开始，如米汤、牛奶等，以后逐渐过渡到半流食、软食、普通饮食。

4. 术后活动　病情允许的情况下，麻醉清醒后可协助病患进行床上被动运动，如活动四肢、翻身等，既可促进排气又可预防肠粘连。术后第2、3天鼓励病患下床活动，预防下肢静脉血栓。但病患身体虚弱，需要护理员适当搀扶，以免摔倒。

5. 切口陪护　一般术后7天左右拆线，术后应注意伤口有无渗血、渗液，保持伤口干燥，如切口处发痒，不可以抓挠；如有引流管，应注意引流液体的量、颜色、形状以及保持引流管通畅，防止扭曲、受压、折叠。

（二）局部麻醉术后病患的陪护

局部麻醉就是硬膜外麻醉，陪护同全身麻醉病患。术后去枕平卧6小时，禁食禁水。排气后陪护同全身麻醉病患。

（三）铺麻醉床

【目的】

使麻醉手术后病患安全、舒适，预防并发症；避免伤口渗液、呕吐物、排泄物等污染床上用物，保持床铺整洁。

【评估】

病患的病情、手术部位和麻醉方式。

【准备】

1. 护理员准备　着装整洁，洗手、戴口罩。

2. 用物准备 床、床垫、床褥、大单、橡胶中单及中单（2套）、被套、棉胎或毛毯、枕芯、枕套。

3. 环境准备 病室无病患进餐或治疗护理操作进行。

【实施】

操作流程见图4-26至图4-34。

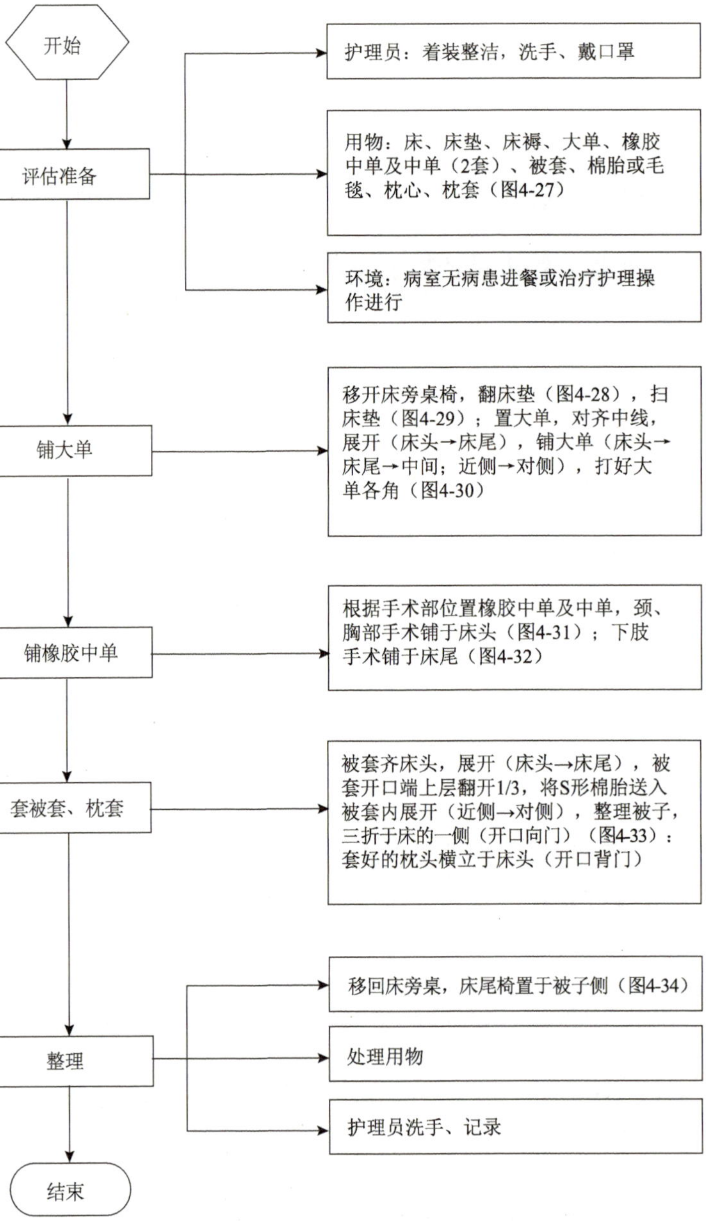

图4-26 铺麻醉床流程

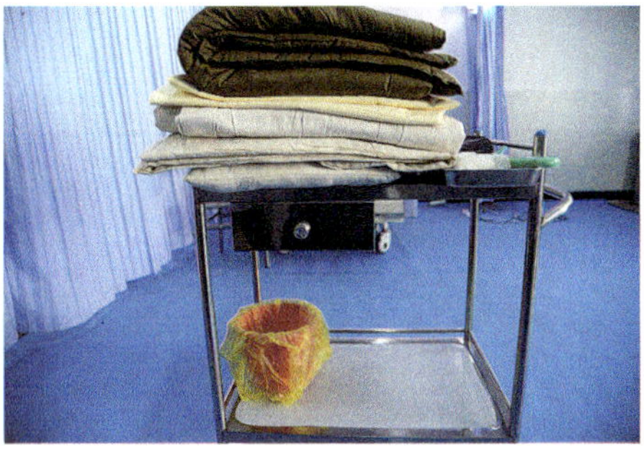

图 4-27　用物准备

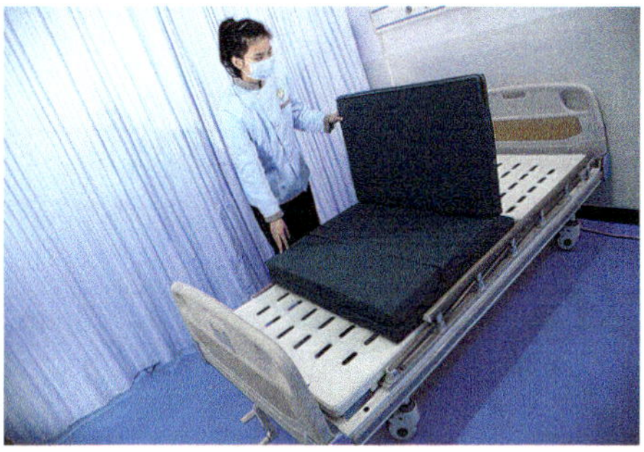

图 4-28　翻床垫

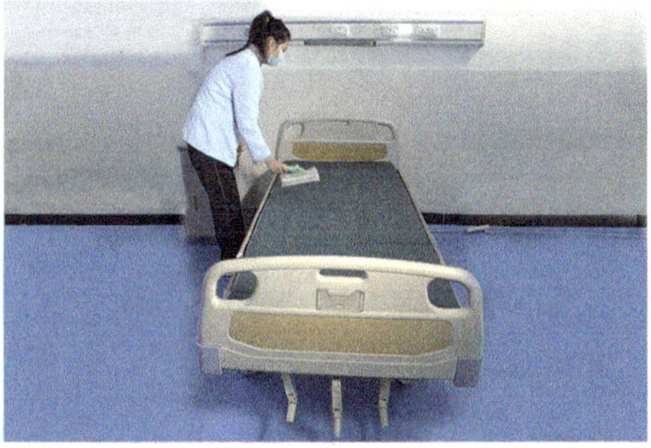

图 4-29　扫床垫

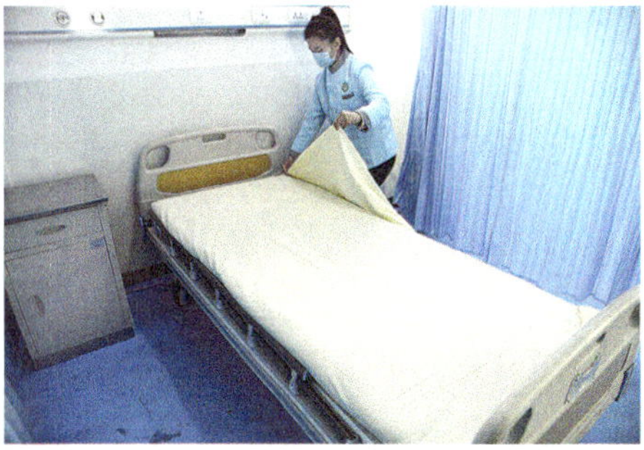

图 4-30　大单打角

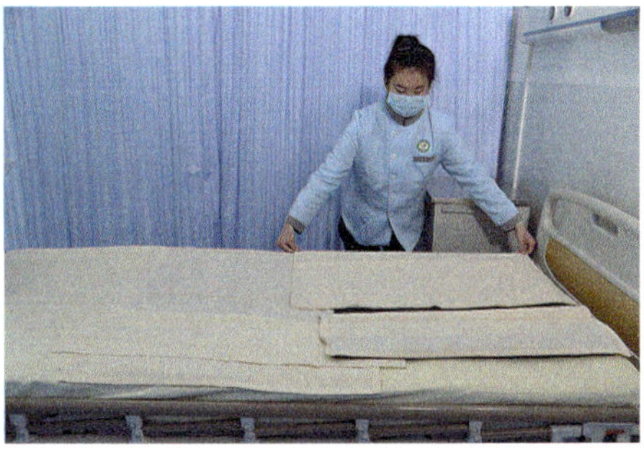

图 4-31　橡胶中单及中单在床头

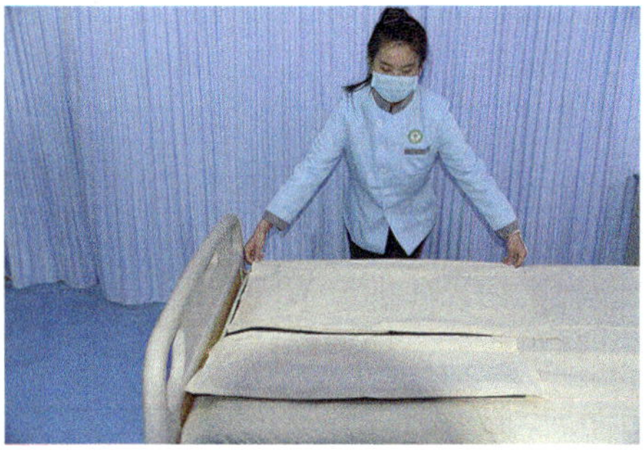

图 4-32　橡胶中单及中单在床尾

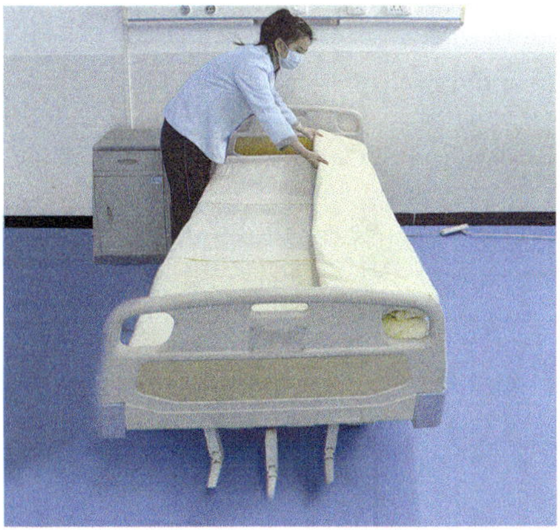

图 4-33　被子三折于床的一侧

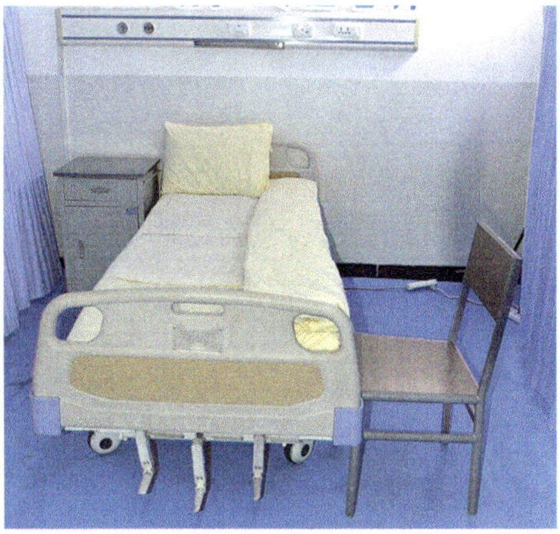

图 4-34　铺好的麻醉床

【注意事项】

1. 铺床要求平、整、紧、实、美。

2. 橡胶中单及中单按病患病情和手术部位的不同而放置于不同位置。如颈、胸部手术或全身麻醉后铺于床头；下肢手术铺于床尾。

【评价】

1. 病床符合实用、耐用、舒适、安全的原则。

2. 病室及病患单位环境整洁、美观。

3. 适合术后病患使用，病患感觉舒适、安全。

四、晨、晚间陪护

根据病情需要，对瘫痪、昏迷、危重、高热、大手术后或年老体弱等病患，于晨、晚间所进行的生活照料。

（一）晨间陪护

晨间陪护是每天早晨对病患所进行的保护、管理、照顾工作，可以为病患创造一个良好的休养环境，使病患清洁舒适，减少并发症的发生。对于重症病患，一般于清晨诊疗工作前完成。

【目的】

1. 保持病室的整洁、美观，使病患身心舒适，预防压疮、肺炎等并发症。

2. 观察和了解病患病情，做好心理陪护。

【内容】

1. 协助病患排便；进行口腔护理；帮助病患洗手、洗脸、梳头；为病患擦洗皮肤。

2. 整理、清扫床单位，必要时可为病患更换床单和衣物。

3. 观察病患病情，询问睡眠情况。

4. 整理病室，酌情开窗通风，保持室内空气清新。

（二）晚间陪护

保持病室安静、清洁，为病患创造良好的睡眠环境，使病患能舒适地进入睡眠。

【目的】

1. 保持病室的安静、整洁，为病患提供良好的睡眠条件。

2. 使病患清洁舒适，容易入睡。

【内容】

1. 协助病患排便，进行口腔护理，帮助病患洗手、洗脸、梳头，用热水泡脚，为女性病患清洗外阴。

2. 协助病患翻身，检查皮肤受压情况，并为病患取舒适卧位。

3. 为病患做好管道护理，防止管道扭曲、受压等。

4. 整理好床单位，调节好室温，关大灯，开地灯，保持病室安静。

（三）晨、晚间陪护流程图

晨、晚间陪护流程见图 4-35。

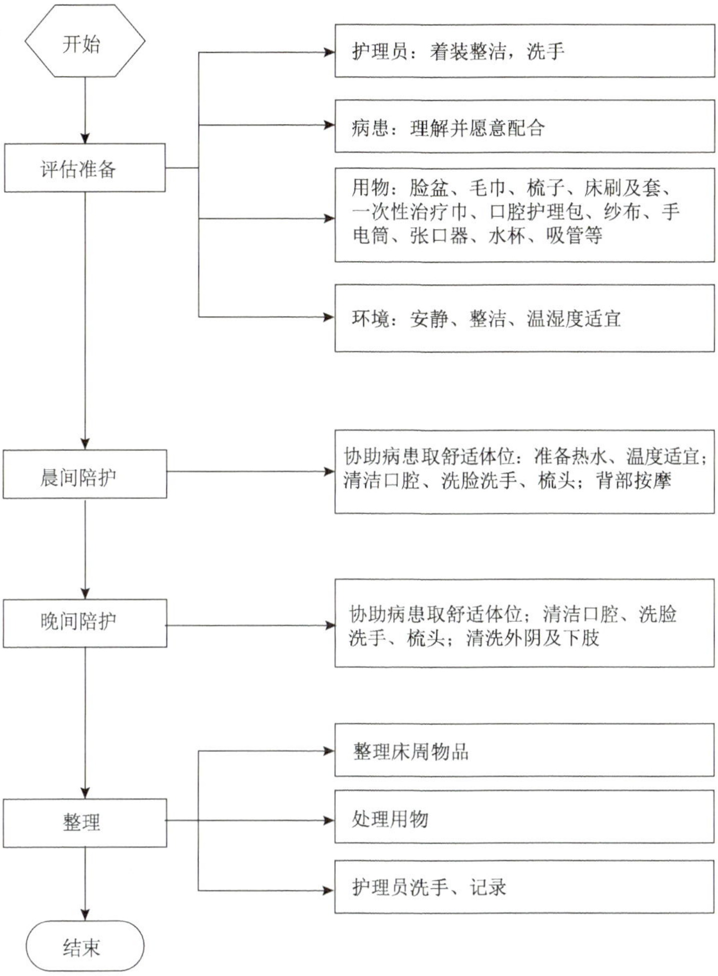

图 4-35　晨、晚间陪护流程

（四）协助病患面部清洁法

【评估】

1. 病患的病情，意识状态，皮肤状况。

2. 病患的生活自理能力、个人卫生习惯及合作程度。

【准备】

1. 护理员准备　着装整洁，洗手。

2. 病患准备　病患了解面部清洁的目的，愿意配合，做好准备。

3. 用物准备　小橡胶单、2块毛巾、水温计、脸盆盛水1/2～2/3（水温43～45℃）、肥皂等。

4. 环境准备：宽敞、明亮、整洁。

【实施】

操作流程见图4-36至图4-41。

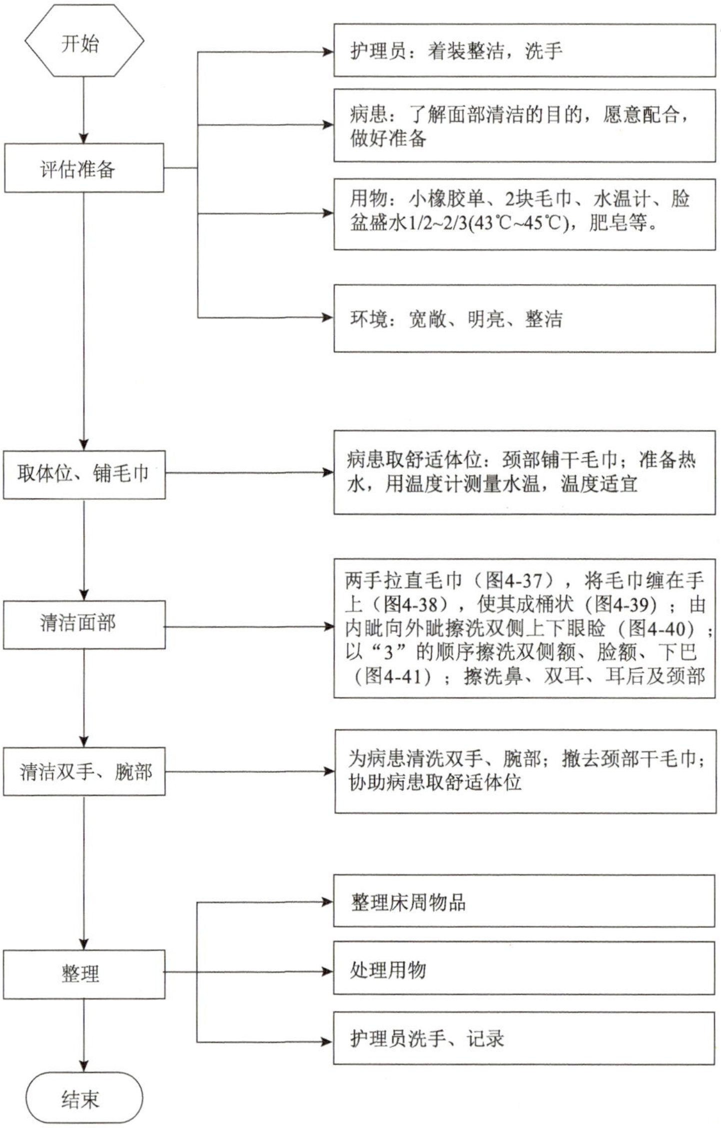

图 4-36　面部清洁流程

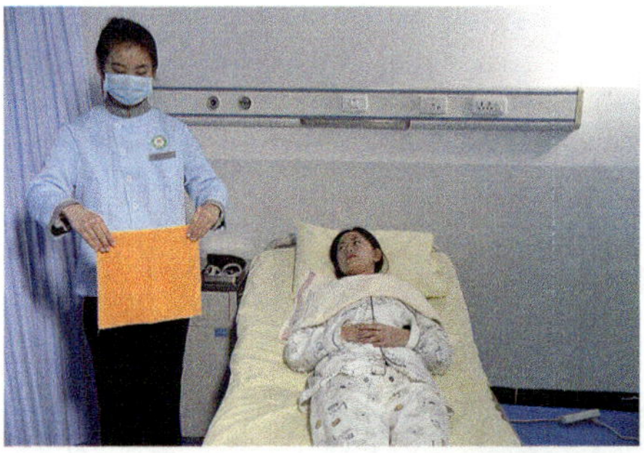

图 4-37　两手拉直毛巾

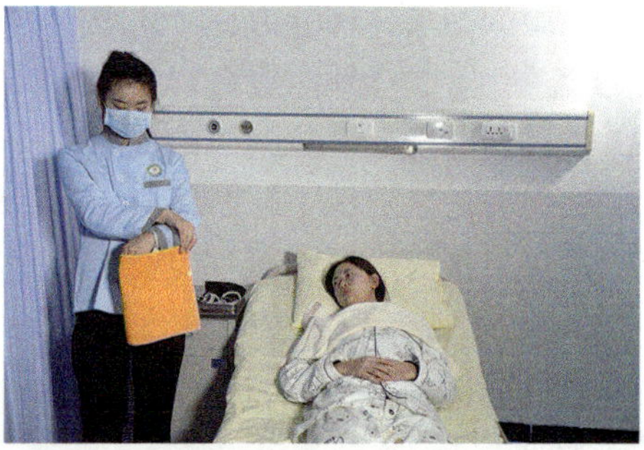

图 4-38　将毛巾缠在手上

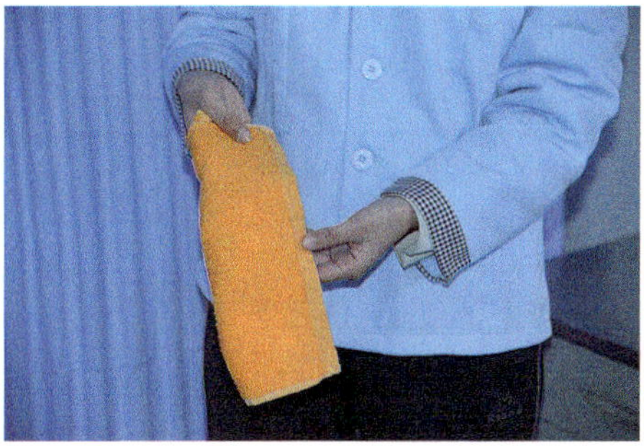

图 4-39　毛巾折成桶状

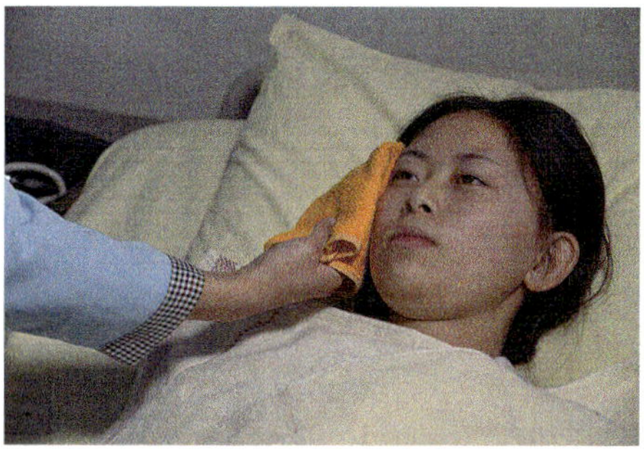

图 4-40　由内向外擦洗眼周

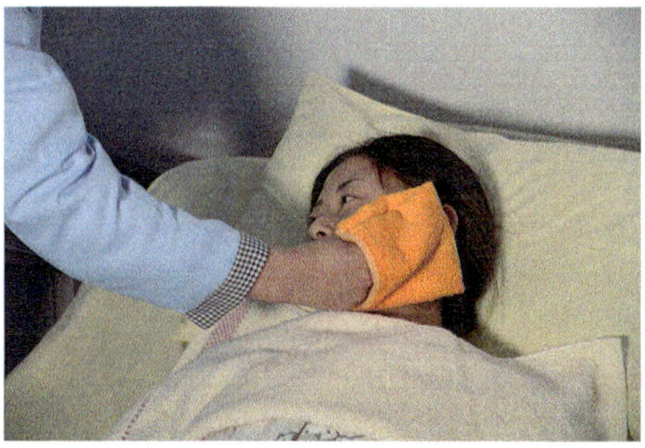

图 4-41　以“3”擦洗额、面部、颏部

【注意事项】

1. 擦洗眼部时，注意两侧不可用毛巾的同一处擦洗。
2. 擦洗面部，原则上不用香皂或肥皂，以免破坏面部的酸碱平衡。

【评价】

1. 病患感觉清洁、舒适，未发生感染。
2. 面部清洁过程中遵守操作流程。

（五）足部清洁

双脚在人的一生中起着非常重要的作用，足部的健康直接关系到人体的健康。

【目的】

1. 去除污垢，保持双脚清洁，使病患舒适。
2. 改善局部血液循环，消除疲劳，促进睡眠。

【评估】

1. 病患的病情、意识状态、自理能力、足部卫生状况、足部皮肤完整性、有无糖尿病及足部疾患。
2. 病患的心理反应、合作程度及对足部卫生知识的了解程度。

【准备】

1. 护理员准备　着装整洁，洗手。

2. 病患准备　病患了解足部清洁的目的，愿意配合，做好准备。

3. 用物准备　洗脚盆、盛有温水（水温40～45℃）的水壶、橡胶单、大毛巾、肥皂，必要时备吹风机、趾甲刀、润肤乳、清洁袜子。

4. 环境准备 调节室温，必要时关闭门窗。

【实施】

操作流程见图 4-42 至图 4-48。

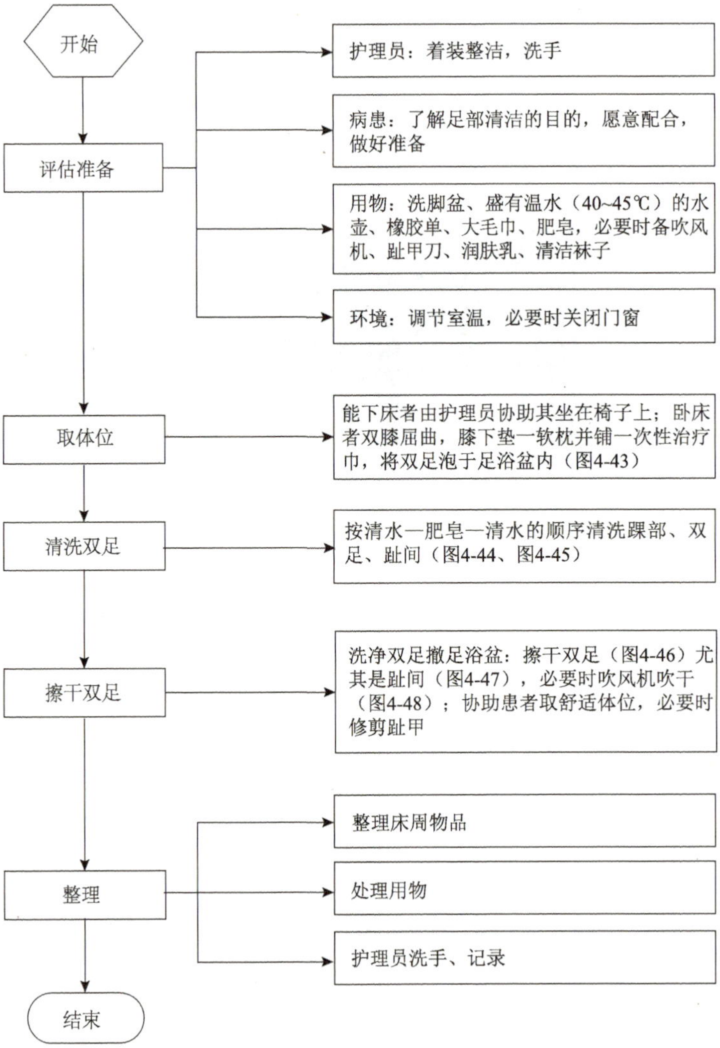

图 4-42 足部清洁流程

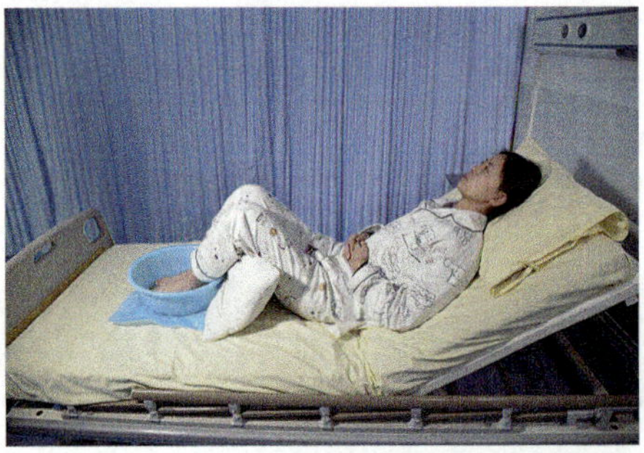

图 4-43 双足泡于盆内

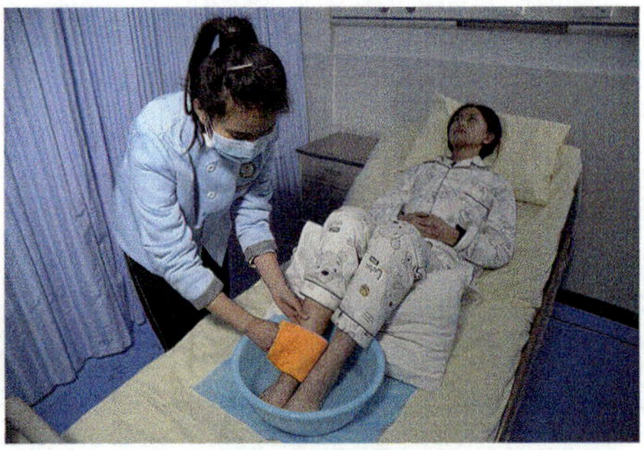

图 4-44 清洗踝部及足面

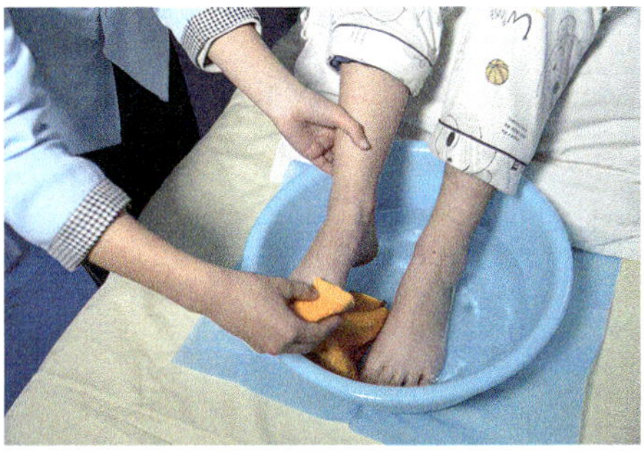

图 4-45　清洗趾间

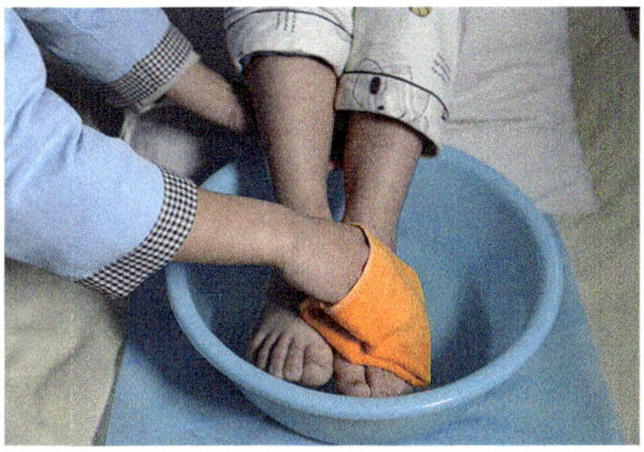

图 4-46　擦干双足

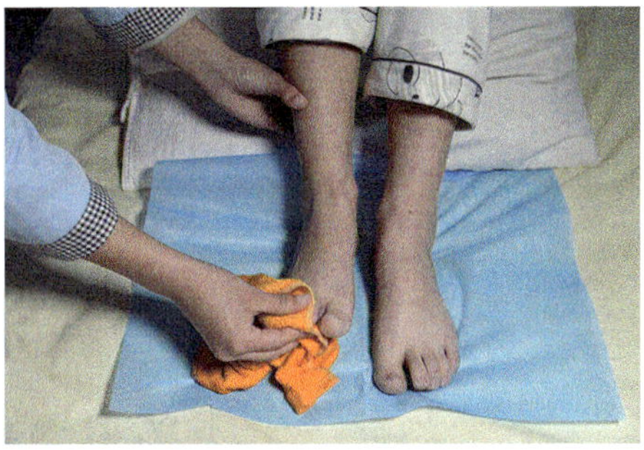

图 4-47　擦干趾间

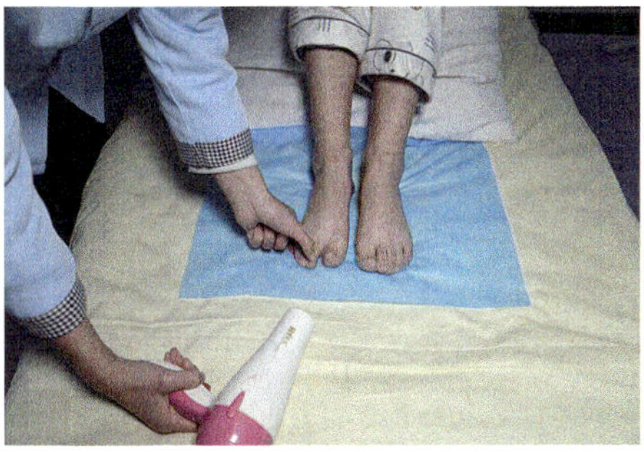

图 4-48　吹风机吹干趾间

【注意事项】

1. 洗脚水温度可根据病患需要进行调节，但不宜过高。尤其是患有心脏病、高血压的病患，以免引起不适。

2. 浸泡时间不宜过长，最长不可超过 15 分钟。

3. 糖尿病病患洗脚水温度应小于 40℃，时间为 5～10 分钟，并注意擦干趾间皮肤，预防糖尿病足的发生。

【评价】

1. 病患足部清洁后感到舒适。

2. 病患趾间擦干，未发生感染。

链接

如何选择洗脸毛巾？

毛巾的材质：纯棉毛巾是首选。掺杂了化学纤维的毛巾容易起球，用来洗脸会刺激皮肤。

毛巾的手感：应柔和，弹性好并且蓬松，不要购买发硬的毛巾。

毛巾的图案：应清晰，精确，要与环境相吻合。

毛巾的悬挂：使用过的毛巾一定要挂起来，潮湿环境容易滋生各种细菌。

毛巾的清洁：毛巾要经常清洁，保持其蓬松感。全棉毛巾不可长时间烘干，洗衣机翻滚烘干比晾晒干燥效果好。

自测题

1. 病患，女性，31 岁，急性肠梗阻，拟行急诊手术。外科护士为其准备麻醉床，操作不正确的是（　）
   A. 换铺清洁被单
   B. 床中部的中单及橡胶中单距床头 45～50 厘米
   C. 一床一巾湿扫床垫，防止交叉感染
   D. 盖被扇形折叠置于床的远侧，开口向门
   E. 枕头横于床头，开口向门
2. 病患，男性，65 岁，上消化道出血，病患需禁食，下列哪项是错误的（　）
   A. 告知病患原因，取得配合
   B. 在床头（尾）卡上标记
   C. 通过静脉输液补充营养
   D. 告知病患不可食用任何食品和水
   E. 做好交接班

第 5 章

病患陪护技术

学习目标

1. 了解留置尿管病患陪护技术的目的。
2. 熟悉心电监护、吸氧、吸痰病患陪护技术的内容。
3. 掌握留置尿管、心电监护病患的陪护技术。

第 1 节　排泄陪护技术

案例 5-1

周大妈，83 岁，主诉：便秘，咳嗽。因腹胀不适而进食较少，口干渴，大便 4 天 1 次，干结如羊粪状，排便困难。

请问： 如果你是护理员，应采取哪种方法为周大妈减轻痛苦呢？在护理过程中注意事项有哪些？

一、排便陪护技术

排泄是机体将新陈代谢的产物排出体外的生理过程，如排尿、排便。排泄也是维持生命的必要条件。正常人拥有着健康的排泄系统，保证将代谢产生的“垃圾”及时清除出人体。当排泄出现问题时，常给病患的身心健康、生活质量带来极大的不便。护理员应根据病患的自身状况，协助其采取适宜技术、方法，来减轻病患排泄时的不便和痛苦，提高其生活质量。

（一）开塞露通便法

【目的】

1. 软化粪便，刺激肠壁，引起排便。
2. 润滑作用，解除便秘，减轻痛苦。

【准备】

1. 护理员准备：衣帽整洁，修剪指甲，洗手，戴口罩。
2. 病患准备：了解开塞露通便法的目的、方法、配合要点并愿意配合。

3. 用物准备：橡胶单、治疗巾、便盆、卫生纸、开塞露、小剪刀、一次性手套。
4. 环境准备：调节病室温度在 22～26℃，关闭门窗，用围帘遮挡。

【实施】

操作流程见图 5-1。

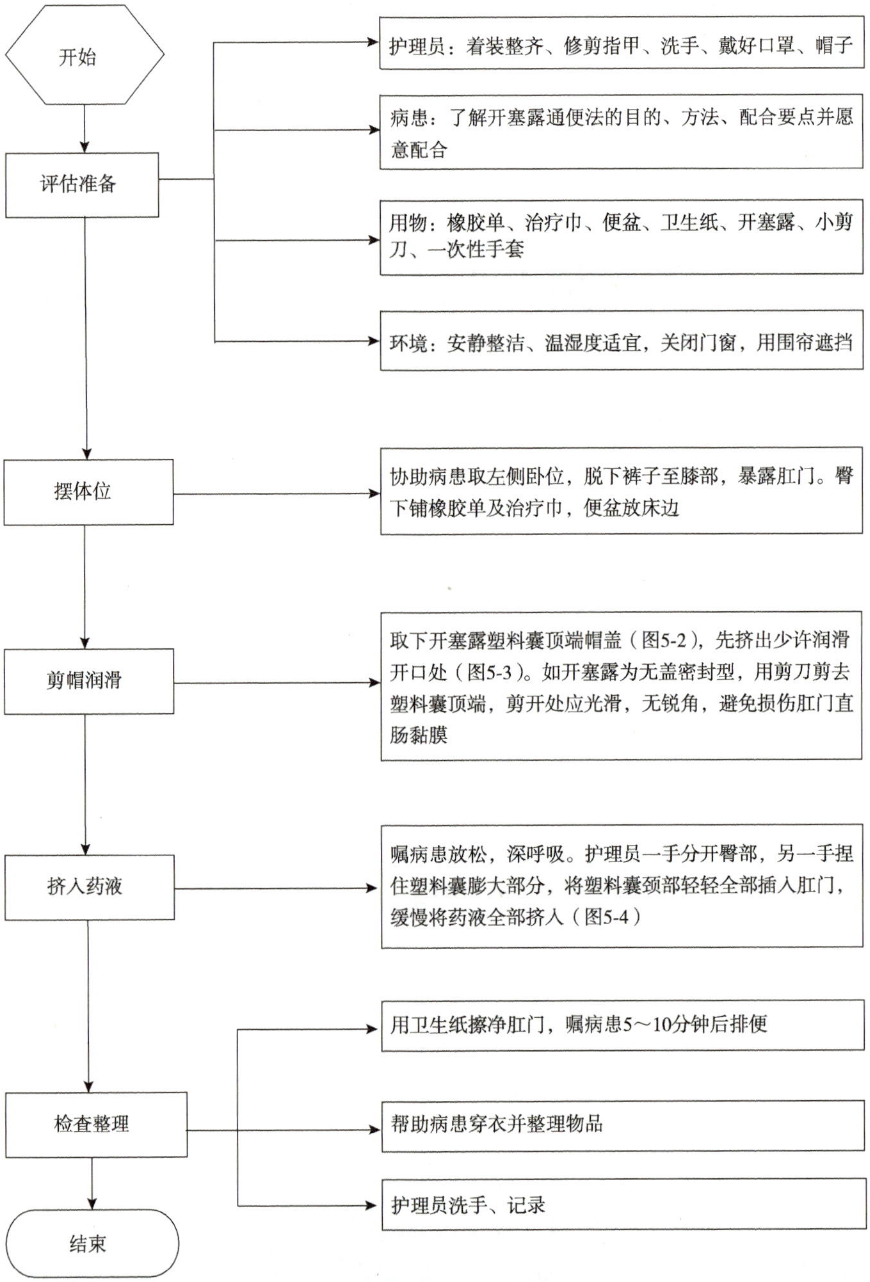

图 5-1　开塞露通便法流程图

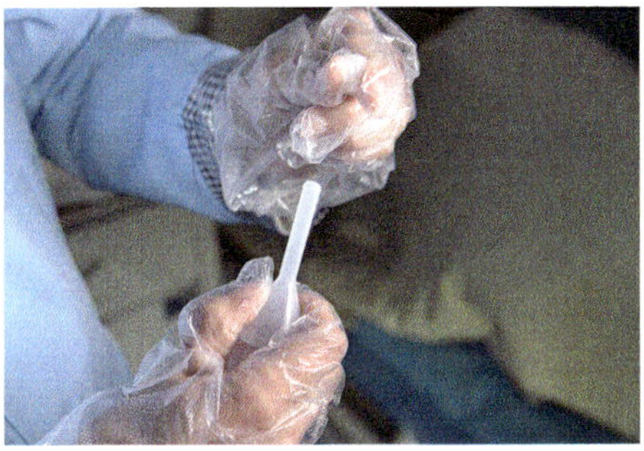

图 5-2　取下开塞露塑料囊顶端帽盖

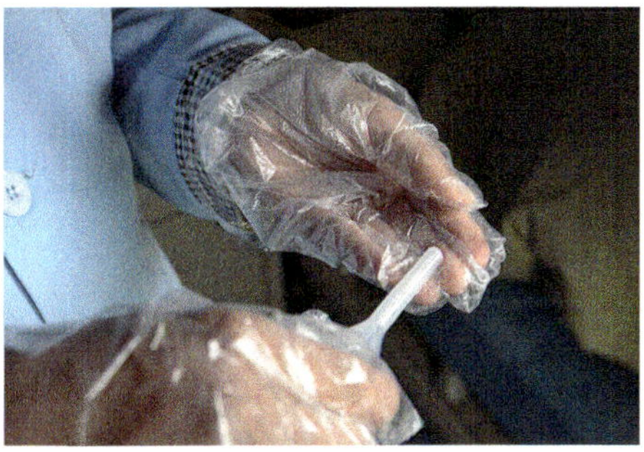

图 5-3　挤出少许润滑开口处

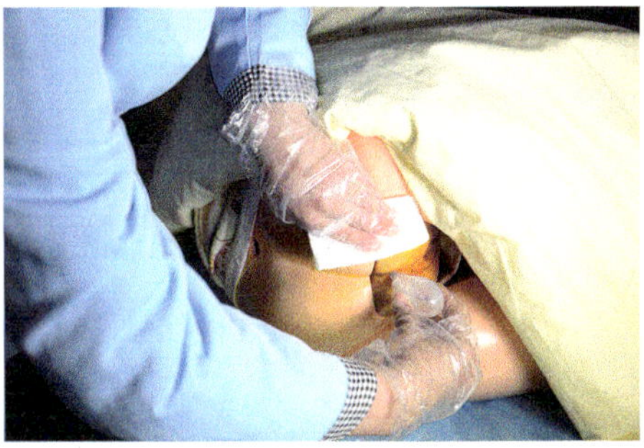

图 5-4　缓慢将药液全部挤入

【注意事项】

1. 使用开塞露前，检查开塞露前端是否圆润、光滑，以免损伤肛门周围组织。
2. 患有痔疮的病患使用开塞露时，操作应轻缓并充分润滑。
3. 对本品过敏者禁用，过敏体质慎用。
4. 开塞露不可长期使用，以免产生药物依赖性。

【评价】

1. 通过沟通，病患愿意配合，并很顺利地完成此项操作。
2. 护理员操作动作轻柔，病患便秘症状缓解。

（二）床上使用便盆法

【目的】

协助不能下床活动的病患床上排便。

【准备】

1. 护理员准备：衣帽整洁，洗手，戴手套、口罩。
2. 病患准备：了解使用便盆的目的、方法、配合床上使用便盆。
3. 用物准备：治疗巾、便盆、卫生纸、一次性手套。
4. 环境准备：调节病室温度在 22～26℃，关闭门窗，用围帘遮挡。

【实施】

操作流程见图 5-5。

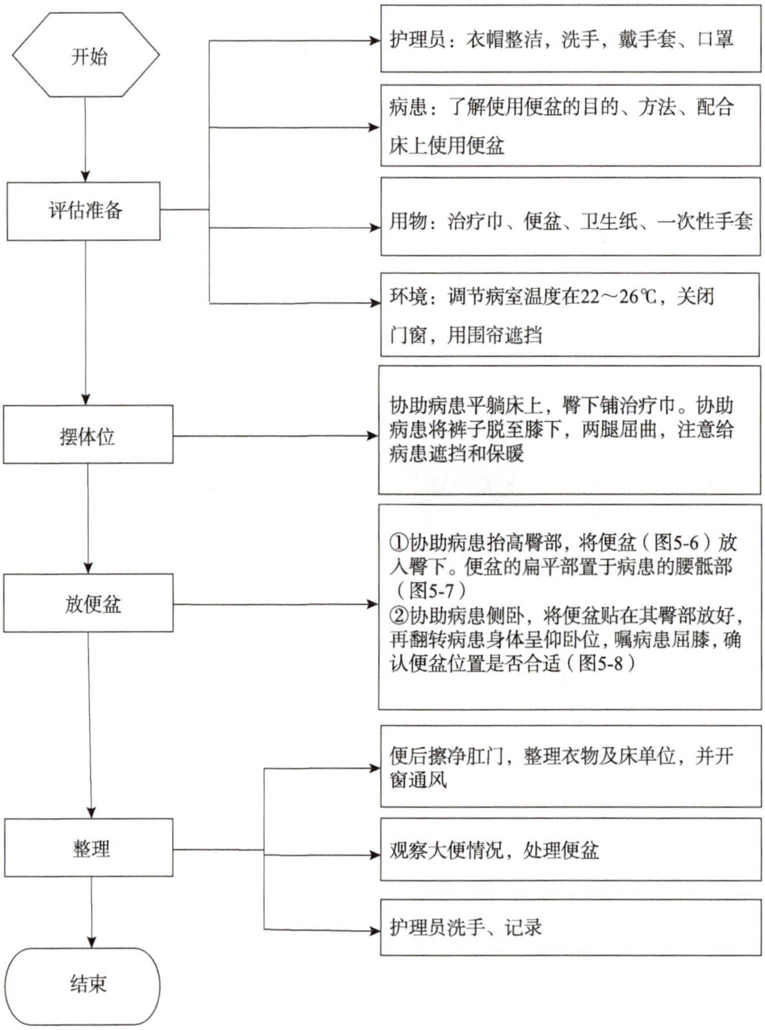

图 5-5　床上使用便盆法流程图

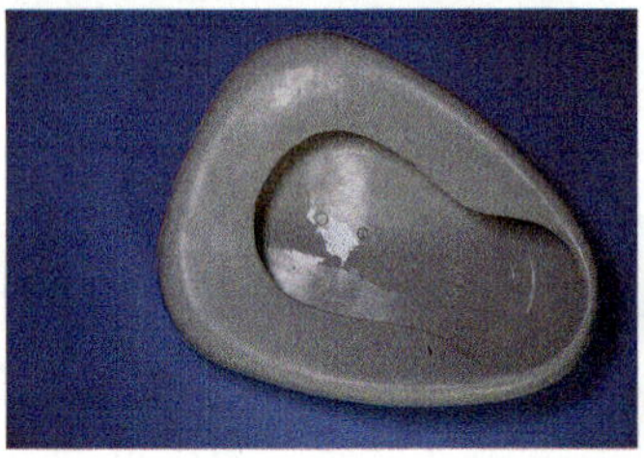

图 5-6　便盆

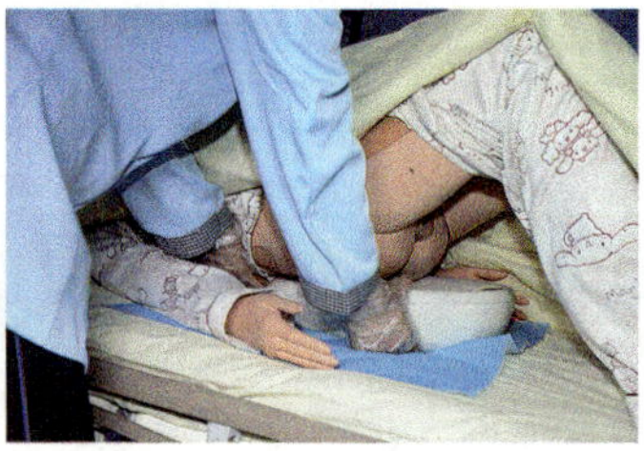

图 5-7　平卧位给便盆法

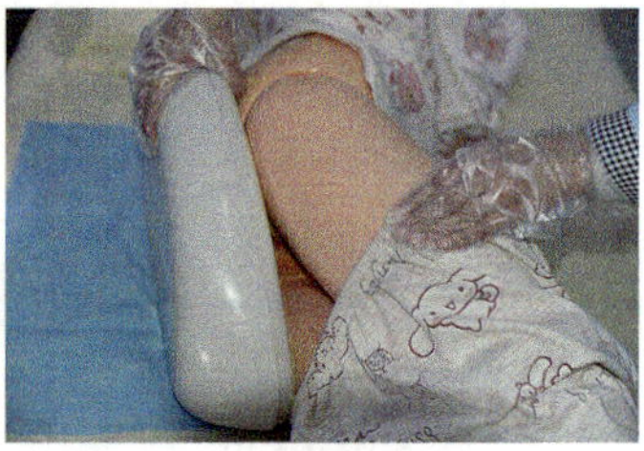

图 5-8　侧卧位给便盆法

【注意事项】

1. 便盆使用前先检查有无破损，发现边缘粗糙或有裂痕时，不能使用。
2. 取放便盆时臀部抬高，不要强行取放，以免刮伤皮肤。

【评价】

1. 通过沟通，病患愿意配合，并很顺利地完成此项操作。

2. 护理员操作动作轻柔，病患无不适。

（三）人工取便法

【目的】

辅助病患排便，解除便秘，减轻痛苦。

【准备】

1. 护理员准备：衣帽整洁，修剪指甲，洗手，戴手套、口罩。

2. 病患准备：了解人工取便的目的、方法、配合要点并愿意配合。

3. 用物准备：治疗盘内备无菌手套 1 只，治疗巾（或一次性尿布垫），肥皂液，卫生纸和便盆、毛巾、热水、水盆等。

4. 环境准备：调节病室温度在 22～26℃，关闭门窗，用围帘遮挡。

【实施】

操作流程见图 5-9。

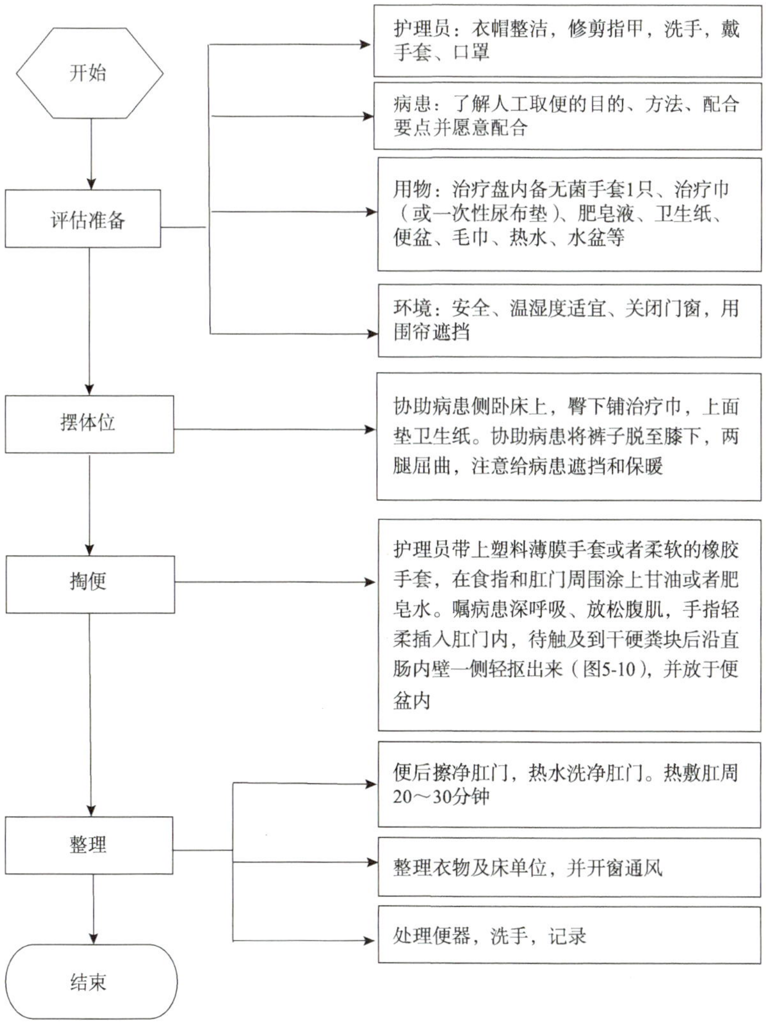

图 5-9　人工取便法流程图

【注意事项】

1. 动作轻柔，避免损伤肠黏膜或引起肛门周围水肿。

2. 勿使用器械掏取粪便，以避免误伤肠黏膜而造成损伤。

3. 取便时，注意观察病患，如发现其面色苍白、出冷汗、疲倦等反应，必须暂停，休息片刻后再操作。

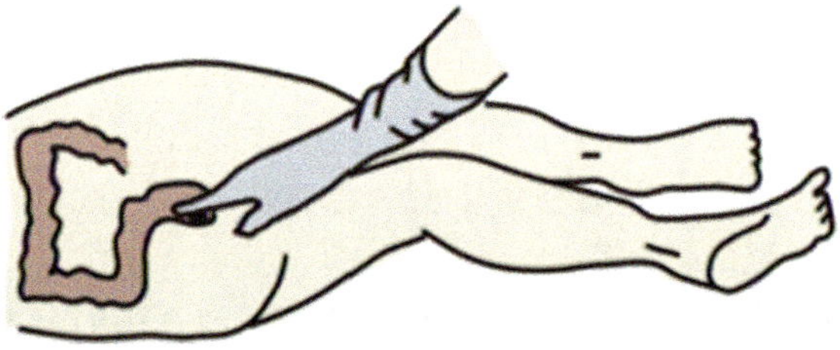

图 5-10　人工取便法

【评价】

1. 通过沟通，病患愿意配合，很顺利地完成此项操作。

2. 护理员操作动作轻柔，病患无不适感。

链接　　如何预防便秘？

摄入足够的纤维素，如芹菜、菠菜、大白菜、韭菜等蔬菜，纤维长，消化后残渣较多，可明显改变粪便的成分，使粪便易于排出体外；适当运动，运动对便秘的缓解程度因人和年龄而异，一般来说，建议每星期进行2～3次运动，每次30分钟左右，微微出汗为宜；补充足够的水分，补充水分能刺激肠蠕动并使大便软化，同时对排便有刺激作用，反射性地引起排便；每晚睡前按摩腹部，养成良好的排便习惯，不论是否有便意，最好在固定的时间去一次，排便时不建议用力，也不建议时间过长，最好控制在5分钟以内；保持心情舒畅，生活要有规律。

二、排尿陪护技术

肾是机体的主要排泄器官，体内的代谢产物和某些有害物质等，大部分通过肾滤过，以尿的形式通过泌尿道（肾脏、输尿管、膀胱及尿道）排出体外。当肾、输尿管或膀胱有病变时，尿液的质和量就会出现异常变化。因此通过对病患的排尿照料，可以了解机体的泌尿功能，协助疾病的诊断，并满足病患的基本生理需要。

留置导尿管是为病患导尿后，将导尿管保留在膀胱内引流出尿液的方法。常用于长期昏迷、瘫痪或前列腺增生等排尿有困难时。由医护人员插入导尿管后，可保持排尿的通畅及会阴部的清洁和干燥。

【目的】

1. 观察并记录留置导尿管病患的尿量及颜色，为疾病诊断、治疗、护理提供依据。

2. 用于尿道、会阴术后定时放尿。

3. 用于某些大手术后或大面积烧伤，以及危重病患的抢救，可借以观察肾功能。

【准备】

1. 护理员准备：衣帽整洁，修剪指甲，洗手，戴口罩。

2. 病患准备：了解目的并愿意配合。

3. 用物准备：便盆、一次性引流袋、一次性薄膜手套、笔、记录本，必要时备量杯。

4. 环境准备：安静、整洁、宽敞、温湿度适宜。

【实施】

操作流程见图 5-11。

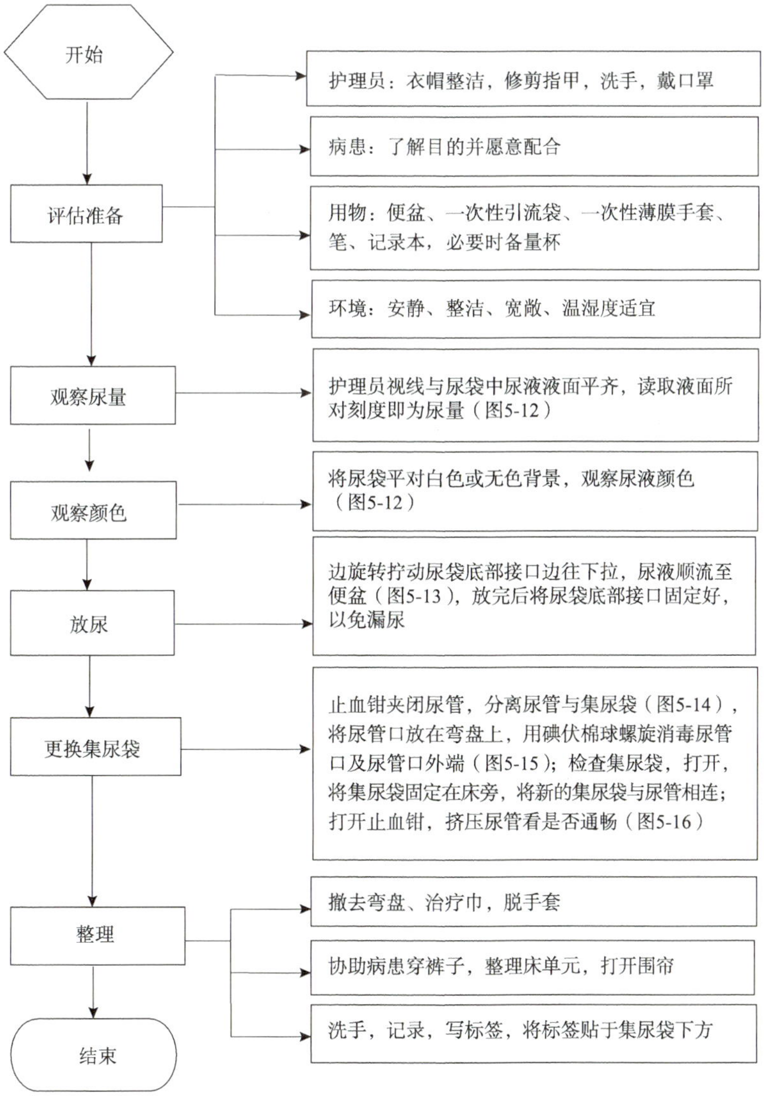

图 5-11　留置导尿管病患的护理流程图

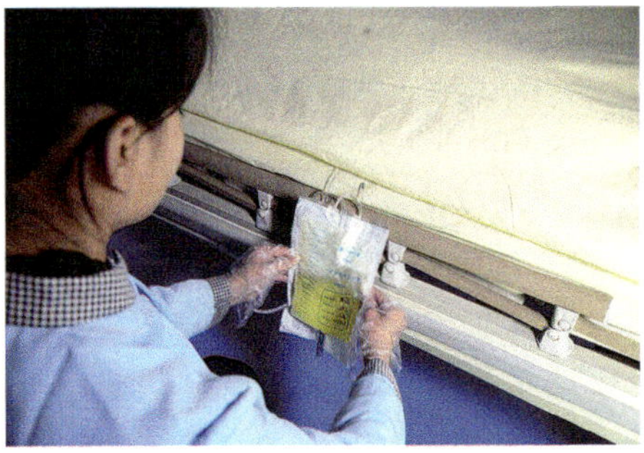

图 5-12　观察尿量及颜色

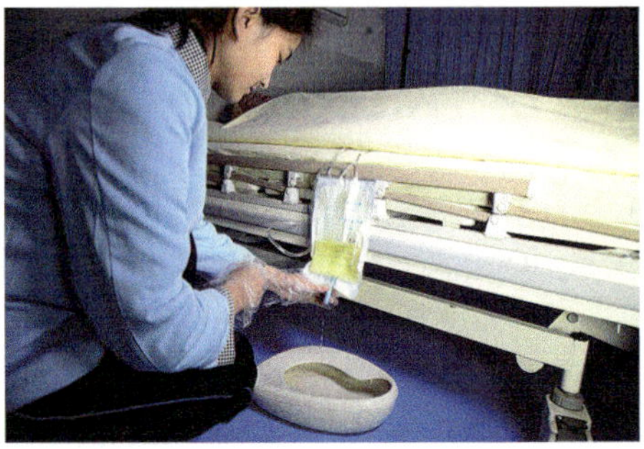

图 5-13　放尿

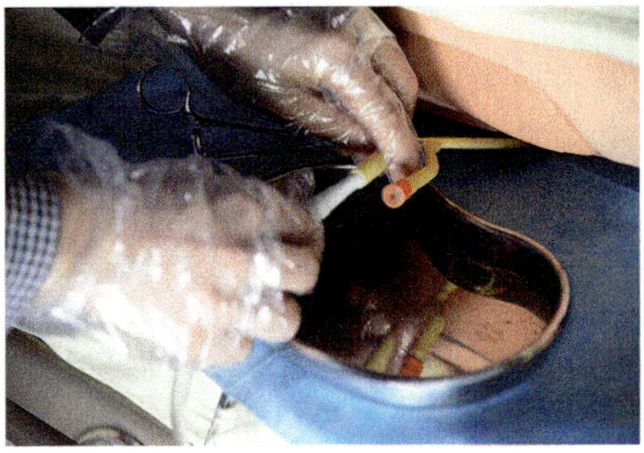

图 5-14　分离尿管与集尿袋

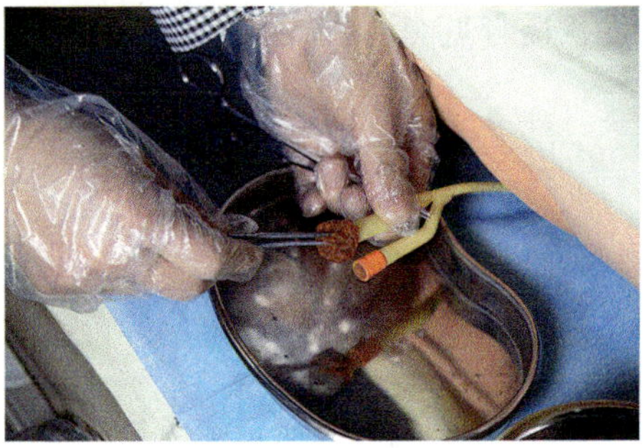

图 5-15　消毒尿管口及尿管口外端

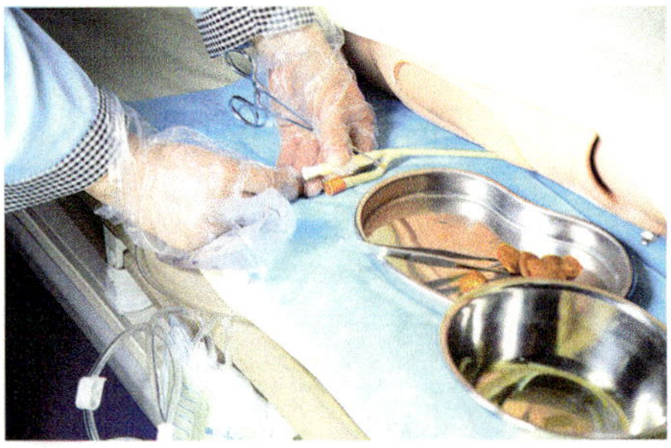

图 5-16　更换新集尿袋

【注意事项】

1. 护理员发现尿量少时，应首先确保导尿管通畅；发现尿量异常时，应结合病患的饮食、饮水情况分析。

2. 尿道口清洁，每日擦洗外阴 2 次（图 5-17）。

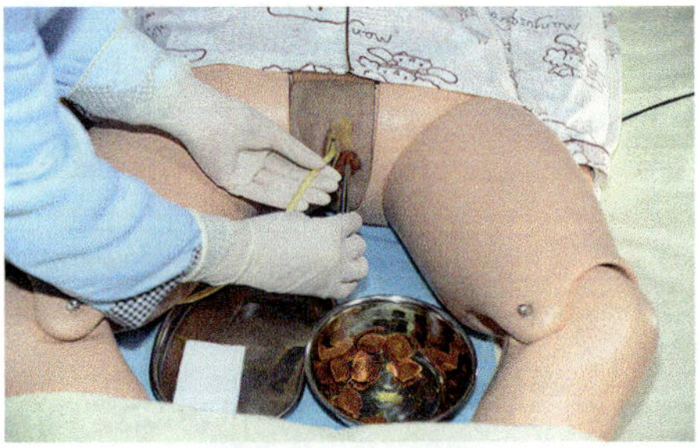

图 5-17　尿道口护理

（3）每日更换集尿袋 1 次，及时倾倒尿液并记录尿量，集尿袋及引流位置应低于耻骨联合，防止尿液反流造成逆行感染。每周做尿常规检查 1 次。

（4）训练膀胱反射功能：采用间歇性引流夹管方式（图 5-18），使膀胱定时充盈排空，促进膀胱功能的恢复。

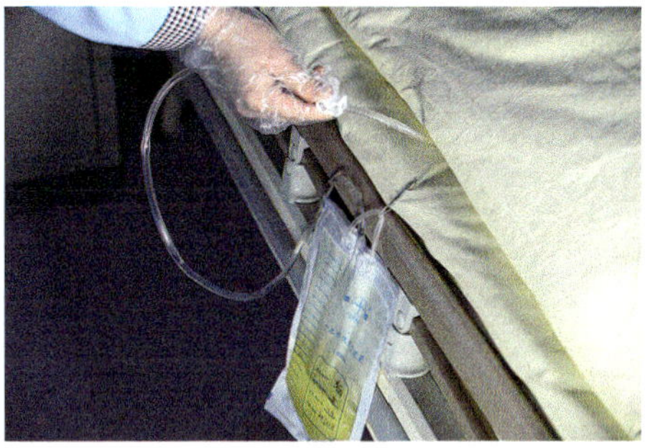

图 5-18 间歇性引流夹管

（5）操作中注意与病患进行沟通，关心病患，了解病患的需要和感受。

【评价】

1. 通过沟通，病患愿意配合，并很顺利地完成此项操作。
2. 护理员操作轻柔，病患感觉舒适、清洁，心情愉悦。

第 2 节 危重病患陪护技术

案例 5-2

王大叔，68 岁，胃癌切除术后，处置：吸氧、心电监护，遵医嘱用药。

请问：如果您是护理员，如何协助护士观察王大叔的情况？王大叔吸氧过程中需要注意些什么？

生命体征不稳定，病情变化快，随时可能发生生命危险的这一类病患为危重病患。目前对危重病患大部分都采取重症监护。每 15～30 分钟检测一次生命体征进行动态观察；同时还要加强心电监护、吸氧、吸痰等的观察，及时发现病患病情的细微变化，采取必要的陪护措施，满足病患的康复需求。

一、心电监护仪观察技术

【目的】

1. 协助医护人员观测监护仪生理参数。
2. 维护仪器的正常运作，避免病患自行摘掉检测电极或探头，避免护理过程无意中使检测电极或探头脱落。

【准备】

1. 护理员准备：洗手，戴口罩。

2. 病患准备：体位舒适，情绪稳定。
3. 用物准备：整理床头柜和床铺物品，便于放置心电监护仪（图 5-19）。
4. 环境准备：安静、整洁、宽敞、温湿度适宜。

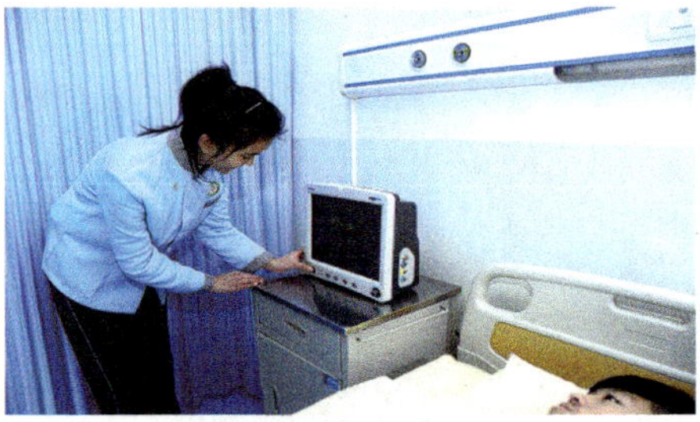

图 5-19　心电监护仪

【实施】

操作流程见图 5-20。

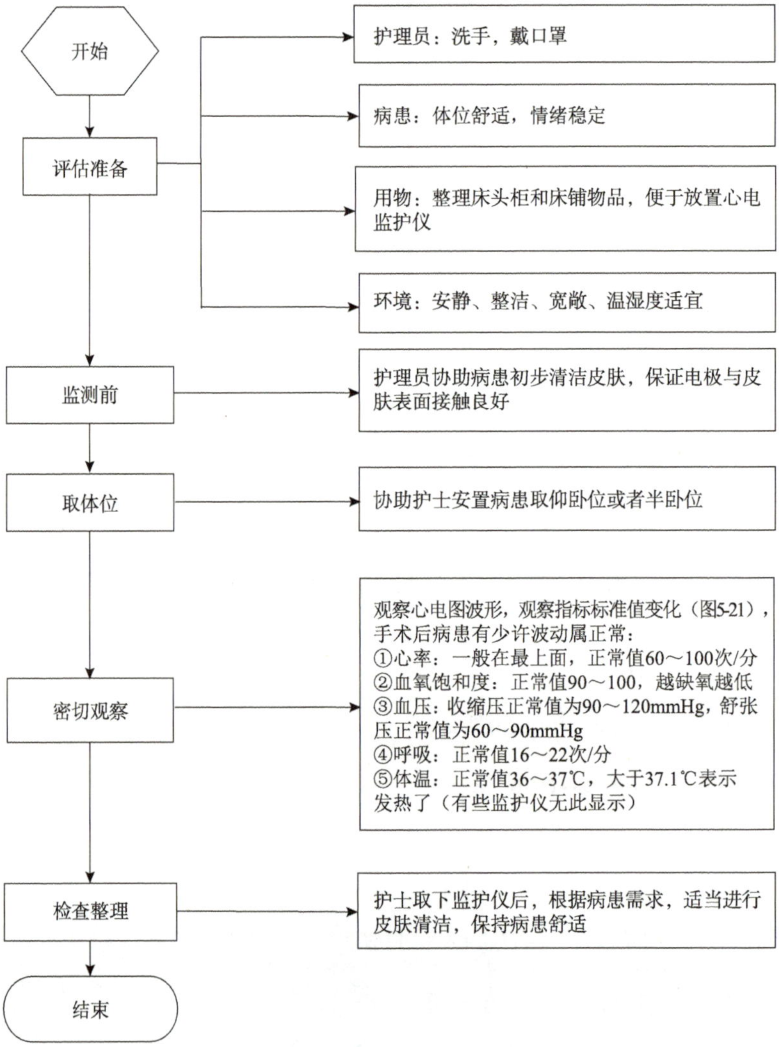

图 5-20　心电监护仪操作流程

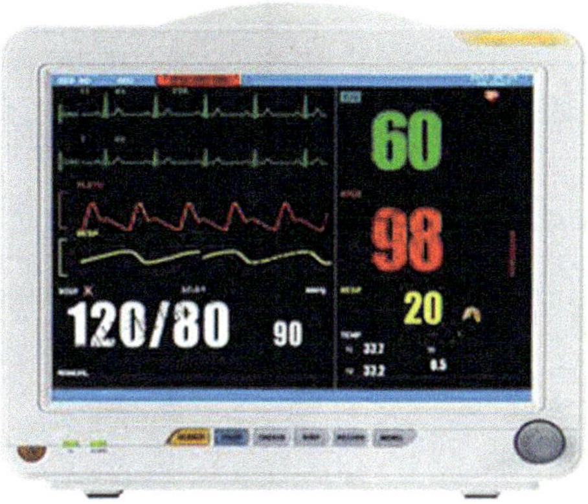

图 5-21　观察指标标准值变化

【注意事项】

1. 告知病患不要自行移动或者摘除检测电极。对躁动病患，应当固定好电极和导线，避免电极脱位以及导线打折缠绕。

2. 病患要静卧，电极板要贴紧，移动病患时注意电极或探头是否脱落。

3. 监护仪要离墙放置，病床及病员要离开墙壁。

4. 其他电器与监护仪要有一定距离，以免干扰监测波形。定期观察病患粘贴电极片处的皮肤，如有痒痛感或电极脱落应报告护士。

【评价】

1. 保证监护仪的使用不受病患干扰。

2. 沟通及时、流畅，正确指导病患，病患情绪稳定。

二、吸氧陪护技术

缺氧，常表现为头晕、头痛、心慌、脉速、发绀（口唇、面颊、甲床及黏膜发绀）、呼吸困难、甚至烦躁不安或呼之不应、昏迷。吸氧即吸入氧气，用于纠正缺氧，提高动脉血氧分压和氧饱和度的水平，促进代谢，是辅助治疗多种疾病的重要方法之一，如呼吸衰竭、慢性气管炎、脑血管病、冠心病。常见的吸氧法有鼻塞、鼻导管及面罩吸氧法，临床常用鼻导管吸氧。

【目的】

通过给氧，以提高血氧含量及动脉血氧饱和度，纠正缺氧。

【准备】

1. 护理员准备：洗手，戴口罩。

2. 病患准备：体位舒适，情绪稳定。

3. 用物准备：一次性双侧鼻导管、流量表、湿化瓶、无菌棉签、水杯（内盛温开水）、纱布、弯盘。

4. 环境准备：安静、整洁、宽敞、温湿度适宜。

【实施】

操作流程见图 5-22。

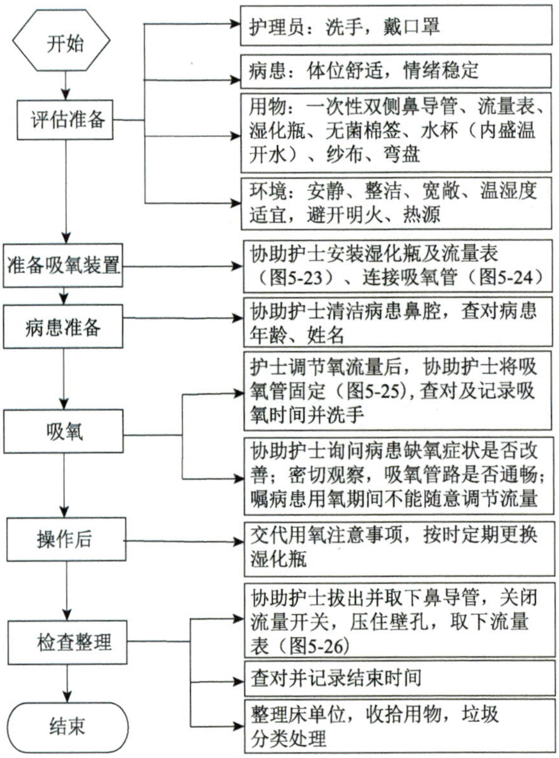

图 5-22　吸氧流程图

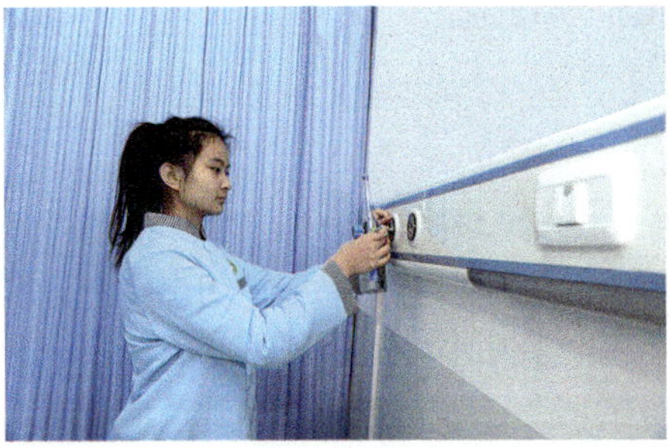

图 5-23　安装湿化瓶及流量表

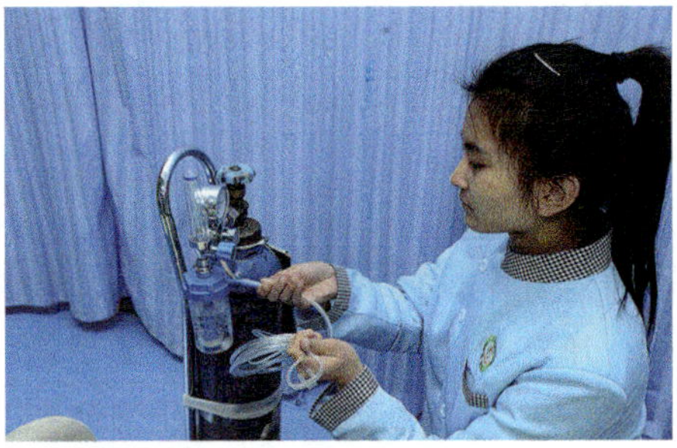

图 5-24　连接吸氧管

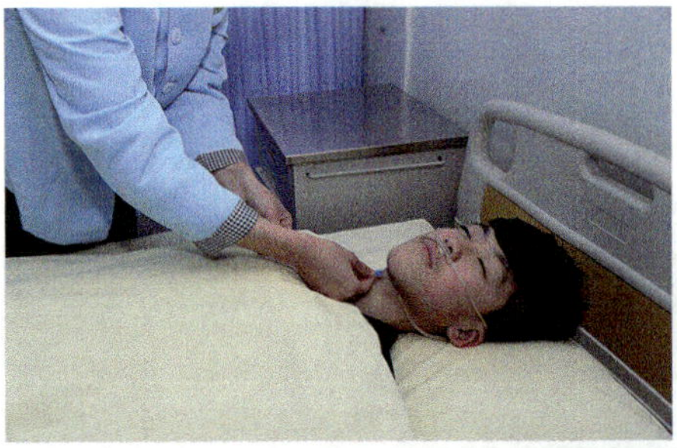

图 5-25　吸氧管插入病患鼻腔并固定

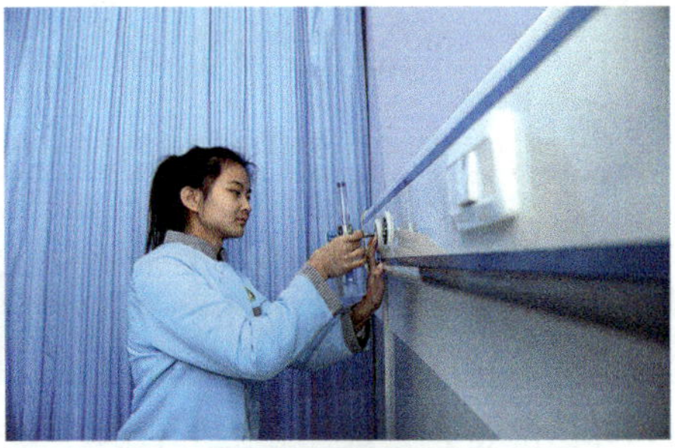

图 5-26　取下流量表

【注意事项】

1. 注意用氧安全，切实做好四防（防震、防热、防火、防油）。

2. 使用氧气应先调流量再吸氧，停氧时应先拔出鼻导管再关闭流量开关。

3. 应每日更换导管 1～2 次，并由另一侧鼻孔插入，以减少对鼻黏膜的刺激。

4. 氧气筒内氧气不可用尽，压力表上指针降至 5 kg/cm^2时不可再用。

5. 对未用或已用完的氧气筒，应挂“满”或“空”的标志。

【评价】

1. 动作轻柔、稳重、操作规范。

2. 沟通及时、流畅，正确指导病患用氧。

三、吸痰陪护技术

正常人呼吸道分泌物可通过咳嗽排出体外，但有些病患因病造成呼吸道分泌物不能顺利排出，时间一久分泌物就会积聚喉头而引起呼吸困难或窒息。因此，需要采取吸痰技术来帮助病患保持呼吸道通畅。吸痰法是利用负压将口腔、鼻腔、咽喉部或气管内的痰液等吸除，以保持呼吸道通畅的一种方法（图 5-27）。

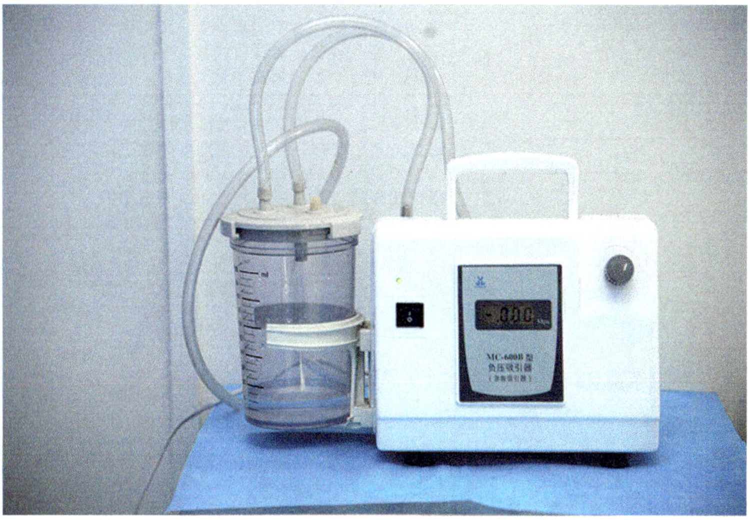

图 5-27　吸痰装置

【目的】

清除病患呼吸道分泌物，保持呼吸道通畅。

【准备】

1. 护理员准备：洗手，戴口罩。

2. 病患准备：体位舒适，了解目的并愿意配合。

3. 用物准备：吸痰盘（内有一次性吸痰管 2 个、一次性治疗碗、生理盐水、听诊器、手电筒、一次性压舌板，必要时备开口器、舌钳），吸引装置一套。

4. 环境准备：安静、整洁、宽敞、温湿度适宜。

【实施】

操作流程见图 5-28。

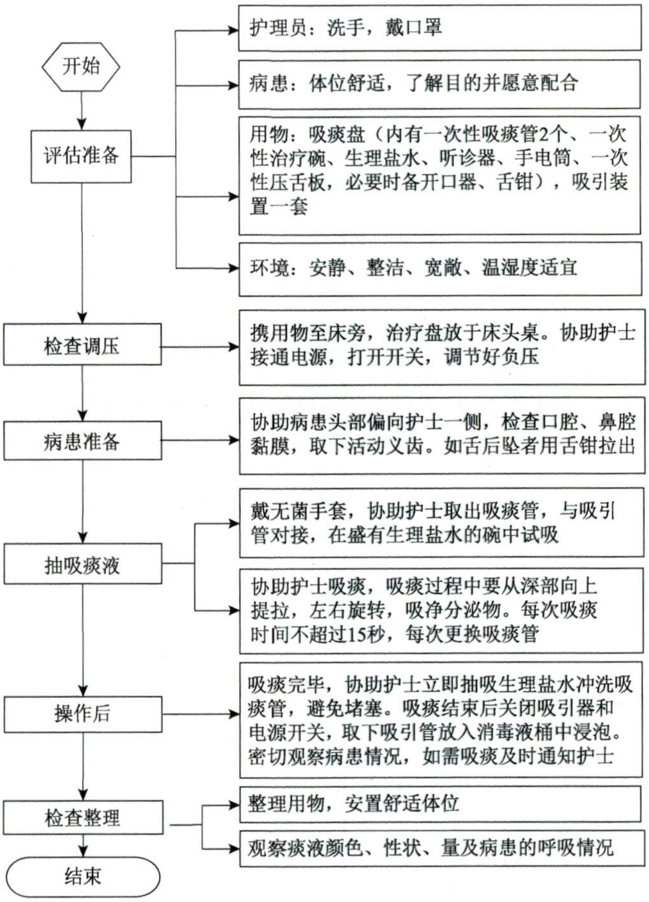

图 5-28 吸痰陪护流程

【注意事项】

1. 操作动作应轻柔、准确、快速。

2. 吸痰后应当密切观察病患的病情变化，如有心率、血压、呼吸、血氧饱和度明显改变时，应当立即通知医生和护士，及时处理。

3. 冲洗水瓶应分别注明用途，不能混用。

4. 储液瓶内吸出液应及时倾倒，以免液体吸入马达损坏机器。

【评价】

1. 动作轻柔、稳重、操作规范。

2. 清除呼吸道分泌物，呼吸道通畅。

自测题

1. 为便秘的病患使用开塞露后，嘱病患尽量保留时间为（　）

A. 2～3 分钟　　B. 1～2 分钟

C. 10 分钟　　D. 30 分钟

E. 50 分钟

2. 留置导尿管病患的集尿袋更换频率应为（　）

A. 每日一次　　B. 每周一次

C. 每周两次　　D. 每两周一次

E. 隔日一次

3. 轻度缺氧病患吸氧的氧流量是（　）

A. 2～3 L/min　　B. 2～4 L/min

C. 1～2 L/min　　D. 4～6 L/min

E. 6～8 L/min

4. 吸痰时，每次抽吸的时间一般不超过（　）

A. 3 秒　　B. 5 秒

C. 10 秒　　D. 15 秒

E. 20 秒

第6章 常见症状的陪护

学习目标

1. 了解常见症状的原因。
2. 熟悉常见症状的主要表现。
3. 掌握常见症状的陪护要点。

第1节 疼 痛

案例 6-1

到外地出差的王小姐因车祸创伤被送至医院手术，无家属陪同，胸腹部术后因为咳嗽、深呼吸引起伤口疼痛加剧无法忍受，其神情沮丧状态消极，要求护理员外出为其买镇痛药。

请问：身边的护理员应该如何处理？

一、相关知识

疼痛，是一种主观感受，它包括伤害性刺激作用于机体所引起的痛感觉，以及机体对伤害性刺激的痛反应，是临床上最常见的症状之一。疼痛已被列为继血压、呼吸、脉搏、体温之后的“第五大生命体征”。疼痛不仅是一种症状，慢性疼痛本身就是一种疾病。疼痛的位置常指病灶所在，而疼痛的性质间接说明病理过程的类型。急性疼痛常伴有代谢、内分泌甚至免疫改变，而慢性疼痛则常伴有生理、心理和社会功能改变，需要及早给予治疗。

（一）常见原因

1. 组织损伤 如刀割、针刺、碰撞等外在因素引起，使局部组织受损，刺激神经末梢而引起疼痛。

2. 温度刺激 温度过高引起烫伤，温度过低引起冻伤。

3. 化学刺激 化学物质如强酸、强碱，直接刺激神经末梢导致疼痛。化学灼伤还可使受损组织细胞再次释放化学物质，使疼痛加剧。

4. 病理改变　血管栓塞，组织缺血、缺氧，局部炎症浸润等均可引起疼痛。

5. 心理因素　情绪紧张或低落、愤怒、悲痛、恐惧等均能引起局部血管收缩或扩张而导致疼痛。

6. 其他因素　长时间保持不适当的工作体位也会导致疼痛，如出租车司机腰疼。身体受凉、过度劳累等也会发生疼痛。

（二）主要表现

1. 急性疼痛　是最近产生并持续较短的疼痛，发生于伤害性刺激之后的疼痛，如创伤后痛、术后痛、分娩痛等，当组织损伤恢复后即减轻，急性疼痛指短期存在（少于 2 个月）的疼痛。急性疼痛复发也常诊断为疼痛的再次发作。

临床常见的急性疼痛分为躯体痛、内脏痛和神经痛。

躯体痛和内脏痛与明确的损伤和疾病有关，如术后疼痛来自于皮肤或深部组织，这种疼痛通常容易定位，表现为钝痛或剧痛。内脏痛，源自于脏器的浸润、压迫或牵拉，部位较深很难定位，表现为压缩样或压榨样痛。神经痛指在没有外界刺激的条件下而感到的疼痛，又称为自发痛，表现为持续的压迫感、沉重感。

急性疼痛通常伴有恶心、呕吐和出汗，反复刺激可使疼痛强度增加。

2. 慢性疼痛　是指持续较长时间的疼痛，一般大于 3 个月，通常间隔几个月或几年会复发。

慢性疼痛又分为慢性非癌痛和慢性癌痛。主要表现为三联征：疼痛、睡眠与情绪。慢性持续反复发生的疼痛，可影响病患的睡眠，改变病患的情绪，导致其焦虑和抑郁，造成身心极大的伤害，并严重影响其生活质量。

3. 疼痛程度视觉分级

轻度疼痛（1～3 分）：可以忍受，睡眠不受影响，日常生活正常；

中度疼痛（4～6 分）：难以忍受，影响睡眠，需要止痛药；

重度疼痛（7～10 分）：疼痛剧烈，睡眠严重受到干扰，必须服用止痛药。

4. 重度以上疼痛常伴随症状　头晕、恶心、呕吐、烦躁不安、心率加快、视物模糊、呼吸加快、瞳孔缩小等。

二、陪护要点

1. 心理陪护　疼痛能引起不良情绪致使疼痛加重，因此要做好心理护理。对疼痛病患要亲切和蔼，因为疼痛主要是一种主观感受，良好的心理疏导可以消除病患的不良情绪，增强战胜疼痛的信心。

常用心理疏导法：

（1）呼吸止痛法：让病患疼痛时深吸一口气，然后慢慢呼出，而后慢吸慢呼，反复交替。

（2）分散注意力：如引导病患看电视、讲笑话、与病患聊天、鼓励其读书看报等，把注意力转移到其他事物上，疼痛感会减轻。

（3）指导想象：让病患集中注意力，闭上双眼，想象自己身处一个空气清新的公园，再配以优美的音乐，使其精神放松，从而减轻疼痛。做指导想象前先让病患使用呼吸止痛法，集中注意力，精神放松。

2. 环境与休息 疼痛病患一般安置在比较安静的房间里，避免嘈杂刺激影响病患，特别是对睡眠质量不好的疼痛病患，尽量不要惊扰。长期卧床病患皮肤受压，应协助其翻身及变换体位，局部清洗并适当按摩，尽可能满足病患对舒适的需要，做好各项清洁卫生护理等。

3. 物理止痛辅助 应用冰袋、热水袋等减轻病患局部疼痛。如扭伤早期可用冷敷来消肿止痛，胃肠道痉挛可用热敷来解痉止痛。

4. 减少疼痛刺激 在护理病患时，动作应准确、轻柔，避免粗暴。

5. 配合用药 严格遵医嘱用药，注意药物的不良反应，严禁随意给病患服用镇痛药，以免掩盖症状，延误病情。

三、注意事项

阿片类镇痛药如吗啡、盐酸哌替啶等有成瘾和呼吸抑制的副作用，应严格观察用药后的副作用，是否有成瘾、过敏反应等，以防造成严重后果。非阿片类镇痛药如阿司匹林、布洛芬等对胃黏膜有刺激，宜饭后服用。

第2节 发 热

案例 6-2

刘女士，25 岁，昨晚突发寒战、高热，伴头疼、乏力、全身酸痛，今晨出现咳嗽、气喘、口唇发绀，胸痛，黏痰，发病前曾淋雨。下午诊断为肺炎入院，体温 39.8℃，入院后家属聘请一位护理员。

请问：护理员应该如何护理？

一、相关知识

机体在致热源作用下或各种原因引起体温调节中枢功能障碍，导致产热大于散热，体温升高超出正常范围（腋下温度 37℃，口腔温度 37.3℃、直肠温度 37.7℃），称为发热。

正常人的体温受体温调节中枢所调控，维持在相对恒定的范围内，24 小时内波动范围不超过 1℃。

（一）常见原因

发热分为感染性发热和非感染性发热，以感染性发热多见。

1. 感染性发热 各种病原体如细菌、病毒、寄生虫等引起感染，均可引起发热。

2. 非感染性发热

（1）无菌性坏死物质的吸收：如手术大出血、大面积烧伤、心肌梗死。

（2）变态反应疾病：如风湿热、药物热等。

（3）内分泌疾病：如甲状腺功能亢进症。

（4）血液病与恶性肿瘤：如白血病、恶性淋巴瘤等。

（5）体温调节中枢功能失常：如中暑、脑出血、颅内压增高等。

（6）其他：如严重脱水、组织坏死、骨折等。

（二）主要表现

1. 发热的临床分度

低热：体温为 37.3～38.0℃。

中等度热：体温为 38.1～39.0℃。

高热：体温为 39.1～41.0℃。

超高热：体温为 41.0℃以上。

2. 发热的过程

（1）体温上升期（产热 > 散热）：由于皮肤血管收缩皮温下降，皮肤表现为苍白、干燥，出现畏寒或寒战，口唇发绀，自觉外界非常冷。

（2）高热持续期（产热 = 散热）：体温达高峰并保持于一定水平的时期。主要表现为皮肤潮红而灼热，呼吸加速加强，头痛，烦躁，口渴等。此时可有少量出汗。

（3）退热期（产热 < 散热）：由于机体的自卫作用，致热源已被清除，或因病患接受了退热药物治疗，体温调节中枢会使机体产热减少、散热增多，从而导致体温逐渐下降，达到正常水平。此期大量汗出，皮肤温度降低。

3. 常见热型及临床意义

（1）稽留热：体温高达 39℃以上，波动幅度<1℃。常见于伤寒、肺炎。

（2）间歇热：体温骤升至 39℃以上，而后降至正常以下，经一段间歇后，再规律地交叉出现发热，常见于疟疾。

（3）弛张热：体温在 39℃以上，24 小时内波动范围超过 2℃，体温最低时仍然高于正常水平。常见于败血症。

（4）不规则热：一天内体温变化不规则，且持续时间不定。常见于流感、肿瘤病患的发热。

二、陪护要点

（一）发热的物理降温法

1. 擦浴法（温水擦浴或乙醇溶液擦浴） 用 32～34℃温水或 30%～50%乙醇溶液（若无乙醇溶液可用白酒替代）以离心方向擦拭四肢及背部，以促进机体蒸发散热。每个肢体擦拭 3 分钟，擦拭顺序如下：

（1）上肢：颈外侧→上肢外侧→手背；侧胸→腋窝→上肢内侧→手掌。

（2）背腰部：病患侧卧擦拭。

（3）下肢：髂骨→下肢外侧→足背；腹股沟→下肢内侧→内髁；股下→腘窝→足跟。

2. 冰袋降温法 用毛巾包起冰袋放于病患头部，同时也可将冰袋放于颈部、腋窝、腹股沟等大血管经过处。使用冰袋降温的病患要经常更换冰袋放置部位，防止冻伤。

（二）日常陪护

1. 保持病房内空气流通，温湿度适宜。

2. 给予高热量、高蛋白、高维生素的流质或半流质饮食，维持水、电解质平衡，并鼓励病患多饮水，每日达3000ml以上。

3. 高热时绝对卧床休息，给予物理降温后半小时复测体温并做好记录。发生抽搐时注意安全防护，必要时给予约束带防止坠床，预防并发症的发生。

4. 发热病患每4小时测量体温一次，待体温低于37.5℃、连续3次正常后，改为每日测量1次。

5. 口腔护理：发热病患唾液分泌减少，需加强口腔护理，预防口腔感染，减少并发症的发生。

6. 皮肤护理：在退热过程中往往大量出汗，及时擦干汗液，勤换衣裤以防感冒。加强皮肤护理，以防褥疮发生。

7. 心理陪护：对有体温变化及伴随症状者给予精神安慰，缓解其紧张情绪，满足病患的需要。

三、注意事项

1. 采取降温措施后要密切观察病患生命体征。年老体弱及心血管病患发热大量出汗时极易出现血压下降、四肢冰冷等虚脱或休克现象，护理员应密切观察，一旦出现上述情况，应立即报医护人员处理。

2. 疑似传染病发热病患先行隔离防止交叉感染，尽早留取标本送检。

第3节 咳嗽、咳痰

案例6-3

张大妈，60岁，高血压病史10余年，家中常备制氧机，某日夜间睡眠时突然感到呼吸困难憋醒，被迫坐起咳嗽，咳出粉红色泡沫样痰。此时张大妈面色苍白，口唇发绀，头部大量冷汗，之前曾因心力衰竭引发急性肺水肿入院。

请问：此时护理员应该如何护理？

一、相关知识

咳嗽，是一种保护性防御动作，呼吸道受刺激后，突然产生咳嗽使气流从呼吸道向外快速冲出，以清除分泌物及异物。

咳痰，是借助咳嗽动作将呼吸道内过多的分泌物排出至口腔外的动作 。

咳嗽、咳痰，是呼吸道疾病的常见症状。

（一）常见原因

1. 呼吸系统疾病　呼吸道感染是引起咳嗽、咳痰最常见的原因。例如，肺炎、慢性支气管炎、支气管扩张、肺结核、肺肿瘤等。

2. 胸膜疾病　如胸膜炎、气胸等。

3. 心血管疾病　如二尖瓣狭窄、左心衰竭导致肺淤血等。

4. 其他　药物因素、胃食管反流性咳嗽、寒冷空气刺激等。

（二）主要表现

1. 咳嗽的性质

（1）干性咳嗽：咳嗽无痰，常见于急性呼吸道感染初期、急性咽炎、急性支气管炎、胸膜炎、肺结核等。

（2）湿性咳嗽：咳嗽伴咳痰，常见于慢性支气管炎、肺炎、支气管扩张、肺脓肿。

2. 咳嗽的时间

（1）发生性咳嗽，常见于吸入刺激性气体、呼吸道异物、支气管哮喘等。

（2）慢性咳嗽，常见于慢性支气管炎、支气管扩张、肺结核、肺脓肿等。

（3）夜间多发，常见于左心衰竭、肺结核等。

（4）体位变动时咳嗽加剧，常见于慢性支气管炎、支气管扩张、肺脓肿等。

3. 咳嗽的音色

（1）声音嘶哑，常见于声带或喉部病变等。

（2）伴金属音，常见于纵隔肿瘤、支气管癌等。

（3）鸡鸣样，常见于百日咳，喉头疾病或气管受压等。

（4）低弱无力，常见于极度衰弱或声带麻痹等。

4. 痰液的性质

（1）黏液性痰：常见于慢性炎症。

（2）脓性痰：常见于化脓性感染。

（3）浆液性痰：常见于肺水肿。

（4）血性痰：常见于肺结核、肺癌等。

5. 痰液的量

（1）痰量少，常见于急性呼吸道炎症。

（2）痰量增多，静置后分层，常见于支气管扩张或肺脓肿等。

6. 痰液的颜色

（1）大量黄色脓痰，常见于支气管扩张、肺脓肿等。

（2）铁锈色痰，常见于肺炎链球菌肺炎。

（3）灰黑色痰，常见于肺尘埃沉着病、大气污染等。

（4）黄绿色痰，常见于铜绿假单胞菌感染。

（5）粉红色泡沫痰，常见于急性左心衰竭。

二、陪护要点

（一）咳嗽、咳痰的紧急处理方法

1. 协助摆正体位，指导有效咳嗽 取坐位或半坐卧位，上身前倾，深呼吸数次，吸气，憋气3～5秒，前倾，按压胸骨下方，张口连续用力咳嗽3～4声，休息几分钟后再重新开始，有助于气道远端分泌物的排出，保持呼吸道通畅。

2. 叩背排痰 取侧卧或坐位，护理员一手扶住病患身体保持其体位稳定，另一只手以空心掌手势叩背（图6-1），利用腕关节的力量迅速而有节律地叩击，每一侧叩击1～3分钟，每分钟120～130次，叩背顺序为由下向上，由外向内。注意避开肩胛骨和脊柱，力度适宜。

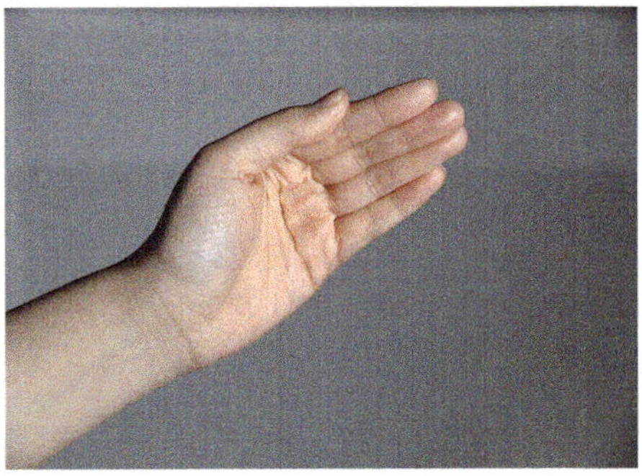

A

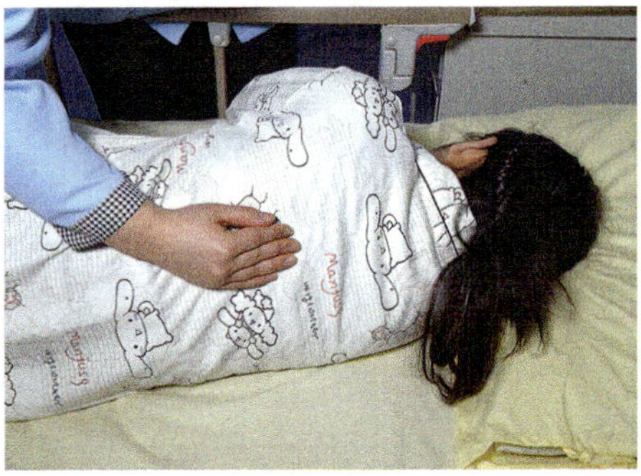

B

图6-1　空心掌叩背

A. 空心掌；B. 叩背手法

（二）日常陪护

1. 环境与休息 保持室内空气清新，温湿度适宜，经常开窗通气，注意保暖，避免受凉。避免尘埃和烟雾等刺激。做好痰液的处理，加强空气消毒。

2. 口腔护理 重视口腔清洁，咳痰后立即漱口。

3. 饮食陪护 给予高蛋白、高维生素饮食，控制盐、熏烤类食物摄入量，鼓励多饮水，每日饮水1500ml以上，保持呼吸道黏膜的湿润，以利于稀释痰液和排出。

三、注意事项

1. 叩背排痰需根据病患耐受情况，不可用力过猛，在饭后2小时后进行，以免发生呕吐。适用于久病体弱、长期卧床、排痰无力者；肋骨骨折、有病理性骨折史、咯血及低血压、肺水肿等病患禁用。

2. 叩背排痰前，若病患感觉痰液黏稠难以排出，可用蒸气吸入法，口杯盛半杯开水，将口鼻入杯口中用力吸蒸气，水温下降时再换开水，反复3～5次，可使痰液稀释便于咳出，还可以减轻气管的充血和水肿，减少咳嗽。

3. 陪护病患时密切观察痰液颜色，若痰中带血，需通知医生紧急处理，虽然平日用力咳嗽也会出现微血管破裂出血，也不容忽视，需请专科医生诊断处理。

第 4 节　呼 吸 困 难

案例 6-4

李大爷，因“咳嗽、咳痰 30 多年，胸闷憋气 5 天”入院。初步诊断为“慢性阻塞性肺疾病急性发作”。大爷有慢性支气管炎病史 25 年，吸烟 40 余年。入院第二天聘请护理员，护理员观察到李大爷胸闷，咳嗽咳痰明显且痰多难以咳出。

请问：此时身边的护理员应该如何处理？

一、相关知识

呼吸困难是呼吸功能不全的重要表现，病患主观上感到空气不足或呼吸费力，并伴有呼吸频率、深度与节律的改变，严重时可出现鼻翼扇动、发绀、端坐呼吸。

（一）常见原因

1. 上呼吸道疾病　常见于喉异物、喉水肿、喉癌等。

2. 支气管疾病　常见于支气管炎、支气管哮喘、支气管扩张、支气管异物和肿瘤等所致的狭窄与梗阻。

3. 肺部疾病　常见于慢性阻塞性肺病（COPD）各型肺炎、肺结核、肺不张、肺水肿、肺癌、肺纤维化、急性呼吸窘迫综合征（ARDS）等。

4. 胸膜疾病　常见于气胸、胸腔积液、胸膜间质瘤等。

5. 胸壁疾病　常见于胸壁炎症、结核、外伤、肋骨骨折等。

6. 纵隔疾病　常见于纵隔炎症、气肿、胸腺瘤等。

（二）主要表现

根据主要的发病机制，将呼吸困难分为下列五种类型：

1. 肺源性呼吸困难　由呼吸器官病变所致，主要表现为下面三种形式：

（1）吸气性呼吸困难：表现为吸气困难，吸气时间延长，喘鸣、吸气时胸骨、锁骨上窝及肋间隙凹陷，称“三凹征”。常见于气管阻塞、气管异物、喉头水肿等。

（2）呼气性呼吸困难：呼气费力，呼气相延长，伴有哮鸣音，见于阻塞性肺病和支气管哮喘。

（3）混合性呼吸困难：吸气、呼气均费力，呼吸频率浅快，见于肺纤维化、大量胸腔积液、肺炎、气胸等。

2. 心源性呼吸困难　常见于左心功能不全所致心源性肺水肿，病患通常有严重的心脏病史，混合性呼吸困难，夜间尤其明显。肺底部可出现中、小湿啰音，并随体位而变化。

3. 中毒性呼吸困难 各种原因所致的酸中毒，均可使血中酸性代谢产物增多，刺激呼吸中枢，增加呼吸通气量，出现深而规则的呼吸困难；药物中毒如呼吸抑制剂吗啡类、巴比妥类、有机磷中毒，呼吸中枢受抑制，呼吸频率受抑制，呼吸浅而慢。

4. 神经精神性呼吸困难 重度脑部疾病如脑炎、脑血管意外等直接累及呼吸中枢，呼吸变慢而深，并伴有呼吸节律异常；精神或心理因素也可引起呼吸困难的发作，其特点是呼吸浅表而快，伴有叹息样呼吸，60～100 次/分，并常因通气过度引起呼吸性碱中毒。

5. 血液疾病引起的呼吸困难 重症贫血、高铁血红蛋白血症等可因红细胞携氧能力下降，血氧含量减少导致呼吸困难，尤以活动后加剧；大出血或休克时因缺血及血压急速下降，刺激呼吸中枢而引起呼吸困难。

二、陪护要点

（一）呼吸困难的紧急处理方法

确保室内空气流通，安抚病患保持安静不要惊慌，以免加重呼吸困难，根据病情取坐位或半卧位，减少耗氧量，以病患自觉舒适为原则。给予适当药物，如哮喘发作时给予应用平喘药。家中若有制氧设备应及时给氧，病情危重或不缓解时紧急拨打 120 急救电话。

（二）日常陪护

1. 心理陪护 病患呼吸困难时会产生恐惧心理，从而烦躁，要安抚与鼓励病患，以缓解病患紧张情绪。

2. 环境与休息 适宜的温度和湿度，保证房间及时通风。注意病患保暖，保证病患睡眠充足。

3. 饮食陪护 摄入足够的热量，增加维生素、易消化的食物，避免辛辣刺激、油煎类食物，避免过饱饮食。对于张口呼吸、痰液黏稠的病患每日补液 1500～2000ml，并做好口腔护理。

4. 休息与活动 在医生的指导下，协助病患循序渐进地增加活动量。病情较轻的病患可进行轻度活动，如散步、太极拳、快走等。病情较重的病患，应减少活动、减少说话，随着病情的好转逐步增加活动量。

三、注意事项

1. 密切观察病患的呼吸频率、节律、深度及脸色、口唇颜色，与病患沟通有无憋气、胸闷等不适。

2. 应用支气管舒张剂、抗生素、呼吸兴奋药后，密切观察药物疗效和副作用。

第 5 节　咯　　血

案例 6-5

李大姐，53 岁，主因咳嗽、咳大量脓臭痰伴咯血 3 年，加重伴呼吸困难 1 天入院。3 年来，反复出现咳嗽、咳大量脓痰，痰中带血，多次在当地医院治疗，病情可好转，1 天前上述症状再次发生，大咯血不止，量约 500ml，呈鲜红色，并出现烦躁不安、两手乱抓、面色发绀、张口瞪目的状态。幼儿时曾患有“百日咳”。

请问：身边的护理员应该如何处理这种情况？

一、相关知识

咯血是指喉部及喉部以下的呼吸道的出血，经口腔咳出称为咯血。一旦出现经口排血首先需排除口腔、鼻、咽部的因素，同时要注意与消化道疾病所致的呕血相鉴别（表 6-1）。

表 6-1　咯血与呕血的鉴别

鉴别要点	咯血	呕血
病因	肺结核、支气管扩张、肺癌、肺炎、心脏病	消化性溃疡、肝硬化、急性胃炎、胃癌
出血前症状	喉部发痒、胸闷、咳嗽	上腹部不适、恶心、呕吐
出血方式	咯出	呕出
出血颜色	鲜红	暗红色
血中混有物	痰液、泡沫	食物残渣、胃液
有无黑便	无	有
有无血痰	常有	无

（一）常见原因

1. 肺部疾病　肺结核、支气管扩张、肺癌、肺炎、支气管炎、支气管内膜结核及气管内异物等。

2. 心血管疾病　常见于风湿性心脏瓣膜病，如二尖瓣狭窄、主动脉瓣膜狭窄等，其次为心肌梗死及先天性心脏病等。

3. 其他　血液病（血小板减少性紫癜、白血病、急性再生障碍性贫血）、急性传染病（流行性出血热、钩端螺旋体病）、弥漫性血管内凝血、尿毒症等。

（二）主要表现

1. 先兆　喉痒、胸闷、咳嗽、大咯血，常有满口咯血或短时间内咯血不止。

2. 年龄 青少年咯血多见于肺结核、支气管扩张、二尖瓣狭窄等，40岁以上有长期吸烟史者应警惕支气管肺癌的可能。

3. 咯血量 一般认为每日咯血量在100ml以内为少量咯血，100～500ml为中等量咯血，500ml以上或者一次咯血量在300ml以上为大量咯血。

4. 颜色和性状 肺结核、支气管扩张、肺脓肿、出血性疾病引起的咯血，其颜色多为鲜红色；铁锈色血痰多见于肺炎链球菌肺炎；砖红色胶冻样痰液可见于肺炎克雷伯菌肺炎；二尖瓣狭窄所致的肺淤血咯血多为暗红色；左心功能不全所致的咯血为粉红色的泡沫痰。

5. 并发症 窒息和休克是大咯血的主要并发症，也是导致病患死亡的主要原因。大咯血时若出现咯血不畅、胸闷气促、烦躁不安、喉部有痰鸣音，或大咯血突然中止等是窒息的先兆表现。如果出现表情恐怖、张口瞪目、两手乱抓、大汗淋漓、牙关紧闭或神志突然丧失，提示发生了窒息。应立即抢救，解除气道梗阻，如不及时抢救可因呼吸、心搏停止而死亡。

二、陪护要点

（一）大咯血紧急处理

一旦病患发生大咯血，应立即告知家属及相关人员或直接拨打120急救电话。如果在医院，应立即通知值班医师。大咯血常可导致窒息或失血性休克，要及时抢救，否则病患可能会有生命危险。

1. 保持镇静，不要惊慌，积极抢救，大量咯血者应绝对卧床休息，如果明确出血部位，取患侧卧位，如果不清楚出血部位，则取平卧位，头偏向一侧。不宜过多搬动，以防加重出血。

2. 保持呼吸道通畅，注意消除病患的恐惧，避免病患强行憋气，严密观察病情，若有窒息迹象，应立即取头低脚高位，嘱病患轻咳，勿用力及闭气，轻拍病患背部，促进血块排出，同时清除口腔、咽喉部的血块，以避免血块阻塞呼吸道。

3. 对于大咯血者可在病患的胸部放置沙袋或冰袋可起到局部压迫，限制胸部活动，减少出血的作用。

4. 如果病患出现头晕、心悸、四肢湿冷等休克表现，应协助医护人员尽快给予建立静脉通道补液抗休克治疗。

5. 对于咳嗽剧烈的大咯血病患，可协助医护人员给予适量的止咳药。

6. 经处理，病情缓和后，应尽快护送病患到附近医院进一步诊治。

（二）日常陪护

1. 饮食陪护 大咯血者应暂禁饮食，少量咯血者宜进食少量温凉的高热量、高蛋白、富含维生素的流质及半流质饮食，避免饮用浓茶、咖啡等刺激性饮料，保持大便通畅，以免因用力排便导致再次咯血。

2. 心理陪护 与病患及时沟通交流，消除其紧张和顾虑，使其身心放松，有安全感，及时清理咯出的血液，以免刺激病患精神紧张。

3. 环境与休息　保持室内温度、湿度适宜，减少不必要的交谈及探视，大咯血者应绝对的卧床休息，减少翻动，协助病患取患侧卧位，有利于通气。咯血停止后不要过早下地活动，以防诱发出血。

4. 口腔护理　咯血停止后用温水漱口清洁口腔。

5. 病情监测　大咯血的病患必须严密观察病情变化，注意有无窒息先兆。

三、注意事项

1. 一旦出现咯血，首先需要判断清楚是口腔、鼻腔、咽部及消化道的出血还是真正的咯血。

2. 大咯血容易并发窒息及休克，一定要严密观察病患的病情变化。

3. 大咯血病患应暂禁饮食，根据病情变化逐渐由流质、半流质饮食过渡到普通饮食。

4. 大咯血病患需绝对卧床休息，避免用力排便，一旦有窒息表现，避免闭气及用力咳嗽。

链接　**不要自己吓唬自己，咯血未必是癌症！**

肺癌的症状中，的确有咯血的表现，但并不意味着咯血都由肺癌引起，除了肺癌外，其他支气管、肺、全身性疾病，甚至鼻咽部发炎、天气干燥等都可引起痰中带血或咯血。偶尔发生一次不能断定是什么病，如果每天或间隔不断的咳出带血的痰，则应及时去医院诊治。

第 6 节　水　　肿

案例 6-6

李女士，25 岁，因颜面部及双下肢水肿、少尿 1 周入院。病患 1 月前曾因上呼吸道感染在当地诊所输注“青霉素”治疗，1 周前晨起时感觉颜面部肿胀，伴尿量减少。

请问：护理员应该如何处理这种情况？

一、相关知识

水肿是指人体组织间隙有过多液体积聚的现象。常指皮肤及皮下组织液体潴留。根据水肿出现的范围可分为全身性水肿和局部性水肿，根据按压是否凹陷可分为凹陷性水肿和非凹陷性水肿；根据水肿的程度可分为轻度、中度、重度水肿。一般意义上的水肿不包括脑水肿、肺水肿等内脏器官局部的水肿。

1. 全身性水肿

（1）心源性水肿：是右心功能不全的常见症状之一，其特点为水肿首先出现于身体的下垂部位，能活动者以脚踝内侧最为多见，活动后尤为明显，休息后减轻或消失，长期卧床者以腰骶部明显，随着病情的发展可蔓延至全身，水肿多为对称性，可凹陷性的，常需与肾源性水肿相鉴别（表6-2）。

（2）肾源性水肿：常见于各型肾炎及肾病。其特点为疾病早期时晨起眼睑及颜面部水肿，之后可发展到全身水肿。水肿较软活动性大，常伴有高血压及尿液改变。

（3）肝源性水肿：常见于各种肝炎、肝硬化等。其特点类似于心源性水肿，首先出现踝部水肿，继而发展到全身，严重的肝病时以腹水为主要表现。

（4）营养不良性水肿：常见于长期营养缺乏，水肿发生之前常有体重下降，消瘦等表现，水肿常从足部开始蔓延到全身。

（5）其他原因引起的水肿：黏液性水肿、经前期紧张综合征、药物所致的水肿、特发性水肿。

2. 局部性水肿 常见于局部炎症、创伤或静脉、淋巴回流受阻所致，如丝虫病所致的象皮肿，下肢静脉血栓所致的静脉回流受阻等。

表6-2 心源性水肿与肾源性水肿的鉴别

鉴别要点	心源性水肿	肾源性水肿
水肿部位	足踝部开始蔓延到全身	眼睑、颜面部开始到全身
发展速度	较缓慢	较快
性质	较硬实，移动性小	软而移动性大
伴随症状	常伴有心脏增大、肝大	高血压、尿异常

二、陪护要点

1. 饮食陪护 水肿病患应限制水钠的摄入，每天2～3g为宜，同时限制进食含钠高的食物，具体应根据水肿原因、程度及尿量而定。如心源性水肿病患每天食盐摄入量在5g以下，入水量每日应在1500ml以内。肾源性水肿病患每日尿量达1000ml以上者一般不限，如一日尿量小于500ml应限制液体摄入量。

2. 心理陪护 与病患交流沟通，使病患感到有安全感，增强战胜疾病的信心。

3. 休息与体位 严重水肿的病患应卧床休息，轻度水肿者也应多休息，避免劳累。卧床期间应协助其经常变换体位，防止局部皮肤长期受压。眼睑、颜面部水肿者枕头应稍高一些；下肢水肿者，休息时应适当抬高下肢，利于血液循环，以减轻水肿。胸、腹水病患宜取坐位或半坐卧位，阴囊水肿者卧床时用吊带托起阴囊以利于水肿消退。

4. 皮肤护理 病患宜穿着柔软、宽松的衣服，床单整洁干燥，局部可用软垫支撑受压部位，翻身时避免拖、拉、拽，以免水肿部位皮肤受损。

5. 压疮护理 定时翻身，变换体位，预防压疮发生。

6. 用药陪护　合理安排用药时间，不宜在晚间服用，以免影响睡眠。用药后要记录并观察药物疗效，监测 24 小时出入量，观察水肿有无减轻消退；每日测量体重，定期化验，以防出现水电解质紊乱。

三、注意事项

1. 一旦出现水肿应尽快明确水肿的原因，积极治疗原发病，方可从源头上控制水肿。

2. 注意观察水肿病患的伴随症状，如伴有呼吸困难、发绀等多为心源性水肿，伴有肝大、腹水多为肝源性水肿，伴有高血压、蛋白尿等多为肾源性水肿。

3. 注意记录水肿出现的部位、范围、程度、性质。

链接

输液后手肿怎么办？

1. 先用冷毛巾敷肿胀部位，间隔 6～7 个小时后再用热毛巾敷肿胀部位。
2. 将土豆或黄瓜切成薄片直接外敷在肿胀的地方。
3. 轻微地按摩也可促进血液流通，起到消肿的作用。
4. 肿胀较严重者可考虑外用硫酸镁湿敷，效果不错。

第 7 节　恶心、呕吐

案例 6-7

李女士，35 岁，昨日和朋友一起聚餐后出现腹胀、腹痛不适症状。今日凌晨开始频繁出现剧烈的恶心、呕吐，伴有面色苍白，全身出汗，吐出的为带有酸臭味的胃内食物，呕吐后自觉症状较前略有减轻。既往有多年的胃溃疡病史。

请问：身边的护理员应该如何处理这种情况？

一、相关知识

恶心、呕吐是很多疾病的常见症状。恶心为上腹部的不适感觉，常为呕吐的前期表现，也可单独出现。呕吐则是胃和小肠的内容物通过食管逆流经口腔排出体外的现象。

（一）常见原因

1. 反射性呕吐　常见于消化道疾病，如急性胃肠炎、急性肝炎、急性胆囊炎、急性胰腺炎、幽门梗阻、肠梗阻等。

2. 中枢性呕吐　常见于颅脑疾病，如脑炎、脑膜炎、脑出血、脑梗死、脑外伤、脑肿瘤、前庭功能障碍等。

3. 药物引起的呕吐　如抗生素、抗癌药等。

4. 精神因素　如神经性厌食、癔症等。

（二）主要表现

1. 呕吐的时间 育龄妇女晨起呕吐可见于早期妊娠，鼻窦炎病患常有晨起恶心、干呕，晚上或夜间呕吐见于幽门梗阻。在乘车、船时出现呕吐可见于晕动病，头部位置变化时发生呕吐见于前庭功能障碍。

2. 呕吐与进食的关系 进食后大量呕吐宿食（隔日食物）多见于幽门梗阻，进食后出现呕吐并集体发病，考虑食物中毒的可能，进食后即刻出现呕吐考虑精神性呕吐。

3. 呕吐物的性质及特点 呕吐物常为未消化的食物及消化液，可闻及酸臭味，如果有粪臭味考虑合并肠梗阻，胃内食物停留过久会闻到腐臭味。呕吐物中混有胆汁可呈现绿色，呕吐物为咖啡色考虑合并上消化道出血。

二、陪护要点

1. 饮食陪护 病患呕吐频繁时应暂禁饮食，静脉输液，以补充丢失的水分、电解质，待症状好转，呕吐停止后可进食清淡、易消化的流质或半流质饮食。

2. 心理陪护 病患呕吐时，应尽量陪伴在旁边，给予心理安慰，以减少病患的恐惧感。

3. 休息与体位 鼓励病患多休息，环境安静、清洁。协助病患采取适宜的体位，轻者取坐位、侧卧位或头偏向一侧，昏迷或意识不清者应及时清除口腔内的呕吐物，避免吸入气管引起窒息。症状缓解后可逐渐增加活动量。

4. 口腔护理 呕吐停止后要协助病患及时用温水或生理盐水漱口，以保持口腔清洁。及时更换被污染的床单、衣物，开窗通风。

三、注意事项

1. 一旦出现呕吐，要注意观察呕吐的次数、时间、呕吐物的性质、颜色、气味、呕吐的特点等。

2. 注意观察呕吐时出现的伴随症状，尽可能找出病患恶心、呕吐的原因。

3. 病患呕吐时应注意减少头部及体位的移动，闭目平卧常可使症状减轻。

4. 频繁剧烈的呕吐者应注意及时清理呼吸道分泌物，以防止并发窒息，同时应严密观察病情变化，以防因频繁呕吐导致水、电解质及酸解失衡危及生命。

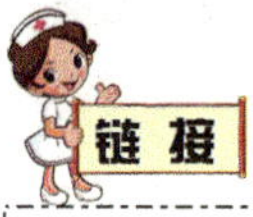

生活中怎样预防晕车？

1. 保持充足的睡眠。
2. 乘车前既不要空腹，也不宜过饱，五分饱即可。
3. 尽量往车的前面坐，且头部不要靠头枕。
4. 乘车时不要看手机。

第8节　腹泻、便秘

案例 6-8

李女士，25岁。主因腹痛、腹泻2天伴无尿1天入院，2天前李女士曾在路边的小吃店进餐，之后出现腹痛、腹泻症状，疼痛的部位在左下腹部，有下坠感，腹泻3次以上，当时未予重视，今日开始病患腹泻较前明显加重，腹泻次数达10次以上，且伴有黏液和脓血，晨起后1天未排尿。家中自测血压偏低。由家人急送医院就诊。

请问：身边的护理员应该如何处理这种情况？

一、相关知识

腹泻是指排便次数增多，粪便稀薄，粪便中水分增加，或带有未消化的食物、黏液、脓血等异常成分，俗称“拉肚子”。根据病程的长短及起病的急缓，腹泻可分为急性腹泻及慢性腹泻两种，急性腹泻起病急，病程在两个月之内，慢性腹泻起病缓慢，呈反复发作，病程超过两个月。便秘是指排便不通畅，排便次数少（每周少于3次）且粪便干结。多长期持续存在，严重影响人们的生活质量，尤其以老年人更为多见。

（一）常见原因

1. 腹泻的常见原因

（1）急性腹泻：常见于肠道疾病、食物中毒、急性传染病、药物、饮食不洁。

（2）慢性腹泻：常见于消化道疾病，部分可见于药物及精神性腹泻。

2. 便秘的常见原因

（1）摄入的食物中纤维素含量或水分过少，使肠内的食物残渣或粪便不足以刺激结肠的正常蠕动。

（2）肠道的蠕动减弱或肠道肌肉张力降低，如滥用药物、长期卧床者。

（3）肠腔有狭窄或梗阻存在，使正常的肠蠕动受阻，导致粪便不能排出，如肠梗阻。

（4）精神性便秘如过度紧张或排便环境改变使正常排便受抑，产生便秘。

（二）主要表现

1. 腹泻的表现　急性腹泻起病急，病程短，常由肠道炎症或食物中毒引起，如细菌性痢疾，每天排便次数可达到10次以上，常合并有脓液和血液。慢性腹泻起病缓慢，病程长，多见于慢性感染，吸收不良、肠道肿瘤、神经功能紊乱，每日排便数次，粪便中亦含有脓液、血、黏液等。

2. 便秘的表现　急性便秘病患多有腹痛、腹胀，甚至恶心、呕吐。慢性便秘病患多表现为排便困难，粪便干结，数天甚至1周才排便一次，排便时可有左下腹痛或下坠感，部分病患诉感口苦、食欲减退、腹胀、下腹不适，或有头晕、头痛、疲乏等症状。

二、陪护要点

（一）腹泻的陪护

1. 病患宜进食营养丰富、低脂肪、纤维素含量少、易消化的食物，避免多渣、辛辣、油腻的食物，禁忌产气和刺激性食物，酌情补充水分和盐，以防由于腹泻出现脱水现象。

2. 出现腹泻后要及时到医院就诊，并留取粪便标本送检，以查明腹泻的原因。

3. 病患要注意卧床休息，以减少体力消耗和肠蠕动次数。注意腹部保暖，受凉会使病情加重。

4. 对腹泻频繁的病患要注意肛门护理，便后可温水坐浴，如病患肛门发红，可涂少量消炎软膏。

5. 注意个人卫生，饭前便后洗手，对病患用过的餐具、便器都应该消毒，以避免疾病的传播和流行。

（二）便秘的陪护

1. 饮食陪护 病患宜进食富含纤维素及维生素的蔬菜和水果，如芹菜、白菜、香蕉、苹果，少吃辛辣刺激性的食物，同时保证每天的饮水量在 2000ml 以上，特别是在早餐前可饮温开水一杯，可刺激肠蠕动。

2. 加强身体锻炼 改变静止的生活方式，适当参与活动和锻炼。如散步、打太极拳可促进胃肠的蠕动，提高排便能力，预防便秘。

3. 养成良好的排便习惯 每日要定时上厕所，一般来说，通常早上较易排便。同时要改掉边上厕所边看书、玩手机，或者是有便意时憋便的不良习惯。

4. 腹部按摩 对于长期卧床病患，可进行腹部按摩，按摩时用双手示指、中指、环指轻贴于腹壁，从右下腹部开始按照顺时针方向按摩，每日 2～3 次，每次 15～20 分钟，可起到促进肠蠕动、协助排便的作用。

5. 及时治疗相关疾病 除肠梗阻外一般可适当用些通便药，如开塞露、香丹清等。

三、注意事项

1. 如果是由肠道传染性疾病引起的腹泻，一定要注意消毒隔离，防止交叉感染。

2. 腹泻、便秘的病患要注意观察大便的次数、性状、颜色、量和气味。如细菌或阿米巴痢疾的粪便常带有脓血和黏液；急性坏死性肠炎粪便呈血水样；霍乱粪便呈米泔水样；胰腺炎粪便多带有泡沫。

3. 注意观察病患的伴随症状，如出现口渴、体重减轻、恶心、呕吐考虑并发脱水症状，便秘的病患如果伴有鲜血多考虑痔疮，伴有腹痛考虑肠道结核和肿瘤，伴有呕吐多考虑肠梗阻。

4. 对病因不明的病患不可随便乱用药物，以免掩盖病情，延误诊断。

第 9 节　呕血、便血

案例 6-9

李先生，45 岁，1 天前外出饮酒后出现上腹部疼痛，伴有反酸、嗳气、恶心、呕吐，吐出的为咖啡色的胃内容物，呕吐后不适感略有减轻，未予诊治，今晨腹痛症状再次出现加重，反复呕出鲜红色血液，量约 1000ml，由家人急送医院就诊。入院查体：意识模糊，面色苍白、皮肤湿冷，血压 80/50mmHg，中上腹部压痛明显。既往有胃溃疡病史 5 年余，平时饮食生活不规律，饮酒史 20 余年。

请问：李先生可能发生了什么疾病？护理员应该如何处理这种情况？

一、相关知识

呕血和便血是消化道疾病的常见症状。呕血是指上消化道（食管、胃、十二指肠、肝、胆、胰）的疾病或全身性疾病引起的急性消化道出血，经口腔呕出的过程。在确定呕血之前，首先需要与咯血相鉴别（详见本章第 5 节），同时注意排除鼻腔、口腔、咽部的出血。便血是指上、下消化道出血经肛门排出的过程。

（一）常见原因

1. 呕血的常见原因

（1）消化道疾病：常见于胃、十二指肠溃疡，急性糜烂性胃炎，食管-胃底静脉曲张破裂出血，重症胰腺炎。

（2）全身性疾病：常见于白血病、紫癜、重症肝炎、败血症等。

2. 便血的常见原因

（1）上消化道疾病、全身性疾病同呕血。

（2）下消化道疾病：急性出血性坏死性肠炎、急性细菌性痢疾、结肠癌、痔疮、肛裂。

（二）主要表现

1. 呕血的表现

（1）出血颜色：呕血的颜色与发生的部位、出血的急缓、出血量有关。如食管部位的出血颜色多为鲜红色的，与其出血部位较高、出血量一般较大有关，若为胃内的少量出血，则可能为暗红色。

（2）出血部位：幽门以下的出血多以黑便为主，幽门以上的出血多以呕血为主，亦可以伴有黑便。

（3）出血量的判断：研究表明，每日出血量在 20ml 以上，粪便潜血实验可呈阳性，要出现黑便至少积血量要在 50ml 以上，要出现呕血，胃内积血量至少要达到 250ml 以上，一次出血量在 400ml 以上时病患可能会出现头晕、口渴、出冷汗等全身症状。如果短时间之内出血量超过1000ml，病患可出现四肢湿冷、血压下降、面色苍白、少尿、无尿的休克表现。

2. 便血的表现 便血的颜色可因出血部位不同、出血量的多少、血液在肠道内停留的时间长短而不同。鲜血便多见于痔疮、肛裂、直肠肿瘤等疾病，呈鲜红色，常喷射着流出或在便后滴出鲜血，血和便不混合；柏油样便多见于上消化道或小肠出血，由于血液在肠道内停留时间长，使粪便颜色发黑，且粪便表面附有黏液使之发亮，类似于柏油，故称为柏油样便，常常是消化道出血的征象；隐血便是指少量消化道出血未引起粪便颜色改变，只有通过粪便隐血试验检查才可发现。

二、陪护要点

（一）呕血的紧急处理

1. 一旦病患出现呕血，立即拨打120急救电话通知家属。若病患住院应立即通知相关责任医生和护士。

2. 病患应立即卧床休息，取平卧位，下肢略抬高，头部偏向一侧，以防血液误吸入气管而引起窒息。

3. 用纱布或手绢缠在手指上，及时清除病患口腔内的异物，有义齿的应将其取下；松开病患的衣领、腰带以保持气道通畅，但应注意保暖。

4. 及时安慰病患，消除病患的紧张情绪。

5. 若自行转运病患应动作轻缓，避免颠簸，以免加重病情。

（二）呕血的陪护

1. 饮食陪护 呕血的病患宜进食营养丰富、易消化、无刺激的饮食，开始少量多餐，稳定后改为正常饮食。具体因病情而定，如因食管-胃底静脉曲张破裂出血、严重呕血伴恶心、呕吐时应禁食；少量出血不伴有呕吐时可进温凉、清淡流质饮食；消化性溃疡仅有黑便不伴呕血者可进流质饮食，逐渐过渡到半流质饮食、软食到正常饮食。

2. 心理陪护 应经常陪护在病患的左右，使其有安全感，呕血后及时把污物、血迹清除掉，以免对病患心理产生影响。

3. 口腔、皮肤护理 呕血停止后要及时漱口并做好口腔清洁，防止口腔内感染；定时翻身，防止局部皮肤受压过长导致压疮的产生。

4. 环境与休息 安置病患于安静舒适的房间内，卧床休息。呕血时可抬高下肢，以保证脑部供血。保持呼吸道通畅，头偏向一侧，防止呕吐物进入呼吸道，引起窒息和吸入性肺炎。

5. 严密观察病患病情变化，观察有无出血的先兆、有无再次出血的征象。

（三）便血的陪护

1. 环境与休息 安置病患在安静、舒适的病室内，轻者可适当下地活动；重症病患应绝对卧床休息。

2. 心理陪护　便血的病患常会感觉紧张不安，产生恐惧心理。护理员应及时倒去血便，减少刺激，同时应多安慰和关心病患，消除病患焦虑、恐惧的心理。

3. 饮食陪护　急性大量便血者应暂禁饮食，少量便血者可选用清淡、温凉的流质饮食，出血停止后可调整为半流质饮食。长期便血者应多食含铁丰富的食物，如动物肝脏、蛋黄、豆制品等。

4. 皮肤护理　频繁便血常可引起肛周皮肤糜烂，便后应及时用软纸擦干，保持肛周皮肤干燥，对肛周皮肤发红溃烂者可局部涂消炎软膏。对肛裂、痔疮引起便血者可采用温水坐浴，减轻疼痛，促进愈合。

5. 养成良好的饮食、排便习惯　保持大便通畅，防止便秘发生，必要时给予导泻药，防止因用力排便诱发再次出血。

三、注意事项

1. 如果是由传染性疾病引起的便血、呕血，一定要注意消毒隔离，防止交叉感染。

2. 对呕血、便血的病患要注意观察其出血的颜色、性质、量，判断出血的部位、出血是否停止、是否有继续出血的情况。

3. 注意观察病患的神志、意识、尿量、皮肤温度的变化。如果病患面色苍白、皮肤湿冷、口唇发白、四肢冰凉、无尿提示失血过多引发休克，需要及时送医院抢救。

4. 正常人在服用中草药、炭剂、铁剂或食用动物血、肝脏后会使粪便发黑，要注意鉴别。

第10节　意识障碍

案例 6-10

王先生，36岁，车祸术后诊断特重型颅脑损伤，经过一年多的住院治疗仍无意识，睁着眼睛面无表情躺在床上，插胃管，近似植物状态，近期出院居家，家属请了一位护理员居家护理。

请问：护理员应该如何陪护这种病患？

一、相关知识

意识障碍是多种原因引起的一种严重的脑功能紊乱，是指人们对自身状态和周围环境的感知发生障碍，是临床常见症状之一。

（一）常见原因

1. 颅脑疾病

（1）局限性病变：常见于脑出血、脑梗死、转移性颅内肿瘤、脑外伤等。

（2）脑弥漫性病变：常见于颅内感染、弥漫性颅脑损伤、蛛网膜下腔出血、脑水肿等。

（3）癫痫发作：常见于全面强直阵挛性发作、精神运动性发作等。

2. 全身性疾病

（1）急性重症感染：常见于败血症、中毒性脑病等。具有原发感染病灶所致的症状和体征。

（2）内分泌与代谢性疾病：常见于肝性脑病、肾性脑病、低血糖昏迷、甲状腺危象等。常伴有相应的内分泌系统疾病病史和临床表现。例如，肝性脑病有肝硬化病史，有脾肿大、腹水、腹壁静脉怒张、肝掌、蜘蛛痣等表现。同时，这种性质的意识障碍常在感染、创伤、疲劳、饮食不当等应激状态下诱发。

（3）外源性中毒：常见于工业毒物、药物、农药中毒等。

（4）水、电解质平衡紊乱：常见于低钾低氯性碱中毒、高氯性酸中毒等。

（5）物理性损害：常见于溺水、触电、热射病等。

（6）心血管系统疾病：常见于重度休克、心律失常等。

（二）主要表现

1. 觉醒度改变

（1）嗜睡：是最轻的意识障碍，病患陷入持续的睡眠状态，能被唤醒，醒来后意识基本正常，但当停止刺激后很快又再入睡。

（2）昏睡：是病患处于不省人事的意识状态，不易被唤醒，强烈刺激下可有短时意识清醒，醒后答非所问，当刺激减弱后很快进入睡眠状态。

（3）昏迷：是严重的意识障碍，意识活动完全丧失，任何刺激均不能被唤醒。按刺激反应及反射活动等可分三度。

1）浅昏迷：意识大部分丧失，对疼痛刺激有防御反应，角膜反射、瞳孔对光反射、眼球运动、吞咽反射可存在，体温、脉搏、呼吸无明显改变。

2）中度昏迷：对周围事物及各种刺激均无反应，对强烈疼痛刺激可出现防御反射活动，角膜反射减弱，瞳孔对光反射迟钝，眼球无转动。

3）深昏迷：随意活动完全消失，全身肌肉松弛，对各种刺激全无反应，各种生理反射均消失，可有呼吸不规则、血压下降、大小便失禁等。

2. 意识改变

（1）意识模糊：意识水平轻度下降，病患能保持简单的精神活动，但对时间、地点、人物的定向能力发生障碍。思维不连贯，常答非所问。

（2）谵妄状态：对客观环境的认识能力及反应能力均有所下降，出现意识模糊、定向障碍、感觉错乱、言语增多、思维不连贯。

3. 意识障碍的判断工具——格拉斯哥昏迷评分表（表 6-3） 表格由三部分组成：睁眼反应、语言反应、运动反应。通过所得分数总和判断意识障碍程度。最高分为 15 分表示意识清楚；12～14 分为轻度意识障碍；9～11 分为中度意识障碍；8 分以下为昏迷，分数越低则意识障碍越重。

表 6-3　格拉斯哥昏迷评分表

睁眼反应（E）	记分	语言反应（V）	记分	运动反应（M）	记分
可自动睁眼	4	回答正确	5	能执行检查者命令	6
声音刺激后睁眼	3	回答错乱	4	能指出疼痛部位	5
疼痛刺激后睁眼	2	语言不清	3	刺激时躲避	4
无反应	1	只能发音	2	刺激时肢体屈曲（去皮层强直）	3
		无反应	1	刺激时肢体过伸（去大脑强直）	2
				无反应	1

二、陪护要点

1. 环境与休息　病房安静，床位干净柔软。保持空气流通，光线柔和，避免刺激性因素，使病患舒适安全。避免激惹病患，因意识障碍的病患无自理能力时还可危及他人安全，要按病情特点单独安排病房，病患受约束时，应每 2 小时更换体位一次，以防止皮肤压红及压疮的发生。

2. 饮食陪护　给予高热量、易消化的全流质或半流质饮食。供给充足的水分，每日摄入量不得少于 2500ml，并按医嘱补充营养。

3. 口腔护理　做好口腔护理。病患会有不自主言语增多的现象，口唇及牙齿会聚集痰渍，应每日进行口腔护理，口唇干裂者涂润滑油，及时擦净口腔周围的痰渍。

4. 病情监测　密切观察病患，定时测量生命体征，观察意识障碍的程度变化。如果发现异常应立即报告医生。

三、注意事项

昏迷病患要保持呼吸道通畅，分泌物过多时将病患头偏向一侧，用吸痰器吸除，避免分泌物吸入气管，保持呼吸道通畅。应按时给长期昏迷病患活动关节，防止其关节强直。

第 11 节　运 动 障 碍

一、相关知识

运动障碍是指运动系统受损所导致的骨骼肌活动异常，出现随意运动兴奋、抑制或不能由意志控制的现象，常见于外伤、神经系统疾病。

（一）常见原因及主要表现

1. 瘫痪

（1）单瘫：常见于外伤、肿瘤压迫等。主要表现为单个肢体的不能活动，一个上肢或一个下肢。

（2）偏瘫：又叫半身不遂，常见于脑血管畸形、脑肿瘤、颅脑外伤等，主要表现为一侧面部和肢体瘫痪。

（3）交叉性瘫痪：常见于脑干肿瘤、炎症、血管性病变。

（4）截瘫：常见于外伤、肿瘤等引起的脊髓横贯性损伤，主要表现为双下肢瘫痪。

（5）四肢瘫痪：如炎症、外伤、肿瘤等，主要表现为四肢不能运动或肌力减退。

2. 不自主运动 指病患在意识清醒时，发生不受主观控制的无目的的异常运动。不自主运动临床分为以下4种。

（1）震颤：多见于老年性震颤和帕金森病，帕金森震颤主要表现为“手抖”，即静止时震颤明显，精神紧张时加剧，入睡后消失。

（2）舞蹈样运动：表现为快速无目的的不自主动作，如挤眉弄眼、伸舌、噘嘴、肢体扭动等症状。

（3）手足徐动症：指手指、足趾或身体其他部位缓慢、无目的、连续的不自主运动。

（4）偏身投掷症：指一侧肢体强烈的投掷样不自主动作，运动幅度大，力量强。

3. 共济失调 指肌力正常的情况下运动的协调障碍，肢体随意运动的幅度及协调发生紊乱，不能维持肢体姿势和平衡，常见于脑血管病、脑外伤、脑肿瘤等。

二、陪护要点

1. 心理陪护 病患因自身形象的改变而自卑，逃避参与社会活动，护理员应细心观察病患的心理，耐心倾听病患的表达，鼓励其参加社会活动，维持曾经的兴趣爱好，与家属沟通多来探望，鼓励并协助病患保持良好的自我形象，有助于减少病患的心理压力。病情稳定后，鼓励病患用健侧肢体取物、洗漱等。

2. 环境与休息 病室内保持空气流通，并注意保暖，瘫痪病患应保持床单干燥、无渣屑，减少对皮肤的刺激；每2小时协助病患翻身一次，对突出的容易受压的部位用气垫保护；抬高患肢，预防压疮及静脉血栓的形成；协助翻身、扣背、温水擦浴，促进肢体血液循环，增进睡眠。

3. 饮食陪护 少量多餐，给予低胆固醇、少蛋白、高维生素、易消化的食物，喂食时要缓慢，以防窒息。多吃蔬菜、水果或蜂蜜，防止便秘。进食时不要催促，以免发生呛咳，餐具最好使用不易打碎的不锈钢材质。

4. 运动陪护 告诉病患运动锻炼的目的，遵医嘱执行循序渐进的锻炼计划。鼓励病患参与轻度活动，如散步、打太极等。对不能行走的病患，应每日协助其做全身伸展运动，轻柔按摩四肢肌肉，要为功能锻炼的环境配备沙发或座椅，配置床护栏、走道扶手等必要的辅助设施，

三、注意事项

瘫痪病患的体位摆放很重要，正确的体位可减轻患肢痉挛、促进恢复、增加病患舒适感（见第10章）。

自　测　题

1. 慢性疼痛三联征主要表现为（　　）
   A. 疼痛、睡眠和情绪
   B. 疼痛、焦虑和抑郁
   C. 疼痛、睡眠和焦虑
   D. 疼痛、情绪和抑郁
   E. 疼痛、睡眠和抑郁
2. 发热的临床分度正确的是（　　）
   A. 低热：体温为 37.3～38.0℃
   B. 中等度热：体温为 38.1～39.0℃
   C. 高热：体温为 39.1～41.0℃
   D. 超高热：体温为 41.0℃
   E. 以上都正确
3. 咳嗽与咳痰疾病中，下列最常见的疾病为（　　）
   A. 心血管疾病
   B. 中枢神经系统疾病
   C. 消化系统疾病
   D. 呼吸系统疾病
   E. 血液系统疾病
4. 下列哪项疾病可出现干性咳嗽（　　）
   A. 慢性支气管炎
   B. 肺脓肿
   C. 支气管扩张
   D. 胸膜炎
   E. 肺炎
5. 以下哪种呼吸困难时，会出现三凹征（　　）
   A. 吸气性呼吸困难
   B. 呼气性呼吸困难
   C. 混合性呼吸困难
   D. 心源性呼吸困难
   E. 以上都是
6. 呼气性呼吸困难可见于以下哪种疾病（　　）
   A. 气胸
   B. 支气管哮喘
   C. 喉头水肿
   D. 肺炎
   E. 急性支气管炎
7. 大咯血是指 24 小时咯血量超过（　　）
   A. 100ml
   B. 200ml
   C. 300ml
   D. 400ml
   E. 500ml
8. 病患，男性，既往有肺结核病史，反复出现低热、咳嗽、咯血症状，今晨突然出现剧烈咳嗽，随即烦躁不安，呼吸困难，口唇发绀，两眼上翻，应该首先采取的措施是（　　）
   A. 立即人工呼吸
   B. 立即输液
   C. 立即置病患于头低脚高位，拍背清除血块
   D. 立即吸氧
   E. 密切观察病患病情变化
9. 一般情况下水肿不包括下列哪项（　　）
   A. 肺水肿
   B. 心源性水肿

C. 腹水
D. 胸腔积液
E. 肾性水肿

10. 对于心源性水肿的描述下列哪项不正确（　）
A. 晨起颜面部水肿
B. 发展速度慢
C. 按压可凹陷
D. 移动性较小
E. 常合并心功能不全

11. 以下对于呕吐病患的护理措施不妥的是（　）
A. 协助病患取坐位或侧卧位，头偏向一侧
B. 呕吐后及时漱口保持口腔清洁
C. 及时更换被污染的衣物、床单
D. 禁饮食，静脉输液治疗
E. 密切观察病患病情变化

12. 慢性腹泻是指病程超过（　）
A. 1 个月
B. 2 个月
C. 1 周
D. 2 周
E. 3 个月

13. 以下关于便秘病患的护理不正确的是（　）
A. 进食富含纤维素的饮食
B. 多运动
C. 养成良好的排便习惯
D. 腹部按摩
E. 不明病因之前，可先试用开塞露通便

14. 出现呕血，胃内积血量一般要达到（　）
A. 100ml
B. 200ml
C. 250ml
D. 300ml
E. 350ml

15. 以下关于呕血病患的护理不正确的是（　）
A. 立即平卧，头偏向一侧
B. 严密观察出血量和颜色
C. 大量出血者暂禁饮食
D. 做好口腔清洁护理
E. 鼓励病患下床排便

16. 病患出现意识模糊、定向障碍、感觉错乱、言语增多，思维不连贯，是以下哪种状态（　）
A. 浅昏迷状态
B. 谵妄状态
C. 意识模糊
D. 深度昏迷
E. 以上都是

第 7 章

常见疾病的陪护

学习目标

1. 了解常见疾病的病因。
2. 熟悉常见疾病主要表现。
3. 掌握常见疾病的陪护要点。

第 1 节 高 血 压

案例 7-1

王大爷，70 岁，身体肥胖，有 20 年的吸烟史。患原发性高血压 5 年，5 年来自觉头晕、头痛明显时便自服降压药，症状消失或减轻时便减量或停药，血压波动在（130～160）/（90～100）mmHg。3 天前因头晕测血压为 170/100mmHg，自行服降压药，每次 1 片，每日 2 次，服药 2 天后出现呼吸不畅，测血压 100/70mmHg，所用降压药不详。

请问：针对王大爷的以上情况，需注意什么？

一、疾病认识

血液在血管中流动，对血管壁的侧压力即为血压，常以右上肢肱动脉的血压为准，常用 mmHg（毫米汞柱）为单位来表示，血压正常值是指收缩压（俗称高压）为 90～139mmHg，舒张压（俗称低压）为 60～89mmHg。高血压的诊断标准为：未使用降压药、静息状态下、非同日至少测三次，每次测得的血压，均是收缩压≥140mmHg 和（或）舒张压≥90mmHg。高血压是多种心、脑血管疾病的重要病因和危险因素，是心血管系统疾病死亡的主要原因之一。我国高血压患病率总体呈明显上升趋势，但知晓率、治病率、控制率很低。

高血压分原发性高血压（又称“高血压病”）和继发性高血压（又称“症状性高血压”）。

根据血压升高水平，将高血压分为 1～3 级（表 7-1）。

表 7-1　血压水平的分类和标准

类别	收缩压（mmHg）	舒张压（mmHg）
理想血压	＜120	＜80
正常高值	120～139	80～89
高血压	≥140	≥90
1 级高血压（轻度）	140～159	90～99
2 级高血压（中度）	160～179	100～109
3 级高血压（重度）	≥180	≥110
单纯收缩期高血压	≥140	＜90

注：当收缩压与舒张压分别属于不同级别时，以较高级别归类。

（一）相关因素

原发性高血压的病因不明，目前认为与遗传、肥胖、高盐饮食、过量饮酒、长期精神紧张、吸烟、年龄增长等危险因素有关。

继发性高血压指由其他已知疾病引起的高血压，如肾性高血压。

（二）疾病表现

1. 主要症状　高血压早期多无症状，常于体检时发现血压升高，部分病患可出现头痛（部位多在脑后，并伴有恶心、呕吐等症状）、头晕、耳鸣、心慌、失眠（表现为入睡困难、早醒、睡眠不踏实、易做噩梦、易惊醒）、注意力不集中、记忆力减退、肢体无力或麻木等症状。

2. 并发症　随着病程的进展，长期、持久的血压升高可导致心、脑、肾、眼等靶器官的损伤，如冠心病、脑血管病、肾衰竭、眼底动脉硬化等损害。严重者可出现恶性高血压、高血压危象和高血压脑病，都表现为血压短时间内急剧升高，故合称为高血压急症。

二、陪护要点

1. 合理饮食　是治疗高血压不可缺少的措施。合理膳食，控制体重，限制食盐摄入量，选择低盐、高钾（如香蕉、橘子等）、低脂、低热量、清淡易消化、多粗纤维的食物，避免过饱，戒烟戒酒，防止便秘，保持大便通畅。

2. 适当运动　作息规律，劳逸结合，注意休息，并保证充足的睡眠。血压稍高、症状较轻者可参加适当的活动，如散步、打太极拳等，但避免重体力的、剧烈的、竞技性的活动，如快跑、举重、球类比赛等；血压较高、症状较重或有并发症的病患要卧床休息，陪护者要给予其必要的生活照顾，避免突然变换体位，嘱咐病患变换体位时动作应缓慢，如厕时应有人陪同，头晕明显时应在床上使用便器。

3. 心理调适　避免各种诱发因素，如精神紧张、情绪激动、精神创伤、噪声刺激等，帮助病患自我控制情绪。针对病患的个性特点，通过有效的沟通方式，耐心向病患解释病情，说明长期的抑郁或情绪激动、急剧而强烈的精神创伤，可使血压升高，要避免这些危险因素。

4. 用药陪护　绝大多数高血压病患都需终身服药，因此，必须督促病患遵医嘱服药，定时帮病患测量血压，记录血压变化及服药情况。要告知病患按照医嘱服药的重要性，用降压药时注意药物的不良反应，避免降压过快、过低而导致直立性低血压的发生。血压控制目标：普通高血压病患血压降到<140/90mmHg；糖尿病、慢性肾病、心力衰竭或病情稳定的冠心病合并高血压病患血压降到<130/80mmHg；老年人收缩压降至 140～150mmHg，舒张压降至 90mmHg 以下，但不低于 65～70mmHg。应尽早将血压逐渐降至目标值，但并非越快越好。

5. 安全防护　病室、走廊应有照明灯，清除病患活动范围内的障碍物，地面保持干燥，并给出防滑提示；头晕发作时应卧床休息，保持安静；呼叫器应放置在病患的床边，以便于呼叫。

链接　**为什么高血压要长期治疗？**

到目前为止，世界上还没有一种药物能彻底治愈原发性高血压，对于原发性高血压的治疗基本上都是对症下药，因此即使血压降到正常，也并不意味着就治好了高血压，仍需长期坚持治疗，使血压长期控制在正常范围内，以使脑卒中、心力衰竭、心肌梗死等严重并发症的发病率和死亡率降到最低，使肾功能得以保护甚至改善。

三、健康知识宣教

1. 心胸开阔，保持乐观、稳定、平和的情绪。

2. 少食多餐，定时定量，肥胖者要限制进食量，适当增加活动量以减轻体重。定期检查血脂，控制高脂饮食，少吃动物脂肪和胆固醇高的食物，多吃杂粮和新鲜水果、蔬菜。低盐饮食，每天食盐不超过 6g。不抽烟、少饮酒、少饮浓茶和咖啡。

3. 生活要有规律，合理安排休息与活动，保持充足睡眠，适当参加体育锻炼。

4. 养成良好的排便习惯，保持大便通畅，排便下蹲或起立时忌过猛过快。

5. 不盲目相信小广告或伪科学宣传，不能用保健、理疗来代替降压药的治疗，那些两三个月就能治好高血压的说法纯属无稽之谈。

6. 降压药应遵医嘱服用，从小剂量开始，逐渐增加药量，逐渐降压。避免突然停药导致“停药反跳现象”，也不可随意停药、增减剂量，不可漏服，不可补吃上次剂量。用药期间避免洗澡水过热，避免起床过猛、过快，避免久立不动、久蹲不起。

第 2 节 冠状动脉粥样硬化性心脏病

案例 7-2

张大妈，65 岁，肥胖体型，高血压病 10 年，不规律服用降压药。半年前晨练时出现胸部闷痛，左肩疼痛，伴出汗，停止活动休息 10 分钟后自行缓解，未予治疗。半年来曾有两次与老伴生气时，出现过胸闷、气短，均自行缓解，自认为与生气有关，未引起重视。半小时前回家爬到 2 楼时，再发胸痛，有压迫感，伴胸闷、大汗、恶心，坚持回到三楼家中。

请问：张大妈可能发生了什么疾病？如何判断的？其家人应该如何应对？

一、概述

（一）疾病认识

营养心脏的动脉叫冠状动脉。冠状动脉粥样硬化就是在冠状动脉的管壁上沉积了类似粥样的一种物质（脂质），使血管变脆、管腔变窄或闭塞，导致心肌缺血、缺氧或坏死而引起的心脏病，简称冠心病，也称缺血性心脏病。早期无不适，当管腔狭窄 50%～75% 时，则出现症状。主要包括心绞痛、急性心肌梗死等。

冠心病的主要危险因素：可改变的危险因素包括高血压、血脂异常、肥胖、高血糖/糖尿病、吸烟。不可改变的危险因素包括性别、年龄、家族史。此外还与性格、饮食习惯、长期服用避孕药等有关。

冠心病的发作常常与季节变化、情绪激动、体力活动增加、饱食、大量吸烟和饮酒等有关。

（二）基础防治

重点防治动脉粥样硬化，首先要从生活方式和饮食做起，主要目的是控制血压、血脂、血糖等，降低心脑血管疾病复发的风险。防止病情恶化，延长病患寿命。

1. 生活规律 生活要有规律，培养按时进餐、按时起床和睡觉、午间小憩的习惯，保证充分的睡眠。避免熬夜工作，临睡前不看紧张、恐怖的小说和电视。保持乐观、愉快的情绪，忌暴怒、惊恐、过度思虑、过喜过悲、情绪激动。合理安排工作与生活，劳逸结合，避免过度劳累。

2. 合理饮食 提倡清淡易消化饮食，少食多餐，晚餐量少，不宜喝浓茶、咖啡。少食油腻（含脂肪多）、过甜（含糖多）的食物。多食新鲜蔬菜、瓜果、豆类及其制品，以花生油、豆油、菜籽油等为食用油。避免过多摄入动物内脏、猪羊牛油、蛋黄、蟹黄、鱼子、奶油及其制品等，适宜摄入鱼、各种瘦肉、蛋白、豆制品等。肥胖者限制摄入热量，控制体重；糖尿病病患限制糖；高血压、心脏病、水肿者限制钠盐。

3. 适当的劳动和锻炼 参加适当的体力劳动和体育活动，以不引起身体的不适反应为原则。肥胖者应增加锻炼，控制体重，不宜参加剧烈或竞技性的活动，避免重体力活动或突然用力，饱餐后不宜运动。

4. 改正不良嗜好　应戒烟，可少量饮啤酒、黄酒、葡萄酒等低度酒，不喝烈性酒，不喝浓茶、咖啡等。

5. 控制可改变的危险因素　这些因素包括高血压、糖尿病、血脂异常、肥胖等。方法是正规治疗，加强监测。

6. 坚持遵医嘱规律服药　正规就医，严格遵医嘱督促病患服用有关药物。不轻易相信保健品，切忌自行乱用药。

7. 密切观察病患　病患一旦发生心绞痛或心肌梗死，要积极采取措施或送医院救治。

二、心绞痛

心绞痛是心肌急性短暂性缺血、缺氧引起的以阵发性胸痛或胸部不适为主要表现的一组症状，是冠心病常见的一种类型。

（一）主要表现

典型心绞痛表现为胸痛，其特点为：多在体力活动、情绪激动、饱餐、寒冷刺激、吸烟、酗酒等情况下发作；疼痛部位在前胸正中，可波及正中偏左，约手掌大小的范围，常放射到左肩、左臂内侧至小指、环指（无名指），或至颈、咽或下颌部；发作时病患可出现面色苍白、烦躁，呈压迫的、发闷的、紧缩的、烧灼样的疼痛；持续3～5分钟，很少超过半小时；停止活动即可缓解，舌下含服硝酸甘油或硝酸酯类药数分钟也可缓解。

链接

不典型心绞痛的表现

心绞痛病患有少数表现不典型，且老年人记忆力减退，感觉及反应迟钝，易忽视，常引起误诊：①疼痛的部位在胸部以外，表现为头痛、牙痛、肩痛、咽痛等；②表现为上腹部胀痛，严重时伴恶心、呕吐；③有的无胸痛，表现为心律失常或其他心脑血管疾病症状。

（二）陪护要点

1. 发作时的处理　心绞痛发作时，立即停止一切活动，原地休息，坐下或躺下，保持安静，一般症状可逐渐消失。症状较重或频繁发作的病患要卧床休息，有条件的立即给予氧气吸入，不要轻易搬动，同时立即舌下含服硝酸甘油1片（0.5mg），让药物在舌下完全溶解，吞咽后口腔中保留一点唾液，1～2分钟起效，药效维持约半小时。若含服后疼痛未缓解，5～10分钟后可重复用等量硝酸甘油，但总量不超过3片。也可含服硝酸异山梨酯（消心痛）等类的药物。如病患疼痛仍未缓解，应立即通知家属或拨打120求救。

2. 缓解期处理

（1）加强冠心病的基础防治（同前）。

（2）消除诱因：根据病患的具体情况，总结每次发作的特点，找出相关的诱发因素，有针对性地进行避免及预防。例如，注意天气变化，及时防寒保暖；调节体力活动量，避免过劳；控制情绪，避免情绪激动、焦虑、发怒、精神紧张，减轻心理压力；少食多餐，避免过饱等。

（3）遵医嘱规范用药：硝酸甘油是缓解心绞痛的首选药物，舌下含服，不要整片吞服；用硝酸异山梨酯等硝酸酯类药物后，病患可能会出现头昏、头部跳动感、头胀痛、面红、心慌，继续用药数日可自行消失。用药后让病患平躺一会，再慢慢坐起，防止晕倒；长期服用美托洛尔等β受体拮抗剂的病患，需饭前服用，注意不能随意突然停药或漏服，以防引起心绞痛发作，甚至发生心肌梗死。

（4）警惕心肌梗死：对于初次发生的心绞痛病患、病情恶化者，必须住院治疗。如新近发生的心绞痛；原有心绞痛症状加重、发作频繁、持续时间延长（超过 20 分钟）、经休息或含服硝酸甘油，疗效差或无效；心绞痛发作时伴有恶心、呕吐、出汗、乏力、意识不清等。存在上述情况之一者，均需提高警惕，协助家属及医护人员做好生活护理。

（三）健康知识宣教

1. 控制饮食，减轻体重，少吃含胆固醇高的食物，如动物脂肪、内脏、脑、奶油。多吃清淡食物，如蔬菜、水果等，适量食用植物油。避免暴饮暴食。
2. 绝对戒烟，严格限酒。
3. 积极治疗与本病有关的疾病，如高血压、肥胖、高脂血症、糖尿病、肝病等。
4. 生活规律，劳逸结合，进行有计划的、适当程度的锻炼。
5. 随身常备保健盒，应定期门诊随访，坚持治疗。

三、心肌梗死

心肌梗死是长久而严重的心肌缺血、缺氧引起的部分心肌坏死，也是冠心病的一种类型。常发生于晨起 6 时至 12 时，在饱餐、重体力活动、情绪过分激动、血压升高、用力大便、休克、脱水、出血、手术等情况下容易诱发。

（一）主要表现

1. 先兆 大多数心肌梗死发生前有先兆：新发生了心绞痛；原有心绞痛发作较以往频繁、程度重、时间长、诱因不明、原有缓解方法疗效差；原来血压正常突然血压下降或高血压者突然血压下降或正常。

2. 胸痛 是最早、最突出的表现，多发生于清晨，与心绞痛相似。但诱因不明显，且常发生于安静状态，疼痛剧烈，有濒死感，时间长，可达数小时或数天，休息和含化硝酸甘油不能缓解。少数病患可无胸痛，一开始表现为休克或心力衰竭。

3. 其他 当心肌坏死严重、面积大时，病患面色苍白或青紫、呼吸困难、大汗淋漓、血压下降、尿量减少、昏迷、甚至死亡，尤其心肌梗死发生 24 小时内死亡率最高，是最危险期。

（二）陪护要点

1. 住院期间

（1）休息与活动：在急性期尤其发病24小时内应完全卧床休息，一切活动如洗漱、饮食、翻身、大小便等，都由护理员协助完成。减少探视，保持环境安静，防止各种不良刺激。卧床时间根据病情而定，病情稳定后逐渐增加活动，循序渐进，遵循完全卧床—床上活动—床周边活动—室内活动—室外活动—上下楼梯，增加活动以不引起不适为原则。

（2）吸氧：早期吸氧对病情改善有利，尤其有胸闷、气短、呼吸困难的病患，发病前几日间歇或持续吸氧。

（3）止痛：持续疼痛常提示病情重，故需加强监测，及时报告医护人员采取止痛措施。

（4）合理饮食保持大便通畅：遵医嘱起病后 1～3 天以流质饮食为主，可予少量菜水、去油的肉汤、米汤、稀粥、果汁、藕粉等。凡引起胀气、刺激消化道的饮食不宜吃，如豆浆、牛奶、浓茶等。严禁烟、酒。一般应低盐饮食，需根据病情适当予以调整。心肌梗死发病4天至4周内，随着病情好转，可逐步改为半流食-软食，但仍应少食多餐，以清淡、营养且易消化食物为宜。允许进食粥、麦片、淡奶、瘦肉、鱼类、蔬菜和水果。3～4周后，随着病患逐渐恢复活动，饮食也可适当放松，但动物内脏、猪羊牛油、蛋黄、蟹黄、鱼子、奶油及其制品等仍应控制。避免进食过快、过饱。饮食温度应适宜，不宜过热、过冷。注意调整饮食成分，促进通便，保持胃肠道通畅，以预防大便过分用力（可诱发或加重心肌梗死）。便秘者可每日清晨饮蜂蜜 20ml，或给予开塞露，遵医嘱口服缓泻剂等，必要时通知医生。

（5）心理安慰：24小时陪护，及时了解病患的思想顾虑。全方位的生活照顾，及时解决病患的需要。针对其心理变化给予安慰、疏导，使其情绪稳定，能正确对待疾病，配合治疗。

（6）监护：配合护理员监测病情，如有病情变化及时与医护人员沟通。例如，胸痛加重或再出现，有头昏、反应迟钝、大汗、尿量减少、心慌、气短、腹胀、腹痛、排便困难或多日未排便、血压突然下降等表现。

2. 出院后　继续坚持冠心病的基础防治。

（1）严格遵医嘱服药：督促病患严格遵医嘱按时、按量服药。出现不适或药物不良反应，及时就医，不宜自行停药或换药。

（2）保持良好的情绪：及时劝慰和开导病患保持乐观、开朗的心情，遇事不要急躁，避免情绪激动。

（3）保持大便通畅：多吃新鲜水果、蔬菜，养成定时排便的习惯。排便困难时，避免用力，可通过服用缓泻剂或应用开塞露缓解。

（4）合理工作生活：劳逸结合，避免弯腰搬抬过重物品。在饱餐或饥饿时不洗澡，洗澡水温适宜，不宜过冷、过热，洗澡时间也不宜太长，必要时请他人协助。尽量不单独外出及独自活动，最好有人陪伴左右。排便、洗澡等活动时，不反锁门。随天气变化及时增减衣服，注意防寒保暖。

（5）康复锻炼：出院后逐渐增加活动量，梗死后 6 周可进行如步行、打太极拳等运动。8～12 周可进行慢骑车、洗衣等活动。如在活动过程中出现不适，须暂时中断活动或减轻活动量。有条件者可进行家庭氧疗。

（6）随身携带保健盒：病患随身携带的保健盒中有急救药，病患知道盒内药物的名称、剂量、作用、不良反应及用法，以便必要时及时使用。

（7）定期复查：提醒病患遵医嘱定期复查，随时协助病患及家属监测病情，以及时发现病情变化并协助医护人员实施急救。

3. 急救 遵医嘱，病患一旦发病立即就地平卧，避免随意搬动，保持安静，注意保暖，不要吃食物，少喝水，有条件者吸氧；快速拨打 120 急救电话；舌下含化硝酸甘油片 1 片（0.5mg），每 5 分钟 1 片，连续使用不超过 3 片，同时嚼服阿司匹林片 3 片（300mg）。随时观察面色、反应，了解脉搏的搏动情况。一旦发现病患无反应，脉搏消失，立即进行心肺复苏。

（三）健康知识宣教

同“心绞痛”的健康知识宣教。

第 3 节　慢性阻塞性肺疾病

案例 7-3

张大爷，75 岁。胸廓呈圆桶状，咳嗽、咳痰 20 余年，每年发病持续超过 3 个月，6 年前出现逐渐加重的呼吸困难。吸烟史 30 余年。

请问：如果你是护理员，为预防本病加重应如何指导张大爷？

一、疾病认识

慢性阻塞性肺疾病（COPD）简称慢阻肺，是一组慢性气道不可逆性阻塞的肺部疾病，是呼吸系统疾病中的常见病和多发病，因支气管和肺组织的进行性损害，导致肺功能进行性减退，严重影响病患的劳动能力和生活质量，病死率较高。世界卫生组织（WHO）资料显示，其死亡率居所有死因的第 4 位，至 2020 年将成为世界疾病经济负担的第 5 位。

COPD 主要与慢性支气管炎和慢性阻塞性肺气肿密切相关。

慢性支气管炎简称慢支，是气管、支气管黏膜及其周围组织的慢性非特异性炎症。多见于中老年人，并随年龄增长患病率增加。本病进展缓慢，长期反复发作可发展为慢性阻塞性肺气肿和慢性肺源性心脏病，是严重危害人类身体健康的常见病。

慢性阻塞性肺气肿简称肺气肿，是指终末细支气管远端（呼吸性细支气管、肺泡管、肺泡囊和肺泡）的弹性减退、过度膨胀充气导致肺容积增大或同时伴有气道壁破坏的病理状态。

（一）相关因素

COPD 是多种因素长期反复作用的结果，如吸烟、感染、大气污染、职业性粉尘和有害气体的长期吸入、过敏等，其中吸烟是主要因素。

（二）疾病表现

1. 慢性支气管炎 起病缓慢，病程长，主要症状有慢性咳嗽、咳痰或伴有喘息。初期症状轻微，在寒冷季节、吸烟、劳累、感冒后可引起急性发作或症状加重，气候转暖时症状可自然缓解。反复急性发作而使病情加重，重症病患四季不断发病，在冬春季加剧。

慢性支气管炎的诊断标准：慢性咳嗽、咳痰或伴有喘息的症状，每年持续 3 个月以上，连续 2 年或 2 年以上，并可排除其他心肺疾病即可诊断。

2. 慢性阻塞性肺气肿 主要症状是在咳嗽、咳痰的基础上出现逐渐加重的呼吸困难。早期仅在体力活动或爬楼等时出现，随着病情发展逐渐加重至轻度活动时即可出现，甚至在休息时也感到呼吸困难，尤其是呼气时明显。感染时呼吸困难明显加重。全身症状有疲劳、食欲减退和体重减轻等。检查时发现病患的胸廓前后径逐渐增大，变得和左右径几乎相等，称为桶状胸。

呼吸道感染是使 COPD 病情加重的主要因素。随着病程的进展，反复的呼吸道感染，COPD 终将发展为慢性肺源性心脏病（简称肺心病），晚期病患出现呼吸衰竭和心力衰竭，表现为严重的呼吸困难、发绀、头痛、嗜睡、神志恍惚和食欲减退、腹胀、水肿等。

二、陪护要点

1. 环境 保持空气清新、温暖、湿润，避免各种环境致病因素，如吸烟、寒冷、粉尘或刺激性气体等。流感季节不去人群密集处，防止传染感冒。

2. 休息和体位 严重呼吸困难病患应卧床休息，尽量减少活动。协助病患抬高床头、半卧位、或端坐位（呼吸困难程度越严重，所需卧位角度越大）。每 2 小时改变一次体位，辅以叩背以利于痰液的清除。

3. 合理饮食 给予高热量、高蛋白、高维生素的易消化食物，以补充消耗，增强体质。多食富含纤维素的食物，保持大便通畅。多饮水，足够的水分可以保证呼吸道黏膜湿润，有利于痰液稀释和排出。少食多餐，避免辛辣、刺激性食物，戒烟酒；避免进食汽水、萝卜、豆类等产气食物，以免饱胀影响膈运动而加重呼吸困难。

4. 病情观察 密切观察咳、痰、喘症状及诱发因素，尤其是痰液的性质和量。

5. 用药陪护 遵医嘱用药，用药后观察药物的疗效和不良反应。避免随意使用止咳药、镇静药、安眠药，以免抑制呼吸、咳嗽反射。

6. 合理给氧 给予低流量（1～2L/分）、低浓度（25%～29%）、持续（每天持续吸氧 10～15 小时以上，且夜间不可中断，可以进行家庭氧疗）吸氧。

7. 协助排痰 呼吸困难最重要的陪护措施是排痰护理（见第 6 章第 3 节“咳嗽、咳痰的陪护要点”），以便保持呼吸道通畅，有利于二氧化碳排出、氧气吸入。

8. 心理陪护 COPD病患往往有慢性支气管炎病史多年，心理负担较重，病情加重后容易引起急躁、恐惧、悲观等不良心理问题，对待病患热情、温和、耐心、理解、同情，鼓励病患以积极的心态对待疾病。密切关注情绪低落病患，以防意外。

链接

家庭氧疗

临床上常见到一些病患因慢性阻塞性肺疾病或肺心病而住院，经治疗后病情基本得到控制，但由于有慢性呼吸功能不全，动则气急、发绀，生活质量较低下。此类病患需要继续进行长期氧疗，为节省费用，避免院内感染，只能在家庭中进行氧疗，因此称为家庭氧疗。

三、健康知识宣教

1. 戒烟，保持健康的生活方式。改善生活和工作环境，避免有害粉尘、刺激性气体吸入，预防呼吸道感染（避免到人群聚集处，用食醋熏蒸房间等）、注意防寒保暖，提高耐寒能力（如凉水洗脸等）。

2. 说明摄取足够营养的重要性，鼓励病患摄取高热量、高蛋白、高维生素食物，少食多餐，避免产气食物，以免饱胀引起呼吸不畅。

3. 指导长期家庭氧疗，持续低流量吸氧，每天吸氧时间在15小时以上，有助于提高病患的生活质量。

4. 缓解期指导病患加强呼吸功能锻炼，常用缩唇腹式呼吸法（图7-1）。嘱病患一手放于胸前，另一手放于腹部，胸部尽量保持不动；用鼻吸气并尽量对抗手的压力将腹部向外鼓起，屏气1～2秒；然后将口唇缩成吹笛子状慢慢呼气，呼气时稍用力压腹部，腹部尽量回缩。即以“吸鼓呼缩”的方式进行呼吸，吸与呼时间之比为1∶2或1∶3。如同其他运动训练一样，呼吸锻炼要想取得效果，必须持之以恒，只有这样才能养成良好的习惯，改善呼吸功能，最终达到控制疾病、提高病患生活能力和生活质量的目的。

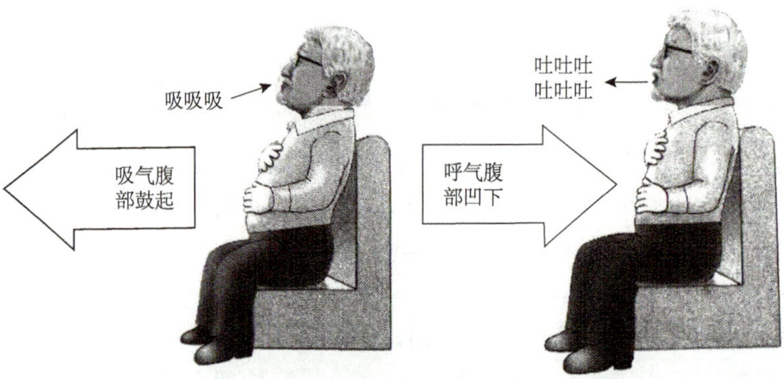

图7-1 腹式呼吸

第4节 肝 硬 化

案例 7-4

王大妈，60岁。乙肝病史15年。近半年来乏力、腹胀、食欲差。近期又出现巩膜发黄、肝掌、右颈部蜘蛛痣、腹部膨隆，腹壁可见曲张静脉，以肚脐为中心呈放射状，下肢水肿。

请问：为减轻腹水，护理员可采取哪些措施？

一、疾病认识

肝硬化是各种慢性肝病发展的晚期阶段，是由一种或多种原因长期或反复作用于肝脏形成的弥漫性肝损害。病理组织学上有广泛的肝细胞变性坏死、残存肝细胞结节性再生、结缔组织增生与纤维隔形成，导致肝小叶结构破坏和假小叶形成，肝脏逐渐变形、变硬而发展为肝硬化。早期由于肝脏代偿功能较强可无明显症状，后期则以肝功能损害和门静脉高压为主要表现，并有多系统受累，晚期常出现上消化道出血、肝性脑病、继发感染、癌变等并发症，伴有并发症时死亡率较高。肝硬化是常见病，发病年龄多在35～50岁，男性多见。

（一）相关因素

引起肝硬化的病因很多，如病毒性肝炎、慢性酒精中毒、胆汁淤积、循环障碍、日本血吸虫病、化学毒物或药物、营养障碍、遗传和代谢性疾病、自身免疫性肝炎等。其中，在我国以病毒性肝炎为主（称为肝炎后肝硬化，以乙型肝炎和丙型肝炎多见），欧美国家以慢性酒精中毒多见。

（二）疾病表现

本病起病隐匿，病程发展缓慢，可隐伏数年至10年以上。肝硬化可分为肝功能代偿期和肝功能失代偿期，但两者界限常不清楚。

1. 肝功能代偿期 症状轻、无特异性，不易察觉，可有疲乏无力、食欲减退、厌油腻、恶心、腹胀、轻微腹泻等症状。肝脾轻度增大，质地偏硬，肝功能多正常或轻度异常。

2. 肝功能失代偿期 此期肝脏缩小，质地坚硬，呈结节状。主要表现如下所述。

（1）肝功能减退表现：乏力、消瘦、精神不振、面色晦暗（肝病面容）、食欲差、腹胀、牙龈出血、鼻出血、紫癜、月经过多、贫血、肝掌、蜘蛛痣等。

（2）门静脉高压表现：脾大、侧支循环的建立与开放（食管下段和胃底静脉曲张、腹壁和脐周静脉曲张、肛周静脉曲张）、腹水。其中，腹水是肝硬化最突出的表现。

3. 并发症 肝硬化常见的并发症有上消化道出血、肝性脑病（又称肝昏迷）、感染、肝肾综合征（又称功能性肾衰竭）、肝肺综合征、电解质和酸碱平衡紊乱、原发性肝癌。

其中，上消化道出血为肝硬化最常见的并发症，由食管下段或胃底静脉曲张破裂引起，主要表现为呕血和黑粪；而肝性脑病是肝硬化最严重的的并发症，也是最常见的死亡原因，主要表现为智力减退、意识障碍、行为失常和昏迷。

二、陪护要点

1. 活动与体位 代偿期可参加轻体力工作，减少活动量，避免过度劳累；失代偿期应多卧床休息，尽可能采取平卧位，可适当活动，活动以不感到疲劳、不加重症状为原则。

2. 饮食陪护 合理饮食是改善肝功能、维持和改善营养状况、延缓病情进展的基本措施。①原则：戒烟酒，给予低脂、优质蛋白、高热量、高维生素、清淡易消化食物，热量以糖类为主，蛋白质摄入量以病患可耐受为宜，应选用高蛋白饮食，如鸡蛋、牛奶、鱼、鸡肉、瘦猪肉等，多食新鲜蔬菜和水果，保证维生素的摄取。②限制水、钠摄入，避免食用如咸肉、酱油、含钠味精、罐头、松花蛋、香肠、啤酒等高钠食品及调味品；适量添加食醋等，以增加食欲。③食管-胃底静脉曲张者：选择软食，避免食用带刺鱼、带骨鸡，和粗糙、坚硬、刺激性强的食物，进餐时细嚼慢咽，以免诱发上消化道出血。④合并肝性脑病者：有先兆时应严格限制蛋白质摄入或禁食蛋白质，待病情好转后再逐渐增加蛋白质摄入量，并应选择植物蛋白，如豆制品。

3. 病情观察 密切观察生命体征、神志、体重、尿量、皮肤黏膜，观察呕吐物和粪便颜色，观察有无性格行为的改变、少尿、无尿、发热、咳嗽、持续肝区疼痛等表现，如有异常及时汇报值班医生。

4. 腹水陪护 ①轻度腹水取平卧位，并抬高下肢，以增加肝、肾血流量减轻水肿；大量腹水者卧床休息，可取半卧位，使膈下降有利于改善呼吸困难和心悸症状；②限制水、钠摄入，给予低盐或无盐饮食，氯化钠 1～2g/天，进水量限制在 1000ml/天左右；③观察病情，准确记录出入量，定期测量腹围、体重，观察腹水消退情况；④遵医嘱使用利尿剂，利尿速度不宜过快，以每日体重减轻不超过 0.5kg 为宜；⑤遵医嘱做好腹腔穿刺放腹水和腹水浓缩回输的护理；⑥避免腹内压骤增，对大量腹水病患，应避免剧烈咳嗽、呕吐、打喷嚏、用力排便等腹内压骤增因素，以免诱发脐疝或加重脐疝。

5. 皮肤护理 保持床单及皮肤的清洁、干燥，每日用温水擦洗皮肤，病患穿宽松、柔软、棉质的衣服，床铺平整；协助病患定时翻身，用软垫支撑受压部位，预防压疮；有黄疸时皮肤往往瘙痒，注意不可抓挠，以防继发感染；阴囊水肿者用托带托起阴囊，以利水肿消退。

6. 心理陪护 肝硬化病程漫长，症状复杂多变，且久治不愈，尤其进入失代偿期，病患常产生消极悲观、愤怒、绝望等不良情绪，护理员应注意与病患交谈，鼓励病患说出其内心感受和忧虑，给予精神上的安慰和支持，并指导病患家属在情感上关心和支持病患，减轻病患的心理压力。

链接

肝硬化会传染吗？

可以肯定地说，肝硬化本身是不会传染的，不用担心病患会直接把肝硬化传染给你。但是，有些肝硬化有间接传染性，如在我国肝硬化病患多数是由慢性乙型肝炎、丙型肝炎这两种病毒性肝炎发展而来，而这两种肝炎是有比较强的传染性的，一旦被传染了，如果发展为慢性肝炎加上治疗不当，就可能引起肝硬化。

三、健康知识宣教

1. 向病患说明身心两方面休息对疾病康复的重要性，生活起居有规律，保证足够的休息和睡眠，避免重体力活动。
2. 向病患和家属说明合理饮食的意义和原则，切实遵守饮食治疗原则和计划。
3. 指导病患严格遵医嘱用药，不可擅自用药，以免加重肝脏的负担和肝功能损害。
4. 指导病患和家属学会识别病情变化，及时发现并发症，及时就诊。

第5节　糖　尿　病

案例 7-5

李大爷，68岁，身高1.73米，体重93kg。1个月前出去旅游，在旅游途中一直口干舌燥，一路找水喝，不时地找厕所，弄得心情很不愉快，提前结束了旅行。回家后症状稍有缓解，1个月来发现自己瘦了，测体重减轻了12kg。

请问：李大爷可能发生了什么？应该如何照顾他？

一、疾病认识

糖尿病是一组由于胰岛素分泌缺陷和（或）作用缺陷引起的，以慢性高血糖为特征的代谢性疾病。我国传统医学也叫“消渴症”，是一种常见病、多发病。目前在全世界范围内糖尿病患病率、发病率和糖尿病病患数量急剧上升，严重威胁人类健康。

糖尿病诊断标准：空腹血糖≥7.0mmol/L；随机血糖或餐后2小时血糖≥11.1mmol/L。

目前国际上把糖尿病分为：1 型糖尿病、2 型糖尿病、其他特殊类型糖尿病、妊娠糖尿病。

（一）相关因素

糖尿病的病因与发病机制复杂，总的来说是遗传及后天多种因素，如肥胖、高糖高脂高盐饮食、过量饮食、运动减少、年龄增长、妊娠、化学毒物、病毒感染、应激等作用的结果，其中肥胖，尤其中心性肥胖与2型糖尿病密切相关。

（二）疾病表现

1. 典型表现 “三多一少”，即多饮、多食、多尿、体重减轻。

2. 不典型表现 如出现皮肤瘙痒，反复起疖、痈，女性外阴瘙痒，反复尿路感染，四肢麻木、感觉障碍，视物模糊、视力障碍等需警惕。部分病患无症状，在体检时发现。

3. 并发症

（1）急性并发症：主要包括糖尿病酮症酸中毒（1 型糖尿病病患多发，散发烂苹果气味）、高渗高血糖综合征（又称高渗性非酮症性糖尿病昏迷，多见于老年 2 型糖尿病病患）、低血糖（治疗过程中可出现）等。

链接 **糖尿病酮症酸中毒**

最常见的糖尿病急症，多见于 1 型糖尿病病患，2 型糖尿病病患在感染、不当治疗、应激、酗酒等情况下也可诱发。病患表现为原有症状加重、呼吸深快、呼气中有烂苹果味，后期脱水，晚期会发生昏迷。如延误诊断和缺乏合理处理会造成病患死亡。

（2）感染：糖尿病容易并发各种感染，血糖控制差者更容易发生也更严重。而感染又可加重病情，甚至出现急性并发症。

（3）慢性并发症：血糖持续增高损害血管，因此慢性病变可遍布全身各组织器官，心、脑、肾、眼底、神经、足及下肢等。在我国糖尿病是导致成人失明、非创伤性截肢的主要原因，也是终末期肾脏病的主要原因。心脑血管疾病是糖尿病病患致残、致死的主要原因。

二、陪护要点

国际糖尿病联盟提出糖尿病综合管理五要点：糖尿病教育、医学营养治疗、运动治疗、血糖监测、药物治疗，有“五驾马车”之称，也是糖尿病病患护理要点。

（一）饮食

饮食控制和调节是各种类型糖尿病治疗的基础，一部分轻型糖尿病病患单用饮食治疗就可控制病情。糖尿病病患要严格控制主食、甜食和水果的进食量，严格禁止进食纯糖；饮食要定时、定量，及时提醒病患就餐及加餐。病患若因主食不够而感到饥饿，可以用蔬菜来补充。

1. 保证合理的热量 按照病患的性别、年龄、理想体重（见第 4 章第 1 节中“病患饮食的评估与陪护”）、活动强度来计算每日需要热量。儿童、孕妇、哺乳期妇女、营养不良者、有慢性消耗性疾病（如肺结核、甲亢、肿瘤等）者应酌情增加，肥胖者则应酌减，使病患体重恢复至理想体重±5%。

链接 **糖尿病病患饮食热量计算**

成人按活动强度每日每千克理想体重需给予的热量：休息状态 25～30kcal[1]，轻度体力活动 30～35kcal，中度体力劳动者 35～40kcal，重度体力劳动者 40kcal。

2. 食物组分

（1）糖类：是热量的主要来源，占饮食总热量的 50%～60%。根据我国人民生活习惯，可进主食（米或面）250～400g，可作如下初步估计，休息者每日主食 200～250g，轻度体力劳动者 250～300g，中度体力劳动者 300～350g，重度体力劳动者 350～400g。

（2）蛋白质：占总热量的 12%～15%。蛋白质的需要量在成人每日每千克体重约 1g。在儿童、孕妇、哺乳期妇女、营养不良者、消瘦者、有消耗性疾病者宜增加至每日每千克体重 1.5～2.0g。糖尿病肾病者应减少蛋白质摄入量，每日每千克体重 0.8g，若已有肾功能不全，应摄入高质量蛋白质，摄入量应进一步减至每日每千克体重 0.6g。

（3）脂肪：脂肪的能量较高，约占总热量 25%，一般不超过 30%，每日每千克体重 0.8～1.0g。糖尿病病患易患动脉粥样硬化，应以植物油为主。

3. 合理分配 确定每日饮食总量和糖类、蛋白质、脂肪的组成后，根据生活习惯、病情和治疗需要进行安排。可按每日三餐平均分配或 1/5、2/5、2/5 分配。

4. 合理配餐

（1）主食方面，建议病患严格控制主食，尤其肥胖者。

（2）蔬菜方面，进食前需计算其热量，土豆、红薯、芋头等食物需作为主食食用。

（3）少食胆固醇高的食品如动物的内脏、鱼子、蛋黄等，摄入量每日不超过 300mg。

（4）每日摄入食盐量应限制在 6g 以下。

（5）增加富含纤维的食物，如各种青菜、水果、海带、紫菜、豆类、粗杂粮及全谷类食物（如玉米面饼、全麦面包），可延缓食物的吸收，降低餐后血糖高峰。

（6）多饮水可稀释血液，促进代谢，有助于降血糖。

（7）糖尿病病患在其病情平稳状态下，水果及类似于水果的蔬菜，如黄瓜、番茄、萝卜可适量食用。反之，选择水果需考量其糖含量及对血糖水平的影响。综合考虑，不管食用哪种水果，关键需要控制摄入量，每天摄入 150～200g 即可，两餐之间食用适量水果为宜。

（8）限酒，如每日饮酒不超过：白酒 10ml，或红酒 100ml，或啤酒 350ml，不饮烈性酒。

（二）运动

运动特别适用于肥胖的 2 型糖尿病病患。对于能活动的病患，要劝导、督促、帮助其参加体育活动。活动项目及活动量根据病患的体质及病情而定，量力而行。对卧床病患，可帮助其做些被动运动，如按摩、活动关节等，鼓励病患发挥主动性，自主做肢体活动。

注：① 1cal≈4.18 J。

1. 活动的方式 活动适宜，循序渐进，长期坚持，最好做有氧运动（如上午 10 点，下午 4 点左右），如步行、慢跑、骑自行车、健身操、跳舞、游泳、打太极拳、球类活动、做家务等，其中步行最安全，容易坚持，可作为首选的锻炼方式。

2. 活动量 活动时间为 20～40 分钟，可逐渐延长，每日 1～2 次，用药者每天最好定时活动；肥胖者可适当增加活动次数。运动强度要科学、合理，合适的运动强度为活动时病患的心率达到个体最大心率 60%的最大耗氧量。

运动心率：

最大心率=220–年龄

最低运动心率=最大心率×0.6

最高运动心率=最大心率×0.9

简易计算法为：运动心率=170–年龄。

例如：老李，65 岁，正常运动时，最大心率=220–65=155 次/分。最低运动心率=155×0.6=93 次/分，最高运动心率=155×0.9=139.5≈140 次/分。运动心率控制在 170–65=105 次/分左右。心率保持在 93～140 次/分。

3. 运动时间 运动宜在餐后 1 小时进行。

4. 运动注意事项

（1）运动前了解病患血糖、双足的情况，根据病患具体情况选择运动方式、时间及运动量。血糖过高、明显的低血糖症状或血糖波动较大、有糖尿病急性并发症和严重心、脑、眼、肾等慢性并发症者暂不适宜运动。

（2）督促病患运动时随身携带糖尿病病卡，卡上写有病患的姓名、年龄、家庭住址、电话号码和病情，以备急需。另外，运动前喝 1 杯水，还需随身携带糖果或饼干，当出现饥饿感、心慌、出冷汗、头晕、四肢无力或颤抖等低血糖症状时，及时食用，以防意外发生。年龄大者最好结伴而行。

（3）如运动量大或激烈运动时及时调整病患的饮食及药物。

（4）运动后要监测血糖，检查足部，并做好运动日记，以便观察疗效和不良反应，也可给以后的运动调整提供依据。

（三）预防感染

糖尿病病患特别容易感染，老年人尤其如此，一旦感染很容易导致败血症，甚至危及生命。因此，预防感染对糖尿病病患非常重要，全面检查及时发现感染先兆，早期治疗。

1. 预防呼吸道感染，如感冒、流感、支气管炎、肺炎等。其次，要注意皮肤卫生，温水洗澡，禁止用力搓、抓皮肤，一旦发现皮肤上有发红、发热、疼痛、肿胀等变化时，及时处理。

2. 手足感觉障碍，对热不敏感，易引起烫伤，特别注意足部，宜穿着轻巧柔软、宽大的鞋子、棉织袜。并每日检查穿着的鞋袜，保证内面平整，无异物；每日温水清洗足部，保持清洁、干燥，勤换鞋袜，及时修剪指甲，但不可过短；每日检查至少一次足部皮肤颜色、温度，看是否有水疱、糜烂、抓伤、发红、发紫、发热、发凉等。

3. 讲究口腔卫生，糖尿病病患容易发生口腔炎、牙龈炎、牙周疾病，常发生牙齿松动、脱落、龋齿等。

4. 注意会阴部的卫生，保持被褥、衣物的清洁、干燥，勤换洗。

5. 注射胰岛素时，严格消毒注射处皮肤。

（四）督促病患严格规律用药

糖尿病的病程较长，大都要终身用药，要勤监测血糖，根据血糖调节用药量。在用药过程中既要防止用药不足，也要防止用药过量。用药不足，血糖控制不良，会加速病情发展及并发症的出现。用药过量可引起低血糖反应，会增加心脑血管疾病病患的危险性，尤其是老年人。因此要督促病患坚持按时按量规律用药，不能轻易停药，用胰岛素的病患，严格掌握用药时间及剂量。对于记忆力不好的病患，要帮助病患按时按量准备好药物，并监督使用完成。

用药过程中观察药物不良反应，尤其使用胰岛素的病患，当胰岛素使用剂量过大、饮食失调、运动过量时易诱发低血糖反应，须及时发现，及时救治。

（五）严密观察病情

勤与病患沟通，多观察病患的病情。如病患出现头晕、头痛、极度口渴、恶心、呕吐、疲乏无力、精神萎靡、嗜睡、呼吸深快、腹痛、呼吸有烂苹果味等情况，应立即将病患送往医院。其次要勤于监测血糖，血糖控制不好、低血糖、血糖高低不稳和波动大等情况，均需就诊。

三、健康知识宣教

1. 约有半数以上的早期病患并无症状或症状轻微，常不能及时诊治，因此要大力开展糖尿病宣传健康教育，让已确诊的病患了解糖尿病并逐渐熟悉饮食、运动、用药和尿糖、血糖监测等基本措施的综合治疗原则。

2. 配合医务人员提高控制质量，让超过 50 岁的人群，尤其是高危人群，每年做一次餐后 2 小时的血糖筛选检查，使无症状的病患尽早得到确诊和防治。

3. 帮助确诊的病患理解长期坚持饮食治疗的重要意义，掌握尿糖和血糖仪检测方法，必须注射胰岛素治疗者，还应学会无菌注射法，低血糖反应观察及初步处理等。

4. 确诊病患应定期监测血糖（包括空腹血糖及餐后 2 小时血糖），每 3 个月测一次糖化血红蛋白。

链接

糖尿病认识的六大误区

误区一：糖尿病是因为食糖或甜食过多引起。

误区二：血糖降到正常就不用监测了。

误区三：没有症状就不是糖尿病。
误区四：降血糖用药即可，不需控制饮食。
误区五：无糖饮食不需要限量。
误区六：糖尿病病患不能吃水果。

第6节　急性脑血管疾病

案例 7-6

李大爷，75 岁。6 小时前在家因生气突发头痛、恶心、呕吐、右侧肢体活动障碍，继而出现意识不清，大小便失禁，无抽搐。既往有糖尿病、高血压病史，不规律服用降压药。

请问：李大爷可能发生了什么？身边的护理员应该如何处理这种情况？

一、疾病认识

我们通常所说的脑血管疾病指急性脑血管疾病，又称“脑血管意外”、“脑中风”、“脑卒（cù）中（zhòng）”，是由于脑部血管突然破裂或因血管阻塞导致脑组织损伤的一组疾病，包括缺血性和出血性两类，以突然出现意识障碍和肢体瘫痪最常见。脑卒中好发于老年人，发病率高、死亡率高、致残率高。

（一）相关因素

1. 无法干预的危险因素　如年龄、性别、遗传等。

2. 可干预的危险因素　如高血压、糖尿病、心脏病、饮酒、高脂饮食等。

（二）疾病表现

1. 缺血性脑卒中

（1）短暂性脑缺血发作：常反复发作；多持续数分钟或数十分钟，通常不超过 1 小时，最长不超过 24 小时；可完全恢复，不遗留神经功能缺损体征。

（2）脑梗死

1）脑血栓形成：是脑血管疾病中最常见的一种，好发于 50～60 岁，男性略多于女性。起病缓慢，常在安静休息或睡眠中发病。

2）脑栓塞：是外来的血栓（心源性多见）、脂肪或空气等栓子栓塞血管而引起相应供血区的脑功能障碍。任何年龄均可发病，以青壮年居多，因动脉粥样硬化、心肌梗死引起的多见于老年人。起病急骤为其特征，是脑血管疾病中起病最快的一种。

2. 出血性脑卒中

（1）脑出血：又称脑溢血，指原发性非外伤性脑实质血管破裂出血，是脑血管疾病中最凶险的类型，其死亡率和致残率较高。脑出血多发生在 50～70 岁，男性稍多，好发于冬春季。病患多于剧烈活动、情绪激动、用力排便时突然发病，病情往往在数分钟至数小时发展到高峰。

（2）蛛网膜下腔出血：脑底部或脑表面血管破裂，血液直接流入蛛网膜下腔的出血，称原发性蛛网膜下腔出血；由于脑出血或各种原因使血液穿破脑组织而流入脑室及蛛网膜下腔的，属继发性蛛网膜下腔出血。原发性蛛网膜下腔出血多由先天性动脉瘤或血管畸形所致。临床表现起病急骤，可在用力、情绪激动等情况下发病。

脑卒中病患多突发反应迟钝，一侧肢体无力，感觉沉重或麻木，甚至瘫痪；一侧面部麻木或口眼歪斜；眩晕，失去平衡，东倒西歪，步行困难，甚至突然跌倒；单眼、双眼视物模糊或向一侧凝视；吞咽困难；言语困难，表现为说话不清，吐词困难，不能找到合适的词语表达或难以理解他人的言语含义；既往少见的严重头痛、呕吐；意识障碍或抽搐，严重者昏迷甚至死亡。

二、陪护要点

（一）紧急处理

一旦怀疑病患发生脑卒中，护理员不要随便搬动病患，及时报告值班医生，通知家属及相关人员或直接拨打120急救电话。

1. 让病患仰卧，使下颌略微仰起，头偏向一侧，防止痰液或呕吐物回流吸入气管造成窒息。

2. 解开衣领纽扣、领带、腰带、胸罩，如有义齿（假牙），也应取出。

3. 如果病患是清醒的，应注意安慰病患，缓解其紧张情绪，宜保持镇静，切勿慌张，不要悲哭或呼唤病患，避免造成病患的心理压力。

4. 对于昏迷病患，避免用力摇动肢体、大声呼喊的办法来刺激病患清醒，这样对病患是有害的。

5. 若病患鼾声明显，提示其气道被下坠的舌根堵住，此时应抬起病患下颌，使之成仰头姿势，同时用毛巾随时擦去病患的呕吐物。

6. 注意给病患保暖，防止受凉。

7. 密切观察病患，经常呼唤，以了解病患意识状态。对躁动不安的病患，要加强保护，防止意外损伤。

8. 拨打120急救电话，呼叫救护车来运送病患。若自行运送，在搬运病患时正确的方法是：2～3人同时用力，一人托住病患的头部和肩部，另一人托起病患双脚，若还有一人，则要托起病患腰背部，3 人一起用力，平抬病患移至硬木板或担架上，不要在搬运时把病患扶直坐起，勿抱、拖、背、扛病患。

9. 若已明确诊断，脑梗死和脑出血的陪护有以下不同：

（1）脑梗死病患安置为平卧位，安静休息，以保证脑部血液供应；头部禁止冷敷，避免血管收缩或痉挛加重脑缺血；在病情稳定、心功能良好、无出血倾向时及早进行活动与功能锻炼，一般在发病1周后开始。

（2）脑出血病患绝对卧床休息2～4周，发病48小时内尽量避免不必要的搬动，尤其是保持头部不动；床头抬高 15°～30°，以利于脑部静脉血回流以减轻脑水肿；头部放置冰袋或冰帽，可收缩脑血管减轻脑出血；限制探视，避免各种刺激和情绪激动，避免剧烈咳嗽、用力排便，护理员陪护病患时，动作宜轻柔，以防止颅内压升高和血压波动而导致进一步出血；急性期病患绝对卧床休息，病情稳定后定时翻身，同时及早进行康复训练；发病 24～48 小时内暂时禁食，72 小时后因意识障碍、消化道出血等不能进食者，可根据病情给予鼻饲流质饮食，保证营养供给。

（二）恢复期护理

1. 饮食陪护 限制总热量，低盐、低脂、清淡饮食，戒烟忌酒，多吃蔬菜、水果。

2. 心理陪护 护理员主动担负起病患的保护者、知心者、依赖者、倾听者等角色，同时根据病患家庭情况，扮演病患家属、亲人的角色。

3. 呼吸道护理 如病情允许，病患可采取半坐卧位，拍叩病患胸背部。

4. 口腔护理 每天 2～3 次用温水清洁口腔。

5. 眼睛护理 眼睛不能闭合的病患，用生理盐水浸湿无菌纱布，覆盖眼睑，以保护眼睛，纱布干时更换。

6. 压疮陪护 定时翻身，变换体位，预防压疮发生。

7. 康复陪护 在医务人员的指导下进行康复陪护，采用按摩、推拿、被动运动等锻炼方法，防止肌肉萎缩。护理员要合理掌握护理力度，尽量减少因帮助病患更换体位而产生的疼痛感，病患一旦有疼痛的表现，要及时更换护理动作，减轻护理力度。

三、健康知识宣教

1. 首先要预防高血压，高血压病患应及时、正规治疗。
2. 不吸烟、不酗酒，低盐饮食，不暴饮暴食，多吃新鲜蔬菜、水果，保持大便通畅。
3. 生活要有规律，保证充足的睡眠，坚持体育锻炼。
4. 遇事不急躁，心胸豁达。
5. 定期进行健康体检。

以上这些生活细节的改变，可以明显降低脑卒中的发病率。

第7节 帕金森病

案例 7-7

张先生，62 岁。其父被诊断为帕金森病 3 年，今年张先生发现自己右手有时也有抖动，快速走步锻炼时比以前慢，跟不上老伴，非常紧张，怀疑自己和父亲一样。

请问：张先生可能发生了什么？身边的陪护人员应该如何处理这种情况？

一、疾病认识

帕金森病又叫震颤麻痹，是一种常见的中老年慢性进展性疾病，发病率随着年龄的增加而升高，男性稍高于女性。目前无根治方法，多数病患发病数年仍能继续工作，也有一部分迅速发展致残。疾病晚期可因严重肌强直和全身僵硬，甚至卧床不起，严重影响病患的生活。

（一）相关因素

帕金森病确切的病因及发病机制至今未明。可能与遗传因素、环境因素（尤其神经毒害物质的接触）、年龄老化等有关。据了解，用脑多者，睡眠障碍、便秘者，焦虑、抑郁、情绪不稳定者帕金森发病率较高。

（二）疾病表现

1. 运动症状

（1）静止性震颤：震颤是发病最早期的表现，是该病的基本特征之一。多自一侧上肢手部开始，随病情的进展，逐渐波及同侧下肢和对侧上下肢，在静止时出现不自主的呈节律性“搓丸样”动作，变换位置或运动时，症状可减轻或停止，情绪紧张时加剧，入睡后则消失，因此叫“静止性震颤”。通常上肢重于下肢，下颌、口唇、舌和头部的震颤多在病程后期出现。

（2）肌强直：早期多从单侧肢体开始，病患感觉关节僵硬及肌肉发紧。被动运动关节时，犹如弯曲软铅管的感觉或如转动齿轮的感觉，分别称为“铅管样强直”或“齿轮样强直”；影响到颈部、躯干、四肢时，病患出现一种特殊的屈曲的姿势。

（3）运动迟缓：动作缓慢、笨拙。早期病患的精细动作变慢，如系鞋带、扣纽扣等动作比以前缓慢许多，甚至无法顺利完成。晚期全身运动减少，甚至起床、翻身都困难。影响到面肌时，会出现表情呆板，眼球运动、眨眼减少，表现为“面具脸”；口、咽、腭肌运动迟缓，表现为说话速度慢、声音低；写字时，越写越小，呈现“小字征”；快速拇指碰食指速度慢、幅度小。

（4）姿势平衡障碍：疾病早期，表现为走路时病侧上肢摆臂幅度减小或消失，下肢拖拉。随着病情的发展，步伐逐渐变小变慢，启动、转弯时步态障碍，自坐位、卧位起立时困难。有时行走时全身僵住，不能动弹，称为“冻结”现象。有时迈步后，以极小的步伐越走越快，不能及时停步，称为“慌张步态”或“前冲步态”。

2. 非运动症状

（1）情绪与智力改变：帕金森病病患还可以出现精神方面的症状，表现为抑郁和（或）痴呆的症状。抑郁可为首发症状。部分病患表情淡漠，情绪低落，反应迟钝，自制力差，无自信心，悲观厌世；有的则表现情绪焦虑、多疑猜忌、固执、恐惧、恼怒等。

（2）感觉障碍：许多帕金森病病患嗅觉减退或缺乏。气味分辨能力降低。中晚期常有肢体麻木、疼痛。

（3）流口水：与帕金森晚期病患的嘴唇不能完全闭合、吞咽活动减少有关。

（4）体重下降：帕金森病晚期病患体重下降。明显体重下降表现为身体虚弱易疲劳、抵抗力下降易发生感染。

（5）其他：如睡觉时手脚乱动、大喊大叫等；多汗、性功能障碍、大小便困难、晕厥等。

3. 并发症

（1）感染：感染引发的败血症是导致本病晚期死亡的重要原因。一般的感染都会使本病症状加重。病患由于免疫功能低下，感染经常发生，常见呼吸道感染。晚期卧床的病患，完全丧失生活自理能力，加上营养不良，经常会出现压疮、坠积性肺炎、吸入性肺炎等。男性病患因前列腺肥大，可导致排尿困难。女性病患因护理不周、尿便浸渍等，可造成泌尿系统反复感染，甚至肾功能损害。

（2）心力衰竭：是晚期病患常见的并发症，最终可以导致死亡。感染可诱发心力衰竭或使心力衰竭加重。

（3）损伤：是帕金森病不可忽视的并发症，随着病情的发展，震颤、僵直、协调功能障碍，会逐渐累及运动功能，脚下遇到障碍物或路面光滑时容易跌跤甚至可发生骨折等损伤。

（4）心理障碍：多见于晚期病患。帕金森病表现的肢体震颤、僵直，动作笨拙，面具脸，说话含混不清，语调单一，音量降低，流口水等，使病患心理上常有自卑感，不愿参加社会活动，不愿去公共场所，疏于人际交往。在治疗中及疾病发展过程中，还可见到失眠、焦虑、抑郁、痴呆等。

4. 疾病程度分期 根据病患的表现可将疾病程度大致分为五期：Ⅰ期单侧疾病；Ⅱ期双侧疾病；Ⅲ期姿势不稳；Ⅳ期协助行走；Ⅴ期限制轮椅。

二、陪护要点

帕金森病出现的运动症状主要影响病患的工作与日常生活能力，而其他症状则明显干扰病患的生活质量，因此，需在早期积极综合处理。具体包括药物、手术、康复与运动、心理疏导、照料护理等，其中药物治疗为首选，手术治疗是药物治疗的一种补充。

（一）用药陪护

药物治疗是重点，提倡早期使用。用药的目的是改善症状。

1. 病患有行动不便、心理、精神症状，陪护人员要参与对药品的管理，需督促、帮助病患按时服药。

2. 陪护人员需要严格观察用药后疗效及不良反应，根据病患的具体情况选择药物及剂量，尽可能用最小的剂量达到最满意的疗效。随着病情的发展，由于药物的长期使用，疗效会明显地下降，或出现严重的症状波动或异动症，这时可考虑手术，但手术后仍需要进行药物治疗。因此，陪护人员一旦发现相关情况，应及时提醒病患、家属或医务人员，以便达到最佳治疗效果。

（二）运动陪护

可根据不同的行动障碍进行相应的康复或运动训练。可进行健身操、太极拳、慢跑等运动。可进行语言、步态、姿势平衡训练等。早期应坚持一定的体力活动，主动进行肢体功能锻炼，四肢各关节做最大范围的屈伸、旋转等活动，以预防肢体挛缩、关节僵直的发生。晚期帮病患做被动肢体活动和肌肉、关节的按摩，以促进肢体的血液循环。日常生活不要代劳，尽量自己完成，但需注意保护病患的安全，防止跌倒、摔伤等意外。也可应用中医或针灸来辅助康复。

（三）日常陪护

1. 注意饮食和营养　根据病患的年龄、活动量给予足够的总热量，膳食中注意满足糖、蛋白质的充分供应，以植物油为主，少进食动物脂肪。适量进食海鲜，其能提供优质蛋白质和不饱和脂肪酸，有利于防止动脉粥样硬化；多食新鲜蔬菜和水果，其能提供多种维生素，并能促进肠蠕动，防治便秘。出汗多时，应注意补充水分。避免刺激性食物，戒烟忌酒。

（1）食物要多样、细软：一天中的食物应多种多样，包括谷类、蔬菜、水果、奶类或豆类、肉类等。多样化食物能满足身体对各种营养的需要，也能使病患对饮食产生兴趣。同时食物应细软、易消化，便于咀嚼和吞咽，可按半流质或软食供给。

（2）多进食谷类和蔬菜水果：通常每天摄入 300～500g 谷类食物。每天可食用 300g 的蔬菜和 1～2 个中等大小的水果，以从中获得维生素 A、维生素 B、维生素 C 和多种矿物质与膳食纤维。既增加营养，又有利于疏通大便。

（3）经常进食奶类和豆类：奶类含丰富的钙质。每天一杯牛奶或酸奶，对于容易发生骨折和骨质疏松的老年帕金森病病患来说更加重要。但是牛奶中蛋白质成分可能对左旋多巴疗效有一定的影响，建议将牛奶安排在晚上睡前饮用，同时有利于睡眠。另外，豆腐、豆腐干等豆制品也可补充钙质。

（4）补充水分：每天喝 6～8 杯水，充足的水分能使粪便软化、易排，防止便秘的发生，还可缓解口干、口渴、眼干的症状。

（5）注意进餐和服药间隔：服用左旋多巴半小时后进餐，以便药物能更好地吸收。若服药后恶心症状明显时，可在服药的同时吃一些低蛋白质的食物，如饼干、水果、姜汁或果汁等。少数病患服药后会有不自主运动症状加重，可以改为进餐时服药，通过延缓药物吸收来减轻症状。

（6）限量肉类：肉类可能会影响左旋多巴进入脑部发挥作用。每天摄入大约 50g 的肉类，可选择精瘦的禽肉、畜肉或鱼肉。1 个鸡蛋所含的蛋白质相当于 25g 精瘦肉类。肉类食物可以分配在早、晚或午、晚餐中，也可尝试一天中只在晚餐安排。

（7）少吃肥肉、荤油和动物内脏：饮食中过高的脂肪也会延缓左旋多巴的吸收，影响疗效。

2. 生活指导和帮助　早期病患运动功能无障碍，能坚持一定的劳动，应指导病患尽量参与各种形式的活动。生活自理能力显著降低时，应注意病患活动中的安全问题，走路时持拐杖助行，在房间和卫生间加设扶手、防滑橡胶桌垫，使用大把手餐具等。病患如厕下蹲及起立困难时，可置高凳坐位排便。病患动作笨拙，常多失误，用餐时谨防烧伤、烫伤等。端碗、持筷子有困难者，为其准备金属餐具。无法进食者，需有人喂汤饭。

穿脱衣服，扣纽扣，系腰带、鞋带有困难者，均需给予帮助。

（四）预防并发症

老年病患常有免疫功能低下，对环境适应能力差，须注意居室的温度、湿度、通风及采光等。根据季节、气候、天气等情况增减衣服，决定室外活动的方式、强度，并有效预防感冒。晚期的卧床病患要按时翻身，做好皮肤护理，以防止泌尿系统感染和压疮的发生。加强肢体、关节的被动活动，按摩肌肉，防止和延缓肌肉萎缩、关节的废用。加强口腔护理，勤翻身、叩背，以预防吸入性肺炎和坠积性肺炎。冬天结冰及雨天湿滑的路面，厕所及浴室潮湿光滑的瓷砖地板，对于动作迟钝、步履不稳的帕金森病病患都是危险因素，要格外小心，避免摔跌进而出现骨折等意外。

（五）心理疏导

1. 心理因素在人体发病与康复方面有着重要的作用。帕金森病病患在情绪紧张、激动或窘迫情况下，肢体震颤加重，而情绪平静时震颤减轻，精神因素可使病情恶化。本病病程很长，呈进行性加重，病患心理上会产生一定的压力。良好的心理疏导，对于病患克服悲观、失望、焦虑、烦恼等消极情绪，树立正确的生死观，与疾病作抗争，保持心态平衡有很重要的意义。

2. 在不同的阶段存在不同的心理问题。疾病早期，病患保持相当的劳动能力，生活能够自理，震颤也不显著，疾病又无任何痛苦，病患心理变化也不大。随着病情的发展，肢体震颤加重，动作迟缓而笨拙，表情淡漠、刻板而呈“面具脸”，语调单一、谈吐断续，使病患有自卑感，不愿到公共场合，回避人际交往，并感到孤独，产生焦急、忧虑等情绪。有些病患了解到本病的发展结局后，产生恐惧或绝望心理。到疾病后期阶段，病患生活不能自理，出现悲观、失望或厌世轻生。到晚期病患常有痴呆存在，会淡化心理活动。

3. 心理疏导要因人施护。首先要了解并掌握病患的心理状态，针对其心理需要进行心理疏导。其次，要多与病患沟通来开启病患的心扉，并通过具体的关心、体贴、帮助等措施，从心理上建立和保持良好关系，促进病患产生有利于稳定情绪、树立抗病信心的积极的心理活动。

三、健康知识宣教

1. 对帕金森病的高危人群（如有帕金森病家族史、有毒化学物品接触者），须密切监护随访，定期体检，并加强健康教育，重视自我防护。

2. 重视老年病（高血压、高血脂、高血糖、脑动脉粥样硬化等）的防治，增强体质，延缓衰老，防止动脉粥样硬化，对预防帕金森病均能起到一定的积极作用。

3. 早发现、早诊断、早治疗。

4. 一旦明确诊断，加强护理，延缓病情发展，防止病残，改善生活质量。

5. 全面认识帕金森病是一种慢性神经系统疾病，目前并无根治措施。

链接

帕金森病认识的四大误区

误区一：出现手、头的抖动即为帕金森病。
误区二：误听误信根治帕金森病的药物、手术。
误区三：吸烟能防治帕金森病。
误区四：帕金森病就是老年痴呆。

第8节 老年痴呆

案例 7-8

李女士的爷爷，75 岁。他从去年开始外出后经常找不着回家的路，李女士今天去看爷爷时，爷爷问她“你叫啥？”。李女士听后很伤心，决定亲自照顾爷爷。

请问：爷爷发生了什么？李女士该如何做？

一、疾病认识

老年痴呆是一类慢性、进行性认知功能障碍的疾病，其病程隐蔽，进展缓慢。老年痴呆是老年人中危害非常大的疾病之一，随着人类寿命的不断提高，病患也日渐增多。85 岁以上的老人中每 3～4 人就有 1 人可能患有痴呆。“老”是痴呆最重要的危险因素。老年朋友们都非常害怕自己得了老年痴呆，因此，对老年痴呆的预防、早期识别及护理十分重要。

（一）相关因素

有研究表明独居、内向、文化程度低、长期不合理的饮食、有痴呆家族史、有头部外伤史、高血压、高血糖、血管病因素、抑郁病史、长期过量饮酒、吸烟、吸毒者等都是痴呆的易患人群，应进行定期筛查。

（二）疾病表现

1. 痴呆前阶段 轻度记忆力减退，不影响日常生活。

2. 痴呆阶段

（1）轻度：主要表现为记忆障碍。首先表现为近期事件遗忘，忘记日常所做的事和常用物，随着病情的发展，记不起以前发生的事和人，外出后找不到回家的路，容易疲乏、活动减少、焦虑、易怒、孤僻、自私、消极，不爱干净，邋遢等。

（2）中度：除记忆力明显减退外，原来掌握的知识和技能也明显衰退，性格改变，也可出现精神症状，甚至无羞耻感（如随地大小便等）。

（3）重度：以上症状加重，情感淡漠、哭笑无常、言语能力丧失，以致不能完成日常简单的生活事项如穿衣、吃饭，逐渐失语、卧床、瘫痪、大小便失禁等。最后出现各种并发症如压疮，甚至全身衰竭而死亡。

二、陪护要点

（一）关爱病患

充分尊重、关心、爱护病患，从心理上给予安慰，多与病患交流沟通，鼓励沉默寡言的病患多活动、多说话。避免一切不良刺激，鼓励病患树立战胜疾病的信心。

（二）生活照料

痴呆病患生活自理能力差，需要家属或陪护人员督促或协助病患完成卫生清理、饮食、大小便、起居等，安排病患规律生活，要求病患按时起床、睡觉、吃饭，使其生活接近正常，保证足够的休息和睡眠时间。

1. 维持良好的卫生习惯，包括皮肤、指甲、头发、口腔等。早晚洗脸、刷牙，勤剪指甲，定期洗头、洗澡，勤换内衣，勤洗被褥。积极制止不卫生行为如随地大小便、乱捡东西吃等。根据气候变化，随时增减衣服。居室常开窗换气，被褥常晾晒。卧床病患需定时翻身、拍背、按摩肢体。

2. 白天尽量进行一些有益于身心健康的活动，如养小动物、散步、打太极拳、写字、画画、读书、看报、看一些娱乐性的电视节目，能使病患感受到生活乐趣，保持轻松、愉悦的心情。避免看或聊一些恐怖、惊险、伤感的影视节目、书籍或事情。

3. 给病患创造良好的睡眠条件，保持周围环境安静，睡前温水洗脚，不看也不谈论刺激性的节目或话题，不饮酒、吸烟、喝浓茶或咖啡。对严重失眠者，可给予药物辅助，夜晚不要让病患单独居住，以免发生意外。

4. 科学合理平衡饮食。一日三餐定时、定量，尽量保持正常的饮食习惯。少吃动物脂肪和含糖分高的饮食，多吃新鲜的水果、蔬菜，做到素荤搭配、营养丰富、清淡爽口、无刺激、易消化、温度适宜，保证饮食安全，戒除烟酒。嘱病患缓慢进食，细嚼慢咽，进食过程中不催促病患。对于少食或拒绝进食的病患，通过饮食搭配、烹饪、劝说、鼓励其增加进食，必要时在医生的指导下强迫进食。对食欲亢进、暴饮暴食者要适当限制。

（三）协助训练

帮助病患料理生活，并不是包办一切事物。应指导、督促、检查、协助病患进行各种训练，使其能够生活自理，延缓智能衰退。

1. 进行言语、思维、计算、技能、肢体功能康复等多种训练。如“看字说颜色”就是一种简单易行的训练方法。要与语言障碍的病患多交谈，鼓励病患与人交往、多说话。肢体瘫痪的，督促、帮助病患进行康复训练，加强对病患强直的关节、痉挛的肌肉的按摩、锻炼。睡眠障碍的病患，根据病患的实际情况及爱好，鼓励病患白天适当多活动，外出活动时要有人相随，夏天安排午间小睡，每天保证6～8小时的睡眠，培养有效的活动、休息规律。

2. 要督促轻度痴呆病患自己料理生活，如个人卫生的清理、买菜做饭、收拾房间，鼓励病患进行学习、工作，参与社会活动，培养生活兴趣，活跃思维，既训练了语言表达能力，又分散了病态心理。

3. 对中、重度痴呆病患要花时间训练其生活自理能力，如洗漱、进食、如厕、整理床铺、穿戴衣物、按时起床睡觉；陪伴病患外出，教其识路标，认家门；引领病患干家务，如打扫房间。坚持一段时间后，部分病患基本可以生活自理。

（四）安全防护

对于中、重度痴呆病患特别要重视病患的安全防护。

1. 尽量不要单独外出，病患随身携带卡片或在穿戴衣物上做标志，应有病患姓名、地址、联系电话，以防万一走失，以便寻找。

2. 行走时应有人扶持或关照，以防跌倒摔伤，对居住高层楼房的痴呆老人，要增加防护栏，以防不慎坠楼。休息床铺要低矮，必要时床周围加围挡。

3. 洗澡时为其调节好水温，防止烫伤。进食时必须有人看管，防止呛入气管，引起吸入性肺炎，甚至窒息，食物中有鱼刺、骨渣等时须帮病患剔除。

4. 病患不要单独做家务，防止煤气中毒、火灾、切割伤、烫伤等意外。

5. 病患的常用物品放在其看得见、找得着的地方。家里的药品、化学日用品、热水瓶、电源、刀、剪等危险物品放在安全、不易碰到的地方，防止意外事故或病患自杀。

6. 病患所服药物要妥善保管，按时、按量监督或给予喂服，要保证病患服下。

7. 重度痴呆病患要时时不离人，处处有人陪。

（五）身体疾病的防护

病患多有反应迟钝、感觉不灵敏、智力及语言障碍等表现，对身体不适不能及时感应，也不能准确表达。因此，对病患全方位的监测与防护非常重要。必要时及时送往医院进行救治。

1. 注意病患的饮食、起居、大小便情况。

2. 注意体温、呼吸、脉率、血压、意识反应、精神状态等是否有异常。

3. 卧床病患要加强护理，大小便不能自理者，要设法照料，保持皮肤清洁卫生，床单、被褥、衣着干净整洁；定时翻身拍背、按摩，观察全身皮肤的色泽，尤其关节突出的或重力受压的部位。

三、健康知识宣教

老年性痴呆的预防宜尽早做起，如能在痴呆前期或初期发现，并在生活上采取相应措施，持之以恒地做下去，是完全可以控制其发展的，并且可以使其在一定程度上向好的方向转化。预防老年痴呆可从以下几个方面做起。

1. 起居饮食规律　保持生活规律对于预防老年性痴呆的发生有积极意义。在膳食上，强调做到“三定、三高、三低和两戒”。“三定”即定时、定量、定质；“三高”即高蛋白、高不饱和脂肪酸、高维生素；“三低”即低脂肪、低热量、低盐；“两戒”即戒烟、戒酒。

2. 智力训练　勤于动脑，以延缓大脑老化，常做动脑且有趣的事情、培养业余爱好、广泛接触各方面的人等，可活跃脑细胞，使脑细胞的反应性增高，刺激神经细胞活力。

3. 精神情志调养　注意保持积极乐观情绪，多参加集体活动，多与他人沟通交流，保持良好的人际关系，多接受外来的有益刺激，以延缓脑功能减退。

4. 加强体育锻炼 既可以改善不良情绪，又可以保持大脑功能的正常运转，从而延缓脑神经细胞老化，预防痴呆。

链接 **老年痴呆认识的四大误区**

误区一：健忘就是老年痴呆。
误区二：人老了就会得老年痴呆。
误区三：老年痴呆是人老的自然现象，不需要治疗。
误区四：年轻人不会得老年痴呆。

第9节　精神性疾病

案例 7-9

李大爷，78岁。儿女都在外地工作，去年老伴因病去世。从今年6月起，李大爷基本不出去活动，经常一个人坐在镜子前与自己对话，常听见孙子叫他，不时地去开门。

请问：李大爷可能发生了什么？身边的护理员应该如何处理这种情况？

一、疾病认识

精神疾病主要是一组以表现在行为、心理活动上的紊乱为主的神经系统疾病。老年性的精神疾病可能与老年性脑萎缩有关。严重影响病患及家庭的正常生活。

（一）相关因素

目前认为主要是家庭、社会环境等外在原因，病患自身的生理遗传因素、神经生化因素等内在原因相互作用所致。

（二）疾病表现

表现为心理障碍，病患的认识、情感、意志、动作行为等心理活动均可出现持久的、明显的异常；不能正常地学习、工作、生活，动作、行为难以被一般人理解；在病态心理的支配下，有自杀或攻击、伤害他人的动作行为。

1. 思维破裂 病患思考问题时没有中心，思维不连贯，讲话时前言不搭后语，颠三倒四，有头无尾，缺乏条理。

2. 情感障碍 对亲人疏远、冷淡，甚至敌对。对一切事物表现冷淡，漠不关心，整天闷坐，胡思乱想。严重者完全失去自我管理的能力，影响进食、睡眠和休息。

3. 幻觉妄想 幻觉中以幻听为多，病患常常听到空中或房上有人对她讲话，或听到一些人议论他。其行为会受到幻觉的影响，甚至服从幻觉的“指令”做出一些危险动作。

会出现自杀、自伤、冲动、出走、无自知力等精神症状。

二、陪护要点

（一）防护

1. 对兴奋的病患要有耐心、温柔体贴，不可粗暴、恐吓，以免触怒病患。一般将病患安排在安静的地方，指导病患做一些有意义的事，来转移病患的注意力，同时保证病患的饮食与睡眠。对极度兴奋或伤人、毁物的病患应及时隔离，或用约束带保护。

2. 对有逃跑、自杀企图的病患要注意病患的情绪变化，避免一切包括言语的刺激，加强看护，门窗关好，对刀具、利器、绳子等物品看管好，放置到病患找不到的地方。

3. 对抑郁、木僵病患要加强保护，不在病患面前议论病情、对病患有刺激的事。鼓励病患多进食，必要时喂食，仍拒绝者可给予鼻饲。

（二）协助治疗

1. 针对不同的问题，进行心理疏导，可陪病患去找专业的心理咨询师进行治疗。严重病患及时送精神病院治疗。

2. 监督病患遵医嘱服药。重症病患，做好药物管理，防止病患过量用药。

三、健康知识宣教

老年性的精神疾病与其他精神疾病的不同之处在于它的独特的年龄特征。老年群体是社会中一个比较弱势的群体，许多老年人患上精神病都是因为子女不在身边引发的过分孤独造成的。针对老年性精神病，精神病专家指出，老年性精神病的治疗要点不在于服用药物与生活调理，更重要的是子女、亲属的交流与关怀，需要身边的亲人心理上的耐心呵护。

自测题

1. 通常所说的血压指下列哪项（　）

A. 动脉血压　B. 静脉血压　C. 毛细血管血压

D. 动脉压和静脉压　E. 以上都不是

2. 关于血压的测量，下列哪项正确（　）

A. 在未使用降压药的情况下测量血压

B. 静息状态时测量血压

C. 非同日至少测 3 次血压，每次都高于正常值才可诊断为高血压

D. 高血压分级诊断，当收缩压与舒张压分别属于不同级别时，以较高级别归类

E. 以上都对

3. 降压药的使用应做到（　）

A. 快速降到正常范围

B. 血压下降后可以自行减药或停药
C. 如果漏服了，可以补吃上次的剂量
D. 不可随意停药、增减剂量，不可漏服，不可补吃上次剂量
E. 可以用保健药来替代降压药

4. 冠心病的危险因素不包括下列哪项（　）
A. 高血压　B. 高血糖　C. 高血脂
D. 肥胖　E. 锻炼

5. 心绞痛发作时，下列哪项不正确（　）
A. 就地安静休息　B. 舌下含化硝酸甘油　C. 快速跑到就近医院就诊
D. 拨打 120 呼救　E. 密切观察病患

6. 下列哪一项是 COPD 的主要因素（　）
A. 吸烟　B. 感染　C. 大气污染
D. 过敏　E. 职业性粉尘和有害气体的长期吸入

7. 缩唇腹式呼吸正确的做法是（　）
A. 吸气与呼气时间之比为 1∶1　B. 用鼻吸气，经口呼气
C. 吸气时回缩腹部，呼气时鼓起腹部
D. 吸气时将口唇缩成吹笛子状　E. 以上都正确

8. 在我国，肝硬化最主要的原因是（　）
A. 病毒性肝炎　B. 慢性酒精中毒　C. 胆汁淤积
D. 循环障碍　E. 化学毒物或药物

9. 肝硬化病患，饮食护理应做到（　）
A. 高脂　B. 高蛋白　C. 低热量
D. 限制水盐摄入量　E. 以上都正确

10. 肝硬化病患最常见的并发症是（　）
A. 上消化道出血　B. 肝性脑病　C. 原发性肝癌
D. 感染　E. 电解质和酸碱平衡紊乱

11. 糖尿病的典型表现不包括下列哪项（　）
A. 冠心病　B. 多饮　C. 多食
D. 多尿　E. 体重减轻

12. 控制血糖最基础、最重要的措施是（　）
A. 吃降血糖药　B. 体育锻炼　C. 打胰岛素
D. 控制饮食　E. 密切监测血糖

13. 糖尿病最容易发生的是（　）
A. 冠心病　B. 感染　C. 失明
D. 糖尿病足　E. 肾损害

14. 糖尿病病患不能吃的是（　）
A. 土豆　B. 红薯　C. 巧克力
D. 苹果　E. 大米

15. 对于昏迷的脑卒中病患，下列哪项不正确（　）

A. 不要随便搬动病患

B. 用力摇动肢体、大声呼喊等办法来刺激病患清醒

C. 仰卧位，头偏向一侧

D. 解开领口纽扣、领带、腰带，取出义齿

E. 密切观察病患

16. 下列哪项不正确（　）

A. 脑出血病患绝对卧床休息 2～4 周，发病 48 小时内尽量避免不必要的搬动

B. 脑梗死和脑出血病患头部都可进行冷敷

C. 脑梗死病患安置为平卧位，以保证脑部血液供应

D. 脑出血病患床头抬高 15°～30°，利于脑部静脉回流以减轻脑水肿

E. 脑出血病患发病 24～48 小时内暂时禁食

17. 帕金森病的表现不包括下列哪项（　）

A. 运动缓慢　　B. 手在活动时抖动　　C. 便秘

D. 关节屈曲　　E. 闻不到气味

18. 帕金森病的治疗，下列哪项不正确（　）

A. 药物治疗是中心

B. 协助病患进行各种训练

C. 发展到晚期病患生活不能自理时，护理员替代一切活动，以防意外发生

D. 及时了解病患心理问题，给予疏导

E. 密切观察病患的病情变化

19. 老年痴呆主要的或早期的表现是（　）

A. 精神症状　　B. 智力障碍　　C. 记忆力减退

D. 活动受限　　E. 大小便失控

20. 陪护老年痴呆病患，下列哪项不正确（　）

A. 鼓励病患多与人交往

B. 让病患少出门，防止意外

C. 指导、督促、训练、帮助病患生活自理

D. 鼓励病患读书、看报，学习自己感兴趣的知识，发展自己的爱好

E. 密切观察病患病情的变化

21. 老年人精神疾病的防护主要是（　）

A. 住院治疗　　B. 药物治疗　　C. 生活调理

D. 亲人陪伴，心理调节　　E. 锻炼

22. 脑血管疾病的危险因素不包括下列哪项（　）

A. 高血压　　B. 高血糖　　C. 高血脂

D. 肥胖　　E. 锻炼

第8章 常见传染病的陪护

学习目标

1. 了解传染病的基本特征、流行过程和预防措施。
2. 熟悉传染病常用的隔离措施。
3. 掌握常见传染病的陪护技能。

第1节 基础知识

案例 8-1

小王得了流感，不停地打喷嚏、流鼻涕，打喷嚏时并没有用纸巾或手帕捂住口鼻，还不停地和小张说话，结果第二天小张也得了流感。

请问： 流感是通过什么方式传播的？小张为什么会得流感？传染病流行需要哪些环节？

一、概述

（一）定义

传染病是由病原微生物感染人体后引起的具有传染性的疾病。常见的病原体有病毒、细菌、支原体、衣原体、立克次体、螺旋体、真菌。由原虫、蠕虫等感染人体后产生的疾病称寄生虫病。它们都属于感染性疾病，但感染性疾病不一定都具有传染性，生物体之间通过一定途径相互传播的疾病称传染病。

（二）感染和传染的区别

1. 感染 是指细菌、病毒、真菌、寄生虫等病原体侵入机体，并与机体相互作用所引起的局部组织和全身性炎症反应过程，所引起的疾病称为感染性疾病。

2. 传染 指病原体从宿主排出后通过一定的途径入侵另一宿主，在一定部位生长繁殖或复制并引起不同程度的病理改变过程。所引起的疾病称为传染病，其最大的特点是具有传染性和流行性。

感染病原体不一定发病，而发病必须经过感染；感染性疾病不一定是传染病，而传染病则是通过感染而引起并能经过一定途径传染给他人的，所以传染性疾病也属于感染性疾病。

二、传染病的基本特征

（一）有病原体

每种传染病都是由特异的病原体引起的，如病毒性肝炎的病原体为肝炎病毒，伤寒的病原体为伤寒杆菌，疟疾的病原体为疟原虫。临床上检出病原体对明确传染病诊断有重要意义。

（二）具有传染性

具有传染性是传染病与其他感染性疾病最重要的区别。传染性是指病原体由宿主体内排出，经一定途径传染给另一个宿主的特性。传染病病患具有传染性的时期称为传染期。每一种传染病的传染期相对恒定，可作为隔离病患的依据。采取消毒、隔离、人工自动免疫等措施可降低传染病的传染性。

（三）流行病学特征

1. 流行性 在一定条件下传染病能在人群中广泛传播蔓延的特性称为流行性。按其流行强度、广度可分为散发、暴发、流行、大流行。散发指某种传染病发病率在某地区常年的一般发病水平；暴发是指某种传染病的发病时间分布高度集中于一个短时间内；流行是指某种传染病的发病率显著高于当地常年发病率（一般 3～10 倍）；大流行是指某种传染病在一定时间内迅速蔓延，波及范围广泛，甚至超出国界或洲界。

2. 季节性 某些传染病在每年一定季节出现发病率升高的现象称为季节性。例如，冬春季呼吸道传染病发病率较高；夏秋季消化道传染病发病率较高；虫媒传染病则与蚊、蝇、蜱、螨等媒介节肢动物活跃季节相一致。

3. 地方性 受地理、气候等自然因素或社会因素的影响，某些传染病仅局限在一定地区内发生，称为地方性传染病。以动物为主要传染源的疾病称为自然疫源性传染病，如鼠疫、钩端螺旋体病等。存在这种疾病的地区称为自然疫源地，人进入该地区就有受感染的可能。自然疫源性传染病也属于地方性传染病。

（四）感染后免疫

人体感染病原体后，无论是显性感染还是隐性感染，均能产生针对该病原体及其产物的特异性免疫。传染病的免疫状态各种疾病不相同，除少数（麻疹、水痘等）病后免疫力持久（终身免疫）外，多数传染病的免疫力有一定的时间性，可再次感染。

三、传染病的分类

法定传染病的分类及病种见表 8-1。

表 8-1　法定传染病的分类及病种

分类	病种
甲类（2 种）	鼠疫、霍乱
乙类（26 种）	传染性非典型性肺炎、病毒性肝炎、人感染性高致病性禽流感、细菌性和阿米巴性痢疾、伤寒和副伤寒、艾滋病、淋病、梅毒、脊髓灰质炎、麻疹、百日咳、白喉、新生儿破伤风、猩红热、狂犬病、流行性脑脊髓膜炎、流行性出血热、钩端螺旋体病、布鲁菌病、炭疽、流行性乙型脑炎、肺结核、血吸虫病、疟疾、登革热、甲型 H1N1 流感
丙类（11 种）	流行性和地方性斑疹伤寒、包虫病、丝虫病、麻风病、黑热病、流行性感冒、流行性腮腺炎、风疹、急性出血性结膜炎、除霍乱、细菌性和阿米巴性痢疾、伤寒和副伤寒以外的感染性腹泻病

链接

新发传染病

新发传染病是指近 20 年来由新发现的新种或新型病原微生物引起的传染病。20 世纪 70 年代以来，新发传染病至今已达 40 余种。由于人类对新发传染病缺乏认识，还没有掌握其防治方法，又无天然免疫力，其传播速度快，波及范围广，受染人数多，对人身体健康造成严重危害，同时给社会经济带来极大损失。例如，1981 年发现的艾滋病（被列为“世纪瘟疫”）和 2003 年突然爆发的严重急性呼吸综合征（SARS）以惊人的速度向全球传播。新发传染病已成为全球现今重要的公共卫生问题，对整个人类构成严重威胁，其不分年龄、性别、生活方式、伦理背景和社会经济状况，使人类的生存环境遭受新一轮严重污染。

四、传染病的流行过程

传染病的流行过程是指传染病在人群中发生、发展和转归的过程。其发生必须具备传染源、传播途径和易感人群三个基本条件（图 8-1）。

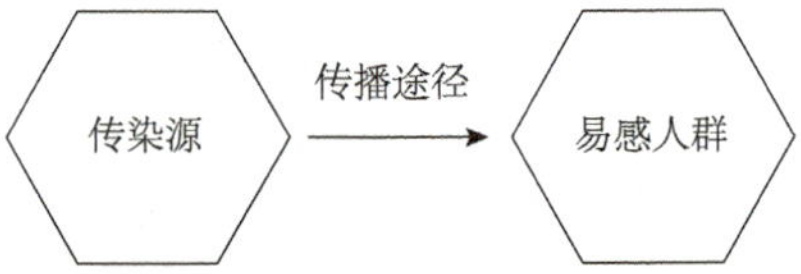

图 8-1　传染病流行的三个基本条件

（一）传染源

传染源指病原体已在体内生长繁殖并能将其排出体外的人或动物。

1. 病患　是重要的传染源。病患通过其排泄物、呕吐物等引起病原体的播散，慢性病患可长期污染周围环境。

2. 隐性感染者　由于无任何症状和体征而不易被发现，在某些传染病中是重要的传染源。

3. 病原携带者　尽管病原携带者不出现症状，但能排出病原体，也是重要的传染源。

4. 受感染的动物　动物源性传染病可由动物体内排出病原体导致人类发病，如鼠疫、狂犬病等。受感染的动物亦是重要的传染源。

（二）传播途径

传播途径指病原体离开传染源后到达另一个易感者体内的过程。

1. 呼吸道传播　主要通过空气、飞沫、尘埃等传播，如麻疹、白喉等。

2. 消化道传播　主要通过水、食物等传播，如伤寒、痢疾等。

3. 生活接触传播　主要通过手、用具、玩具等传播，可传播消化道、呼吸道疾病。

4. 虫媒传播　蚊、蝇、蚤、虱、螨等通过叮咬吸血传播，如蚊子传播疟原虫、乙脑病毒等。

5. 血液、血制品、体液传播　易感者通过输入被病原体污染的血液、血制品或通过性交等接触病患的血液或体液而感染，如乙型肝炎、艾滋病等。

6. 母婴传播　病原体通过母亲胎盘、分娩、哺乳等方式感染胎儿或婴儿，如艾滋病等。

7. 土壤传播　易感者通过接触被病原体的芽孢、幼虫、虫卵等污染的土壤而感染。

（三）易感人群

易感人群指对某一传染病缺乏特异性免疫力且容易感染的人群。

五、传染病的预防

（一）综合性预防措施

1. 管理传染源

（1）对病患的管理：早发现、早诊断、早报告、早隔离、早治疗的“五早”，是预防传染病传播的重要措施。

（2）对接触者的管理：对接触者采取的防范措施叫检疫。检疫期限是从最后接触之日算起至最长潜伏期。在检疫期间根据所接触的传染病和接触者的健康状况，可分别进行医学观察、留验、卫生处理、预防性服药或免疫接种。

（3）对病原携带者的管理：早期发现，做好登记，加强管理，定期随访观察，适当调整工作岗位、隔离治疗等。

（4）对动物传染源的管理：应根据动物的病种和经济价值予以隔离、治疗或杀灭；在流行地区对家禽、家畜进行预防接种，减少发病率；患病动物的分泌物、排泄物要彻底消毒。

2. 切断传播途径　是以消灭被污染环境中的病原体及传递病原体的生物媒介为目的的措施。根据各种传染病的不同传播途径，可采取不同措施。例如，消毒灭菌是杀灭或消除外界环境中的病原体，防止传染病扩散蔓延的重要措施。

3. 保护易感人群　可以提高人体对传染病的抵抗力和免疫力，从而降低传染病的发病率。

（1）增强机体非特异性免疫力：加强体育锻炼、改善生活及居住条件、调节饮食，养成良好卫生习惯、建立和谐的人际关系、保持愉快的心情等。在传染病流行期间，加强个人防护，避免到公共场所，减少与病患的接触，亦可预防性服药。

（2）增强特异性免疫力：有计划的预防接种是提高人群特异性免疫力的关键，小儿计划免疫接种对传染病预防起着非常重要的作用（表 8-2）。

表 8-2　小儿预防接种时间表

年龄	需要接种的疫苗
出生 24 小时之内	卡介苗（初种）、乙肝疫苗（第 1 针）
1 个月	乙肝疫苗（第 2 针）
2 个月	小儿麻痹疫苗（第 1 针）
3 个月	小儿麻痹疫苗（第 2 针）、百白破疫苗（第 1 针）
4 个月	小儿麻痹疫苗（第 3 针）、百白破疫苗（第 2 针）
5 个月	百白破疫苗（第 3 针）
6 个月	乙肝疫苗（第 3 针）
8 个月	麻疹疫苗

（二）传染病的隔离

1. 传染病隔离　是指将处于传染期的病患、疑似病患安置在指定的地点，暂时避免与周围人群接触，便于治疗和护理。通过隔离可最大限度地缩小污染范围，减少传染病传播的机会。例如，传染病流行时的疫区、传染病院等。

2. 常见隔离措施

（1） 传染病的原则性隔离措施

1）接触病患时戴口罩、穿隔离衣、戴手套，必要时戴眼镜、穿胶鞋。

2）接触病患污染物后及护理下一位病患前均须洗手（附七步洗手法，图 8-2）。

3）污染物品应彻底消毒后再集中抛弃。

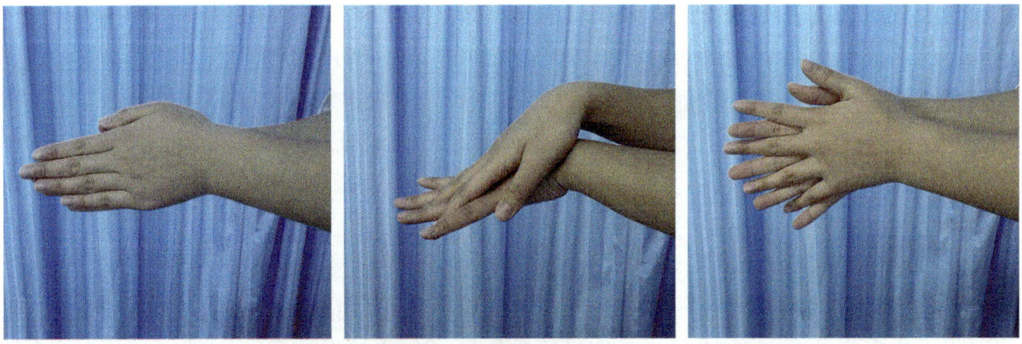

A　　B　　C

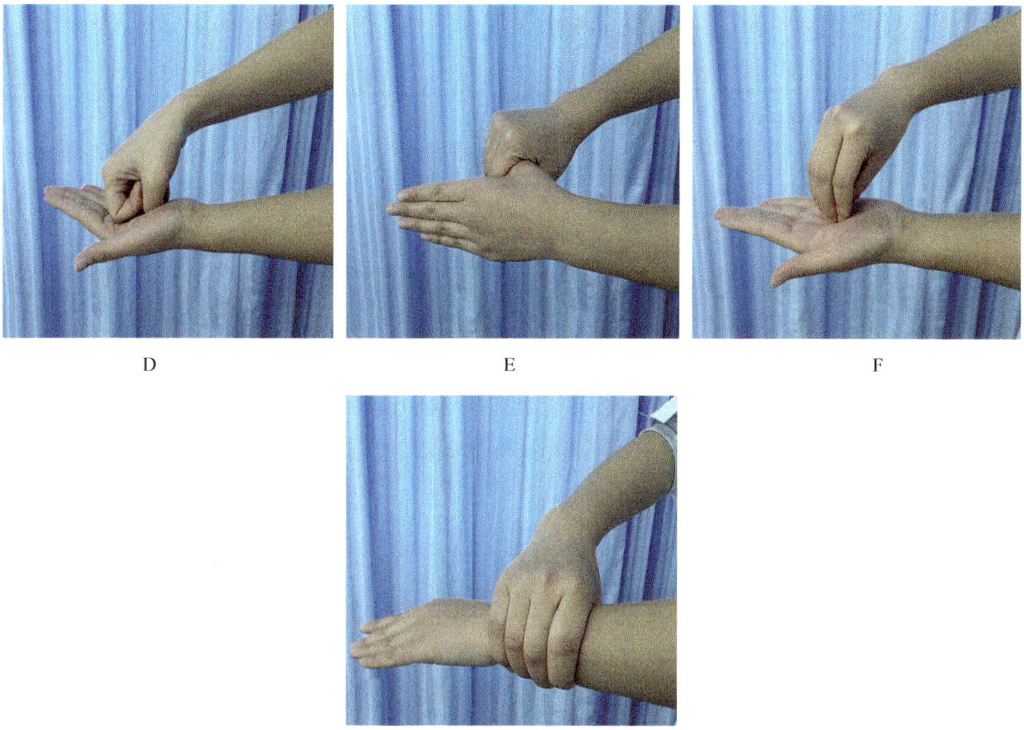

D　　E　　F

G

图 8-2　七步洗手法

A. 掌心搓掌心；B. 掌心对手背手指交叉互搓；C. 掌心相对手指交叉互搓；
D. 弯曲各手指关节，双手相扣互搓；E. 拇指在掌中转动互搓；F. 指尖在掌心摩擦互搓；
G. 旋转揉搓腕部互搓

链接

口罩的佩戴方法及注意事项

将口罩罩住鼻、口及下巴，使口罩紧贴面部，上方带系于头顶中部，下方带系于颈后，双手指尖放在鼻夹上，用手指向内按压，根据鼻梁形状塑造鼻夹。口罩在不戴时，应叠好放入清洁的袋子里，并将紧贴口鼻的一面向里折好。戴口罩前及摘口罩后要洗净双手。一次性医用口罩应每天更换，不能重复使用，可重复使用的纱布口罩应每天清洗，口罩如有破损或弄污应立即更换。必须专人专用，以防交叉感染。

（2）隔离的分类：隔离可分为 A 系统隔离法和 B 系统隔离法两类。A 系统隔离法是以类别特点分类的隔离方法，B 系统隔离法是以疾病分类的隔离方法，目前我国大多医院采用 A 系统隔离法。

1）呼吸道隔离（蓝色标志）：如肺结核、流行性脑脊髓膜炎（流脑）、百日咳等通过空气飞沫传播的疾病。要求痰具每日消毒，口鼻分泌物经过消毒后集中处理；病室每日通风至少 3 次；每日 2 次紫外线空气消毒；病患离开病室需要戴口罩。

2）消化道隔离（棕色标志）：如伤寒、甲型肝炎、细菌性痢疾等通过排泄物直接或间接污染食物或水源引起传播的疾病。要求病患生活用具如餐具、便器需专用，用后严格消毒；病患的排泄物和剩余的食物应消毒后集中处理；室内保持无蝇、无蟑螂。

3）严密隔离（黄色标志）：如鼠疫、霍乱等传染性强、死亡率高的疾病隔离措施。要求病患住单间病房，禁止随意开放门窗；病患不得离开病室，禁止探视、陪住；污染敷料与物品装袋，贴标签，严格消毒处理；病室每日要紫外线消毒或喷洒消毒液。

4）接触隔离（橙色标志）：如破伤风、气性坏疽等通过体表或伤口直接或间接接触而感染的疾病。要求病患住单间病室，不允许接触他人；病患接触过的一切物品，如换药器械、被单、衣物等均应先灭菌，然后再进行清洁、消毒。

5）血液、体液隔离（红色隔离）：如乙型肝炎、艾滋病等通过直接或间接接触传染性血液或体液发生的传染性疾病。要求接触病患的血液及注射用具时须戴橡胶手套、护目镜、口罩，若皮肤接触了病患的血液、体液后要立即彻底清洗、消毒，药物预防；一次性注射用品用后经消毒、销毁处理，避免损伤工作人员皮肤；血液污染室内物品表面时，立即用消毒液清洗消毒。

6）脓汁（分泌物）隔离（绿色隔离）：适用于直接或间接接触感染的血液或体液引起的疾病。

7）结核病隔离（灰色隔离）：适用于肺结核病患痰涂片结核杆菌阳性者，或痰涂片结核杆菌阴性，但X线检查证实为活动性肺结核病患。

（三）传染病的消毒与灭菌

消毒是指用物理或化学方法清除或杀灭传播媒介上除芽孢以外的所有病原微生物，使其达到无害化的处理。

灭菌是指用物理或化学方法清除或杀灭传播媒介上所有病原微生物（包括细菌的芽孢和真菌的孢子），使其达到无害化的处理。

（四）传染病的陪护原则

传染病的护理和生活陪护是传染病防治工作的重要组成部分。由于传染病起病急、病情重、变化快、并发症多、传染性强等特点，要求护理员不但要有传染病护理的相关知识和操作技能，还要具有高度的责任心和同情心，对传染病病患进行心理健康教育，陪护过程中要严密观察病情，严格执行消毒隔离制度，以防传染病的进一步扩散、蔓延。

第2节　常见传染病的陪护

案例 8-2

某男孩，8岁，放学后在楼下和小狗玩耍时右手不慎被小狗抓伤，伤口不深，可见少量渗血。

请问：男孩的右手轻微抓伤需要处理吗？若需要应如何进行伤口处理？

一、病毒性肝炎

（一）概述

1. 定义　病毒性肝炎是由多种肝炎病毒引起的一组传染病。目前肝炎病毒有甲型、乙型、丙型、丁型、戊型五型，以甲型和乙型肝炎最多见（图 8-3）。

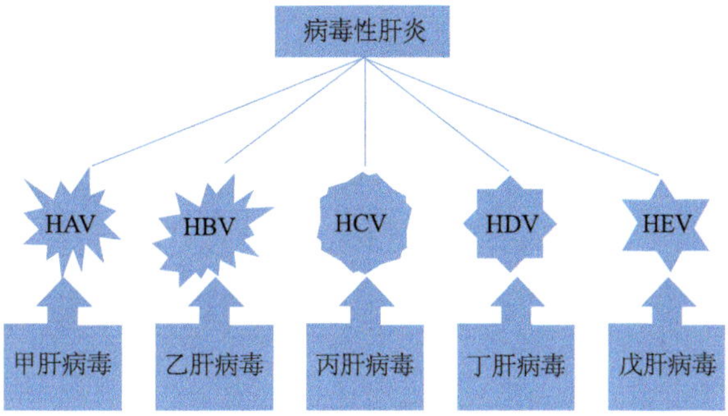

图 8-3　病毒性肝炎病毒示意图

2. 流行病学特征

（1）传染源：甲型和戊型肝炎主要传染源是急性期病患和亚临床感染者，亚临床感染者是最重要的传染源，乙型、丙型、丁型肝炎主要传染源为急慢性病患和病毒携带者。

（2）传播途径：甲型和戊型肝炎主要经粪-口传播，水源或食物严重污染可引起暴发或流行；其中甲型肝炎侧重于经污染的食物传播，戊型肝炎侧重于经污染的水源传播。乙型、丙型、丁型肝炎主要经血液-体液传播。

（3）易感人群：各型肝炎之间无交叉免疫。甲型肝炎以儿童、青年人易感，感染后机体产生的免疫力可持续终生；乙型肝炎以婴幼儿、青少年易感，感染后机体可产生牢固免疫力；丙型肝炎普遍易感；丁型肝炎普遍易感，但未发现对病毒的保护性抗体。

（二）症状

病毒性肝炎按病程和病情演变情况可分为以下几种。

1. 急性肝炎

（1）急性黄疸型肝炎：起病急，有乏力、食欲减退、厌油、恶心、呕吐等症状，约 1 周后尿色深黄，巩膜及皮肤出现黄疸，肝脾均可肿大，肝区可有压痛、叩击痛，血清谷丙转氨酶（ALT）、胆红素升高。经 2～3 周后黄疸逐渐消退，精神状况、食欲好转，肝大逐渐消退，病程为 1～2 个月。

（2）急性无黄疸型肝炎：起病稍缓，症状较轻，一般不发热，无黄疸，其他症状和体征与急性黄疸型肝炎相似，但血清胆红素正常，发病率比较高。

2. 慢性肝炎　病程超过半年者。

（1）慢性迁延性肝炎：急性肝炎病程达半年以上而病情未明显好转。

（2）慢性活动性肝炎：病程超过一年，症状和体征及肝功能检查均有明显异常，主要症状为乏力、纳差、腹胀、肝区痛等，且有肝病面容、肝掌、蜘蛛痣、黄疸，肝质地较硬、脾大等体征，治疗后部分病患可恢复或稳定，部分发展为肝硬化。

3. 重症肝炎

（1）急性重症肝炎：高热骤起，来势凶险，黄疸出现后迅速加深，肝脏缩小，伴明显肝臭、肝功能显著减退，常有出血或出血倾向、腹水、下肢水肿、蛋白尿、管型尿等，并可出现烦躁不安、谵妄、狂躁等精神症状，随后进入肝性脑病状态，若抢救不及时可引起死亡。病程一般不超过3周。

（2）亚急性重症肝炎：急性黄疸性肝炎起病3周以上并有上述症状者。病程可达数周到数月，极易发展为坏死性肝硬化。

病毒性肝炎各型之间无交叉免疫，可同时或先后感染、混合感染或重叠感染，使症状加重。甲型和戊型病毒性肝炎常呈急性感染，罕见迁延成慢性；乙型、丙型、丁型病毒性肝炎易迁延发展成慢性肝炎，甚至肝硬化。

（三）陪护方法

1. 心理陪护　护理员应向病患及其家属讲解疾病有关知识，为病患提供心理帮助，与病患多沟通，指导病患保持乐观、豁达心境等，使其能积极配合治疗，必要时遵医嘱使用抗焦虑药。

2. 生活陪护

（1）环境与休息：根据病患不同的病情采取不同的隔离措施。例如，甲型肝炎需进行消化道隔离；乙型肝炎、丙型肝炎需进行体液隔离等。急性肝炎、慢性肝炎活动期、重型肝炎应卧床休息，以降低机体代谢率，增加肝脏血流量，有利于肝细胞恢复。症状好转、黄疸减轻、肝功能改善后，逐渐增加活动量，无疲劳感。肝功能正常1～3个月后可恢复日常活动及工作，但应避免过度劳累及重体力劳动等。

（2）饮食陪护：急性期病患宜选择清淡、高蛋白、低脂肪、易消化、富含维生素的流质或半流质饮食，少食多餐；慢性期病患适当增加优质蛋白质的摄入；合并腹水、少尿者宜低盐或无盐饮食；有肝性脑病先兆者应限制或禁食蛋白质类食物；恶心、呕吐严重者可在饭前用止吐药［甲氧氯普胺（胃复安）或溴米那普鲁卡因注射液（爱茂尔）］，必要时静脉补充能量和维生素；忌食高脂肪和高胆固醇、辛辣、刺激和煎炸食物；戒烟戒酒；保持大便通畅。

3. 病情观察　护理员在陪护病患时要密切观察生命体征、神志、黄疸、出血等变化；观察病患食欲状态与饮食的关系，及时调整饮食；每周坚持测体重1次，定期监测血清白蛋白等。

4. 配合治疗　遵医嘱监督病患按时服药。

5. 健康教育

（1）加强预防疾病宣传教育：加强疾病预防知识宣传教育，控制传染源、切断传播途径、保护易感人群。甲型肝炎和戊型肝炎重点切断粪-口传播途径，搞好环境卫生，保护水源，加强个人卫生，注意饮食卫生；乙型、丙型、丁型肝炎重点是防止通过血液、体液传播，做好血源检测；生活用具专用，严格消毒制度；新生儿出生后24小时内立即接种乙型肝炎疫苗。

（2）加强疾病知识教育：对病患及家属进行肝病相关知识教育，讲清休息和合理饮食对病患康复的重要性。避免劳累、营养不良、吸烟、饮酒、感染、情绪不稳定、不合理用药等使病情加重的危险因素，强调彻底治愈的意义和重要性，指导病患、家属配合治疗。向病患、家属讲解早期隔离的必要性，介绍隔离方法、措施，指导病患、家属进行家庭护理、自我保健。慢性乙型肝炎、丙型肝炎病患、无症状乙型肝炎和丙型肝炎携带者应进一步检查各项传染性指标。

二、狂犬病

（一）概述

1. 定义　狂犬病又称恐水症，是由狂犬病毒引起的以侵犯中枢神经系统为主的自然疫源性人畜共患传染病。本病流行性广、病情重、进展快，病死率几乎 100%。我国的发病人数仅次于印度，居世界第 2 位，近几年来疫情上升趋势十分明显。

2. 流行病学特征

（1）传染源：主要是病犬，其次是猫、猪、狼等家畜和野生动物。

（2）传播途径：主要通过咬伤传播，也可由带病毒的唾液经伤口、抓伤、舔伤的黏膜和皮肤侵入，少数可通过对病犬宰杀、剥皮、切割等过程被感染。

（3）易感人群：人群普遍易感，被病犬咬伤后发病率为 15%～30%，发病率的高低与咬伤部位、深浅有关。咬伤头面部、颈部及手部等神经血管分布丰富的部位；咬伤程度严重；伤口未及时清创；咬伤后未全程注射狂犬病疫苗；被咬者免疫功能低下等情况，发病率高。兽医、动物饲养者、野外工作者与猎手尤易感染。一般男性多于女性，冬季发病率低。

（二）症状

主要表现为特有的恐水、怕风、恐惧不安、流涎、咽肌痉挛和进行性瘫痪等。潜伏期 5 天至 19 年或更长，一般为 1～3 个月。根据临床症状狂犬病分为狂躁型和麻痹型。

（三）陪护方法

1. 心理陪护　护理员应向病患和家属介绍狂犬病的相关知识，安慰病患和家属，帮助家属逐渐适应情况变化，使病患避免各种不良刺激，减轻痛苦，减少病患独处机会，以缓解恐惧等不良心理状态。

2. 生活陪护

（1）环境与体位：将病患安置于安静、避光的单人房间，由专人护理，绝对卧床休息，减少风、光、声等刺激，实施严密接触隔离。

（2）生活饮食陪护：给予约束带以防病患在痉挛发作时抓伤、咬伤医护人员等，医护人员如发现有皮肤破损，应戴乳胶手套。被病患唾液沾染的用品均应消毒，有恐水及吞咽困难者应禁食禁饮。在痉挛发作的间歇期或应用镇静剂后可鼻饲高热量流质饮食，必要时予以静脉输液，保证每日摄入量及维持水电解质平衡，准确记录出入量。

3. 病情观察 护理员应密切观察病患的生命体征，尤其是呼吸节律、频率的改变，注意有无呼吸困难、发绀；记录抽搐部位、发作次数、持续时间；注意有无水电解质平衡紊乱、酸碱平衡失调；及时遵医嘱留取标本，记录出入量。一旦发现病患病情发生变化，及时与医护人员联系，积极配合抢救，观察病患的心理和情绪反应等。

4. 配合治疗

（1）处理伤口：咬伤后伤口尽快用流动的自来水（图 8-4A）、20%肥皂水或 0.1%苯扎溴铵（新洁尔灭）反复冲洗至少 30 分钟（两者不能合用）。伤口尽量除去犬涎、污血，再用生理盐水冲洗后，局部用 70%乙醇溶液和 2%碘酊消毒。伤口较深者先用棉棒蘸冲洗液涂擦伤口深部，再用注射器深入伤口冲洗。清创后应在伤口底部和周围行抗狂犬病免疫球蛋白或抗狂犬病病毒免疫血清局部浸润注射，注射前需做过敏试验，皮试阳性者进行脱敏疗法。伤口一般不宜缝合包扎，以便排血引流，注意预防破伤风和细菌感染。凡被咬伤、抓伤或皮肤破损处被带病毒的唾液沾染的，都要注射人用狂犬病疫苗，一般采取 5 针接种免疫方案，即咬伤后第 0、3、7、14、28 天各肌内注射 1 次（1ml）（图 8-4B）；严重咬伤者疫苗应加至全程 10 针，即咬伤后第 0、1、2、3、4、5、10、14、28、90 天各肌内注射 1 次。

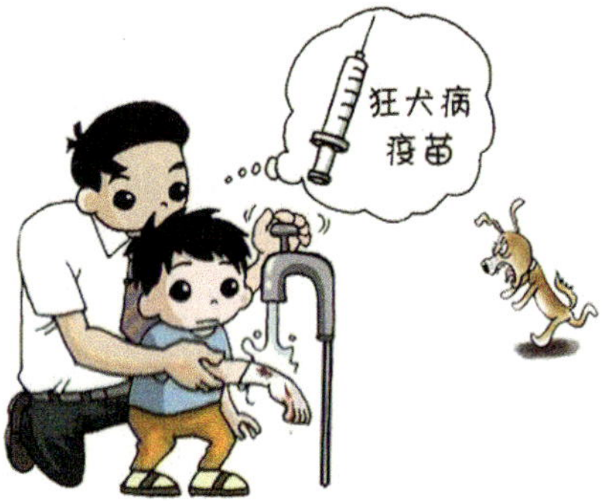

A

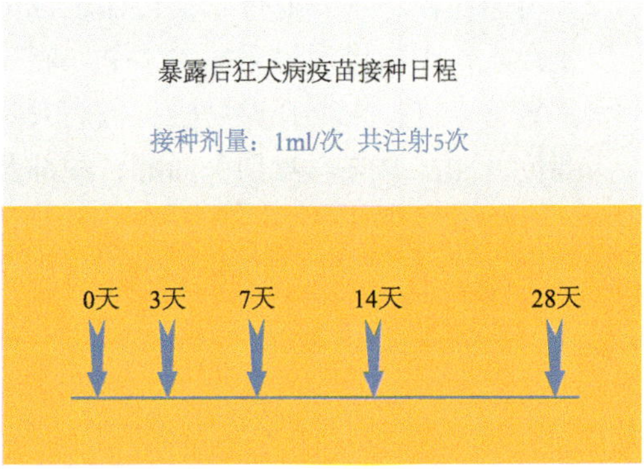

B

图 8-4 被咬伤口处理方法

A. 流水冲洗；B. 接种疫苗

（2）控制惊厥或抽搐：对狂躁、恐怖、激动或幻视、幻听病患应加床挡保护或用约束带固定，防止坠床或外伤。在使用镇静剂后有计划地集中进行医疗、护理操作，程序要简化，动作要轻快。避免一切不必要的刺激，尤其是与水有关的刺激，如病房内避免放置盛水容器，避免让病患闻及水声，避免提及“水”字，适当遮蔽输液装置等。

（3）保持呼吸道通畅：护理员及时清除病患唾液及口鼻分泌物，遵医嘱给予氧气吸入和镇静解痉剂；若有严重呼吸衰竭不能自主呼吸者，应配合医护人员行气管插管、气管切开或使用人工呼吸机辅助呼吸，并做好相应的生活陪护。

（4）在遵医嘱使用苯巴比妥等镇静药物时，应注意观察病患有无呼吸抑制现象。

（5）脑水肿时遵医嘱给予脱水剂治疗、辅助呼吸等，并做好相应护理。

（6）抗病毒治疗。

5. 健康教育

（1）加强宣传教育：宣传狂犬病可防不可治有关知识，强化预防的重要性。预防的关键是消灭狂犬、野犬和对家犬进行预防接种。加强犬类的管理，接触狂犬病的工作人员、兽医、山洞探险者、动物管理人员等高危人群暴露前要进行疫苗接种，于暴露前第0、7、21 天接种 3 次，每次肌内注射 1ml，2～3 年加强注射 1 次。若被犬、猫等动物咬伤或抓伤，应进行全程预防接种人用狂犬病疫苗，接种期间应戒烟、戒酒、多休息。疫苗只能保护一次，接种超过半年以上又被病犬抓咬需再次全程注射人用狂犬病疫苗。

（2）加强疾病知识教育：在社区、学校等公共场所，利用网络、电视、宣传栏等向群众宣传狂犬病的发病特点及临床表现、伤口的处理方法及注意避免水的刺激等护理知识。如病患伤口愈合处及其相应的神经支配区有痒、痛、麻及蚁走感等异样感觉应及时入院诊治。

三、肺结核

（一）概述

1. 定义　肺结核俗称“肺痨”，是由结核分枝杆菌感染引起的慢性呼吸道传染病。结核杆菌可累及全身多个器官，但以肺部最常见。

2. 肺结核的感染现状和进展　虽然结核病的防治已经取得一定的效果，但目前我国仍是肺结核流行的重灾区，其严重程度仅次于印度和印度尼西亚。我国近半数人感染过结核菌，大部分感染者由于抵抗力较强已将结核菌清除或转为隐性感染，部分感染者因抵抗力差而患病。更为严重的是我国拥有世界上最庞大的耐多药结核病群体。

我国结核病疫情呈现“三高一低”的特点，即高感染率、高患病率、高耐药率、低递减率。我国社区居民、结核病可疑症状者和病患在结核病的认知水平上存在“三低一高”的现象：对结核病具有传染性及可以治愈的认知程度低；对结核病防治机构及提供免费诊断和治疗的知晓率低；现代传播媒介传播结核病知识的作用和效率低；对结核病病患受社会歧视的担心程度高。

（二）症状

1. 传染途径　肺结核主要的传染源为痰中排菌的肺结核病患（尤其是痰涂片阳性，未经治疗者），主要传播途径为经呼吸道由空气飞沫传播，其次是经消化道感染。

2. 临床症状　有午后低热、乏力、盗汗、食欲减退、体重减轻、月经失调等全身中毒症状和咳嗽、咳痰、咯血、胸痛、呼吸困难等呼吸系统表现。

（三）陪护方法

肺结核具有很强的传染性，它严重危害人类健康。为了提高广大肺结核病患的生活质量，使病患早日康复，做好必要的护理和生活陪护是非常重要的。

1. 心理陪护　根据病患的情绪反应，及时给予心理疏导，鼓励其叙述焦虑的原因和心理感受，帮助病患树立战胜疾病的信心，热情向病患及家属介绍有关结核病的知识，给予心理安慰，使其尽快适应环境，消除孤独感，指导病患自我调节情绪等。

2. 生活陪护

（1）休息与体位：急性期应嘱咐病患卧床休息，避免因活动加重呼吸困难和疲劳感。病情稳定可适当增加活动，如散步、打太极拳、做保健操等，以增加机体免疫功能，增强抗病力。大咯血时应绝对卧床休息，取患侧卧位，以免病灶扩散。

（2）饮食陪护：结核病是一种慢性消耗性疾病，护理员应加强饮食营养指导。指导病患选择高热量、高蛋白质、富含维生素的食物，如牛奶、豆类、鱼、瘦肉、蔬菜、水果等。成人每日蛋白质摄入量在 1.5～2.0g/kg，以维持足够的营养，提供色、香、味俱佳的饮食，鼓励进食、多饮水（补充水分每天不少于 1.5～2.0L），补充发热、盗汗等导致的水分丢失，促进体内毒素排泄。每周监测一次体重并做好记录。

3. 病情观察 护理员应观察病患全身情况如体温、体重、食欲、体力等情况；注意呼吸系统症状的变化，如有咯血，应记录咯血的量和颜色，以便医护人员估计出血的速度；观察有无咯血不畅、胸闷、气促等窒息先兆症状。如病患出现表情恐怖、张口瞠目、唇指发绀、大汗淋漓等症状，提示已发生窒息，应立即通知医护人员进行抢救。

4. 配合治疗

（1）督导化疗：化学药物治疗（化疗）是结核病治疗的关键，护理员要按时督导病患服药，同时注意观察药物的不良反应并及时通知医护人员。

（2）咯血的陪护：病患小量咯血时应卧床休息，大量咯血时应绝对卧床休息并协助病患取患侧卧位，防止病灶向健侧扩散，同时有利于健侧肺的通气；告诫病患咯血时不能屏气，以免诱发喉头痉挛、血流不畅形成血块引起窒息等；嘱咐病患轻轻将气管内存留的积血咯出，保持呼吸道通畅。

（3）对症陪护：对高热、盗汗病患鼓励多饮水，及时用毛巾擦干身体和更换衣被，必要时遵医嘱给予物理降温或小剂量解热镇痛药。对需做特殊检查的，护理员应协助病患提前做好准备工作。

链接 **和肺结核病患吃饭会被传染吗？**

和肺结核病患吃饭一般是不会被传染的。因为肺结核是呼吸道传染病，不是消化道传染病，一块吃饭一般不会传染肺结核。但是如果在空气流通不好和相对狭小的房间一块吃饭，病患又处于结核病活动期，传染性强，则有被传染的可能性。

5. 健康教育

（1）预防控制

1）控制传染源：是控制肺结核传播的首要措施，对痰中排菌的肺结核病患做好呼吸道隔离。

2）切断传播途径：严禁随地吐痰，打喷嚏、咳嗽时用手帕或双层纸巾掩住口鼻。痰吐在纸上用火焚烧；餐具应先煮沸 5 分钟后再清洗；病患外出或探视病患均应戴口罩。

3）保护易感人群：给易感人群如新生儿、儿童及青少年接种卡介苗，使机体产生对结核分枝杆菌的获得性免疫力，以减轻感染后的病情。

（2）生活指导：活动期肺结核病患应注意休息，避免疲劳，戒烟酒和补充足够的营养。

（3）用药指导：为获得疾病的彻底治愈，护理员要督促病患坚持早期、规律、联合、适量、全程化疗的原则，告诉病患不规则用药或过早停药是治疗失败的主要原因。定期复查，了解病情变化和治疗反应。

（4）身心护理：肺结核病患除有疾病本身引起临床表现外，常伴有焦虑、恐惧、孤独、自卑等不良心理反应，护理员应对病患进行心理疏导等健康教育，使病患配合治疗，早日康复。

（5）密切观察病情：密切观察病患的病情变化，积极配合医护人员对病患进行救治。

（6）开展健康教育工作：3 月 24 日是“世界防治结核病日”，护理员应做好传染病防治知识的宣传教育，指导病患及家属遵守隔离、探视等管理制度，做好消毒隔离工作。

自 测 题

1. 传染病区别于其他感染性疾病的最基本特征是（　　）
   A. 有病原体　　B. 有传染性
   C. 有季节性　　D. 免疫性
   E. 有遗传学
2. 艾滋病病患应采取哪种隔离措施（　　）
   A. 消化管隔离（棕色标志）　　B. 脓汁（分泌物）隔离（绿色隔离）
   C. 接触隔离（橙色标志）　　D. 血液、体液隔离（红色隔离）
   E. 呼吸道隔离（蓝色标志）
3. 病毒性肝炎病患急性期最适宜的饮食是（　　）
   A. 高糖、高维生素饮食　　B. 清淡、易消化的饮食
   C. 高蛋白、少盐饮食　　D. 高热量、低脂饮食
   E. 低蛋白、高糖饮食
4. 肺结核病的主要传播途径是（　　）
   A. 空气飞沫　　B. 食物和水
   C. 毛巾、餐具和牙刷　　D. 皮肤接触或体液接触
   E. 以上都是

第 9 章

家庭急救

学习目标

1. 了解常见家庭突发疾病的一般表现。
2. 熟悉常见家庭急救方法的注意事项。
3. 掌握常见家庭急救方法和家庭常用急救技术。

第 1 节　心肺复苏术

案例 9-1

在一场马拉松比赛中，一名 25 岁的运动员在终点冲刺后突然倒地，现场医护人员第一时间实施抢救，最终使伤员恢复呼吸，网友纷纷感慨“真是奇迹生还”。

请问：该运动员可能发生了什么？万一身边有人发生这种情况，该怎么办？

心肺复苏术（CPR）是针对心跳、呼吸骤停的急危重症病患所采取的抢救措施。抢救的首要和关键措施即在心跳、呼吸骤停后 4～6 分钟内正确实施心肺复苏术，帮助病患恢复呼吸和心跳，有效提高病患的存活率，避免严重后遗症。

一、心跳、呼吸骤停的判断

1. 突然意识丧失，跌倒在地，可伴一过性、全身性、痉挛性抽搐（阿斯综合征），呼喊或刺激无反应。

2. 呼吸微弱、停止，或呈抽搐样、叹息样、喘息样呼吸。

3. 大动脉搏动消失。

4. 瞳孔散大、固定，对光反射消失。

5. 皮肤（面色、四肢）、黏膜（尤其是口唇）青紫、苍白或花斑。

6. 皮肤湿冷。

以上判断依据中，第 1、2 两项最为重要，呈突发性。若遇出现以上第 1、2 两项，就应该立即实施心肺复苏术，而不要等待全部表现出现而延误了抢救。

二、现场复苏术

很多原因都可能导致心跳、呼吸骤停，其中冠心病是最容易导致心跳、呼吸骤停的疾病。此外，触电、中毒、溺水、火灾等意外事故，也可能导致心跳、呼吸骤停。一旦发生，关键在于及时进行有效的心肺复苏。

1. 立即把病患转移到安全地带，在安全、通风地带进行救治；病患取仰卧位，平放在床上或地上，急救者位于病患一侧。

2. 判断病患呼吸、心跳是否停止，意识是否丧失。

3. 呼救（两个“叫”）。第一个“叫”：请求旁人的帮助；第二个“叫”：拨打120急救电话，呼叫专业救护人员。

4. 胸外心脏按压，可按以下要点进行操作。

（1）按压部位：胸骨正中乳头连线水平。

（2）按压方法：迅速、有力、均匀，使胸壁充分弹性复位；用双手，一手掌根部接触按压部位，另一手重叠于上方按压。

（3）按压深度：≥5cm。

（4）按压频率：≥100次/分。

（5）按压和通气比例：30∶2。

（6）注意事项：①按压时两臂必须伸直，垂直向下；②双手手指交叉、翘起，不能接触胸壁，以掌根按压；③按压和放松时间一致，手掌根部都不能离开胸壁，放松时胸廓充分抬起，按压必须持续。

5. 采用仰头抬颌法，或者双手抬颌法（头、颈、脊柱受伤时采用此法）开放气道，并清除口腔分泌物和义齿等异物。

6. 进行人工呼吸，一手放在伤者前额，用拇指、食指将病患的鼻孔捏紧，使其嘴巴张开，并用口唇严密地包住伤者的口唇（不留空隙），注意不要漏气，缓慢吹气，持续1～2秒，确保伤者胸部鼓起，不要过分用力，吹气毕，松开口鼻，待胸部回落。连续吹气2次。

7. 重复上述胸外按压和人工呼吸5个循环（约2分钟）后，进行第1次评估（颈动脉搏动、自主呼吸、意识是否恢复）。若未恢复，继续按30∶2进行胸外按压和人工呼吸，此后每5分钟评估一次，直到伤者心跳、呼吸恢复或者医护人员接管才能停止。

三、儿童心肺复苏的方法

对1～8岁儿童实施的心肺复苏术与成人的心肺复苏术流程相似，区别和要点主要有以下几个方面。

1. 先进行2分钟胸外心脏按压，再拨打120急救电话

（1）儿童和成人心肺复苏最主要的不同在于紧急程度。若现场只有施救者一人，首先要对伤患儿童进行2分钟的徒手心肺复苏，然后再拨打120急救电话。

（2）若现场有两人以上，操作方法则与成人相同，一人立即开始进行心肺复苏，同时另一人拨打120急救电话，寻求救援。

2. 采用单掌按压法，而非成人的双手交叠按压法 对于1～8岁的儿童，胸外心脏按压的方式是使用单手的掌根，放置于两乳头连线的中点处，进行快速按压，并确定按压没有伤到患儿肋骨。其他按压注意事项与成人相同，需要始终保持手臂垂直（图9-1）。

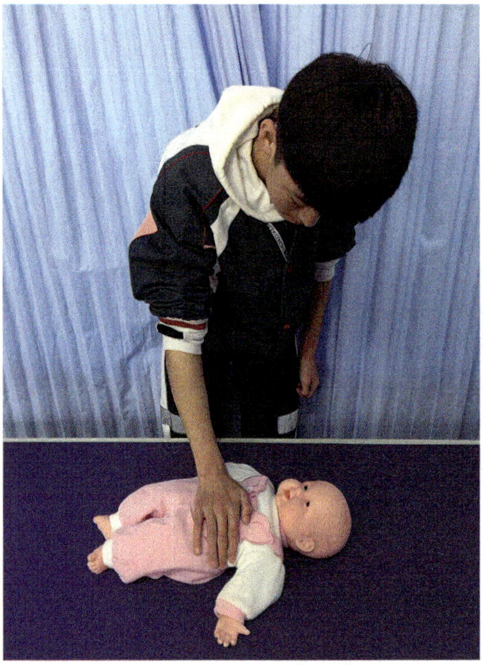

图9-1 单掌按压法

3. 按压深度至少是儿童身体厚度的1/3 按压时，使用单手掌根部垂直下压胸骨，使胸部下陷1/3，然后放松，但手不离开胸部，待胸部完全回弹后再进行下一次按压（图9-2）。按压的频率跟成人一样，为100次/分。

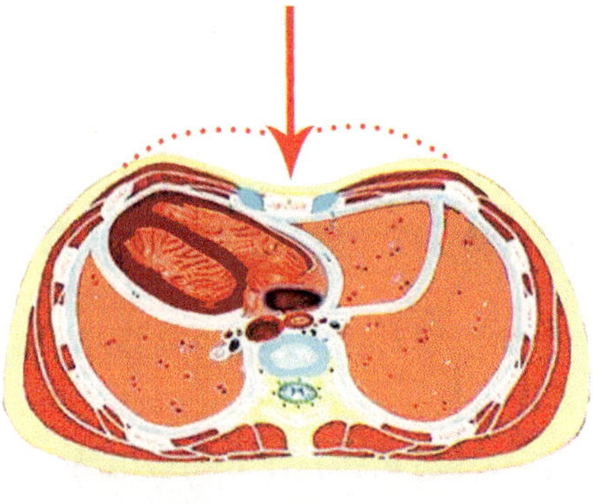

图9-2 儿童按压深度

4. 胸外按压和人工呼吸比例 新生儿3∶1；婴儿和儿童，若单人复苏为30∶2，双人复苏为15∶2；年长儿复苏与成人相同，为30∶2。

四、注意事项

1. 心搏骤停发生后，脑组织比其他组织先受到严重损害，抢救不及时易留下后遗症。每延误1分钟，抢救成功率会下降10%。抢救越早，复苏成功率越高，后遗症也越少。

2. 呼唤伤者时，只能以手掌拍肩，并掌握合适的力度。切勿晃动伤者的头部，或使劲来回摇动其双肩，以免对脊柱损伤的伤者造成二次伤害。

3. 未经培训者也可以做胸外心脏按压。施救者可以进行单纯胸外心脏按压，不做口对口吹气，直到急救设备可以使用，急救人员前来接管病患。但通气和按压对窒息者一样重要，如儿童和淹溺者。因为这种病患的心脏停搏是由于低氧所致。

4. 如果吹气时伤者胸部没有抬起，则须从使用“压额抬颌法”或“双手托颌法”开放气道开始重新操作，并检查每一步操作是否正确。

5. 避免吹气时间过长、气量过大，以免伤者胃部膨胀、胃内压增高，从而压迫肺部，反而使得肺通气量减少，并有可能导致胃内容物反流而阻塞气道。

第2节 常见疾病的家庭急救

一、酒精中毒

酒精中毒，亦称乙醇中毒，是日常生活中最常见的中毒之一。过量饮酒可致中枢神经系统及呼吸、循环系统功能紊乱，重者可因呼吸中枢麻痹而死亡。

【急救方法】

1. 未昏迷者

（1）取侧卧位休息，保持安静，注意保暖，避免受凉。

（2）可以催吐，以减少机体对酒精的吸收，并减轻不适感。

（3）可吃梨、橘子、西瓜、萝卜等，均有解酒作用。

（4）必要时，拨打120急救电话。

2. 昏迷者

（1）取“稳定侧卧位”，以防因呕吐造成窒息。

（2）注意保暖，避免受凉。

（3）禁止催吐或口服洗胃，以免导致窒息。

（4）及时拨打120急救电话。

稳定侧卧位

稳定侧卧位亦称“昏迷体位”。将平躺的伤病员一侧上肢抬起，放在头的一侧，手肘呈直角弯曲。将另一手掌搭放在对侧肩上。将搭肩一侧手臂的同侧下肢弯曲，注意防止身体前倾。救助者分别将两手放在伤病员该侧的肩部和膝关节处，固定好。稍用力将伤病员水平翻转成侧卧位，此时伤病员的手掌在脸侧，气道通畅。

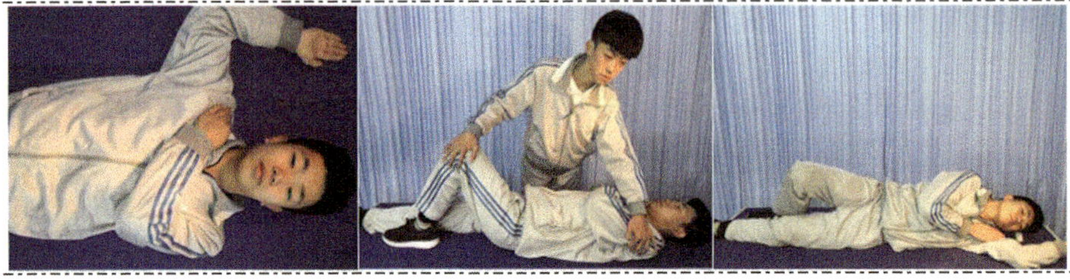

二、镇静催眠药中毒

镇静催眠药中毒是指服用催眠及安定类药物过量，其主要抑制中枢神经系统，并抑制呼吸、循环系统，严重者可导致死亡，是最常见的意外过量服用形式之一。

若病患有嗜睡、定向力障碍、步态不稳、言语不清甚至昏迷等表现，且近期情绪异常，或现场发现有催眠及安定类药物、药瓶，亦或遗书，应考虑镇静催眠药中毒可能。

【急救方法】

1. 检查病患的呼吸、脉搏、瞳孔，有条件的检查血压等。
2. 对未昏迷者，立即催吐或口服洗胃。
3. 昏迷病患，宜取“稳定侧卧位”，防止呕吐等原因造成窒息。另外昏迷者禁止催吐和口服洗胃。
4. 及时拨打120急救电话。
5. 采集和携带呕吐物或胃内首次洗出液、尿液、药瓶及残留药物等，以备进行毒物鉴定。

三、食物中毒

食物中毒是指凡是因进食了被细菌、病毒及其毒素污染的食物，或被寄生虫、化学品或天然毒素感染了的食物，亦或霉变食物而引起的急性中毒性疾病。多发生在气温较高的夏季、秋季。食物中毒者最常见的症状是剧烈的恶心呕吐、腹泻、中上腹部绞痛。病患常伴有头痛、发热、脉搏细弱、血压降低、脱水等症状，严重者可出现休克、呼吸困难、昏迷甚至死亡。

【急救方法】

1. 催吐　进食时间在2小时内，可用匙柄、筷子、手指等搅触咽弓和咽喉壁、舌根使之呕吐。

2. 导泻　进食时间超过2小时，仍未能赶到医院，可用此法。一般用大黄30g一次煎服，老年人可选用番泻叶15g一次煎服或开水冲服。

3. 解毒　不可自行乱服药物，应争分夺秒，立即送往医院救治。去医院时带上疑为有毒食物、呕吐物、排泄物，供化验使用。

四、有机磷农药中毒

有机磷农药种类很多，常用的农药有甲拌磷（3911）、内吸磷（1059）、对硫磷（1605）、敌敌畏、乐果、敌百虫、马拉硫磷（4049）等。中毒的常见原因包括直接皮肤接触、呼吸道吸入、误服误用等。人体对有机磷的中毒量、致死量差异很大。由消化道进入较一般浓度的呼吸道吸入或皮肤吸收中毒症状重、发病急；但如果吸入大量或浓度过高的有机磷农药，可在5分钟内发病，迅速致死。

有机磷农药中毒的表现包括：恶心、呕吐、腹痛、腹泻、流涎、多汗、视物模糊、瞳孔缩小、呼吸道分泌物增加、支气管痉挛、呼吸困难、头痛、头晕、倦怠、乏力、失眠或嗜睡、烦躁、意识模糊、语言不清、谵妄、抽搐、昏迷，可因呼吸中枢抑制而致呼吸停止，还可伴有血压升高、心率加快，病情进展时出现心率减慢、心律失常。

【急救方法】

1. 迅速将中毒者带离现场，脱去被污染的衣裤。

2. 用肥皂水（忌用热水）彻底清洗被污染的皮肤、头发、指甲，眼部如受污染，应迅速用清水或者2%碳酸氢钠溶液（敌百虫忌用）冲洗。

3. 经口中毒者应尽早送医院抢救。到达医院前，应尽早催吐，并用清水、2%碳酸氢钠溶液（敌百虫忌用）或者1∶5000高锰酸钾溶液（对硫磷忌用）反复洗胃，直至无大蒜味为止。

4. 催吐方法 用匙柄、筷子、手指等搅触咽弓和咽喉壁、舌根使之呕吐。如因食物过稠不能吐出、吐净，可嘱病患先喝适量的温清水或盐水，然后再促其呕吐，如此反复行之，直至吐出液体变清为止，同时需注意观察呕吐物的性质及量。

五、一氧化碳（煤气）中毒

一氧化碳中毒是含碳物质燃烧不完全时的产物经呼吸道吸入引起中毒。轻者神志清醒，出现头痛眩晕、恶心呕吐、四肢无力等表现，重者呈深昏迷、各种反射消失，甚至死亡。

【急救方法】

1. 发现有一氧化碳中毒者，抢救者应低姿势进入室内，开窗通风。

2. 将病患迅速转移到空气新鲜流通处。

3. 立即拨打120急救电话，将事发地点、联系方式、病患情况表述清楚。

4. 注意保暖，有条件者可吸氧。

5. 昏迷或抽搐者，可头置冰袋。

6. 等待救援的过程中注意保持病患呼吸道通畅，及时清除口腔异物，头部偏向一侧。如呼吸停止，立即行人工呼吸。

六、中暑

中暑是指在高温和热辐射的长时间作用下，机体体温调节障碍，水、电解质代谢紊乱及神经系统功能损害的症状的总称。表现为大汗、口渴、头晕、耳鸣、恶心、心慌、四肢无力、疲惫、精神不集中、动作不协调等。

【急救方法】

1. 迅速脱离高温环境，将中暑者转移至阴凉通风处休息，使其平卧，头部抬高，松解衣扣。

2. 高热者给予物理降温，将冰块放在头部、颈两侧、腋下、腹股沟大动脉处，注意冰块不要直接接触皮肤。没有冰块的情况下，可用冰棍或冷水毛巾代替。

3. 清醒病患，无恶心呕吐的，可少量多次饮水，每次饮水量不超过300ml为宜；饮用含盐的清凉饮料、茶水、绿豆汤等，既可降温，又可补充血容量；多吃清淡易消化的食物；昏迷者则禁饮食，以防发生窒息。

4. 肌肉痉挛者（抽筋）可进行肢体屈伸、按摩和冰敷，不可强制行动。

5. 拨打120急救电话，呼叫专业救护人员。

七、低血糖反应

低血糖是由多种病因引起的血糖浓度过低，导致交感神经兴奋和脑细胞缺氧而出现的一系列症状。低血糖反应病因复杂，分类方法多，按其发生与进食的关系分为空腹低血糖和餐后低血糖，空腹低血糖提示有器质性病变，餐后低血糖多见于功能性病变。低血糖早期常表现为面色苍白、出冷汗、头晕、心慌、恶心、四肢发冷、颤抖，严重者可有精神不集中、躁动、易怒，甚至昏迷。

【急救方法】

1. 协助病患坐下或躺下休息。

2. 给予病患含糖食品，如糖果、葡萄糖片、果汁、糖水等，可使症状缓解。若家中有容易发生低血糖者，特别是糖尿病病患最好常备葡萄糖片等。

3. 症状缓解后，无论有或无糖尿病，再予病患进食面包、饼干等作用时间较长的糖类，对病情有很大好处。

4. 病情严重或昏迷者，应将病患摆成“稳定侧卧位”，并尽快拨打120急救电话。

八、扭伤

扭伤是指关节部位猛烈地突然扭转、牵拉等，导致附着在关节外面的关节囊、韧带及肌腱等组织发生撕裂、断裂或移位。多见于踝关节，其次是腕关节、腰部。踝关节构造复杂、肌肉薄弱、负重大，同时人们在行走、奔跑、跳跃、运动、生产劳动等活动中都需要频繁使用踝关节，因此最易损伤。

（一）急救方法

1. 立即取坐位或卧位，同时抬高受伤部位（图9-3A），以利静脉回流，从而减轻肿胀和疼痛。

2. 立即用冰袋或冷毛巾敷受伤部位（图9-3B），可使毛细血管收缩，减少出血或组织液渗出，从而减轻疼痛和肿胀。

3. 冷敷后，可用绷带、折叠成条状的三角巾等布料做加压包扎（如踝关节做“8”形）（图9-3C），可使受伤关节内翻或外翻，以减轻疼痛和肿胀。

4. 尽快将伤员送医院进一步诊治，必要时拨打120急救电话。

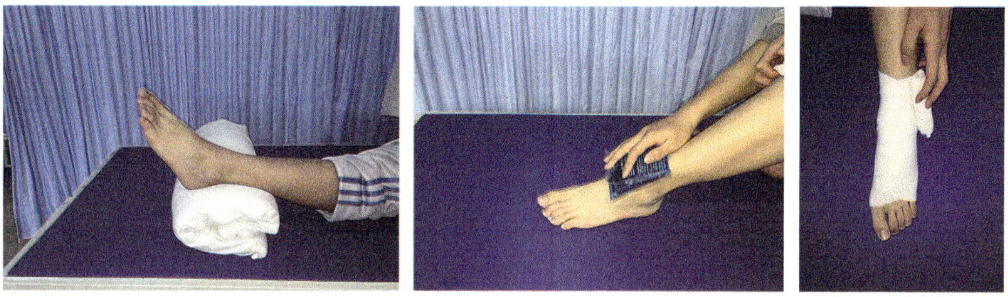

图 9-3 扭伤早期急救方法

A. 抬高扭伤部位；B. 冷敷；C. 加压包扎

（二）注意事项

1. 受伤后 48 小时内，可每 2～3 小时冷敷一次，每次 15～20 分钟，若出现麻木，停止冷敷。

2. 受伤后切忌推拿按摩受伤部位，切忌立即热敷，热敷需在受伤 48 小时后开始。

3. 如已发生或怀疑发生骨折，需用夹板固定后再进行包扎。

4. 早期不宜涂抹红花油。在扭伤的急性期（24 小时内），使用红花油涂抹揉搓，会加重扭伤部位出血，加重肿胀。另外皮肤破溃或红花油过敏者也不宜使用。

九、跌倒

跌倒是指突发、不自主的、非故意的体位改变，倒在地上或更低的平面上。

（一）紧急处理

生活中若遇有人跌倒，不要急于扶起，要分情况进行处理。

1. 意识不清者

（1）立即拨打 120 急救电话。有条件的在医护人员未到达前立即实施抢救。

（2）有外伤、出血者，需立即止血、包扎后，尽快送医院进一步处理。

（3）有呕吐者，将头偏向一侧，并及时清理口、鼻腔内呕吐物，保证呼吸道通畅。

（4）有抽搐者，立即移至平整软地面或身体下垫软物，松解衣领及皮带，防止再次伤害，避免碰、擦伤，必要时牙间垫较硬物，防止舌咬伤，不要强行掰动抽搐肢体，防止肌肉、骨骼损伤。

（5）如呼吸、心跳停止，应立即行心肺复苏。

（6）如需搬动，保证平稳，尽量平卧。

（7）如暂无家属，尽快通知警察协助联络家属。

2. 意识清楚者

（1）询问伤者跌倒发生的情况及对跌倒的过程是否有记忆，如不能记起跌倒过程，可能为晕厥或脑血管意外，应立即护送伤者到医院诊治或拨打 120 急救电话。

（2）询问是否有剧烈头痛，观察有无口角歪斜、言语不利、手脚无力等提示有脑卒中的情况，如有，立即扶起伤者可能加重脑出血或脑缺血，使病情加重，此时应立即拨打120急救电话。

（3）如无相关专业知识，不要随便搬动，以免加重病情，应立即拨打120急救电话。

（4）如需搬动，尽量使病患平卧位休息，等专业救护人员到达后处理。

（二）老年人跌倒应警惕什么

跌倒多发生于平日“健康”或者病情平稳的老年人。一旦发生，应立即判断导致跌倒的可能原因。

1. 伤者若曾有急性心肌梗死病史，突然出现剧烈的心前区疼痛，伴有周身冷汗、面色苍白、恶心呕吐等，首先要想到急性心肌梗死的可能，要立刻协助老人含服硝酸甘油等急救药物，避免搬动伤者，同时拨打120急救电话。

2. 若摔倒后，伤者出现嘴角下斜、脸部不对称、流口水、打鼾、剧烈呕吐、大小便失禁、发热或出汗等症状，且平时患有高血压，则应考虑是脑卒中可能。脑卒中又分为出血性和缺血性。缺血性脑卒中，病患常表现为头痛、眩晕、一侧肢体无力、偏瘫、运动障碍等；出血性脑卒中，病患多有高血压病史，多在情绪激动或用力的情况下发病，病情进展快，常在数小时内达高峰，发病前多有征兆。

3. 有糖尿病病史且长期服用降糖药或注射胰岛素的病患，出现饥饿感、乏力、四肢麻木、情绪不安、面色苍白、头晕、呕吐、心慌、胸闷等，严重时，大汗淋漓，皮肤湿冷，吐字不清，注意力不集中，甚至于抽搐、惊厥、不省人事、大小便失禁、昏迷等，提示可能出现低血糖症状。

十、烧（烫）伤

烧（烫）伤在生活中十分常见，是指因热力、化学物质（强酸、强碱）、电能等作用于人体，使皮肤、黏膜、深部组织等受到的损害，习惯于把热的液体所致的烧伤称为“烫伤”。多见于儿童，需第一时间采取正确的急救措施，再送医院进一步诊治。

（一）紧急处理

1. 采取“冷散热”的措施，即“冲、泡、敷”（图9-4），是烧伤后最佳、最可行的紧急处理方法。尽快用大量冷水冲洗或浸泡创面20分钟左右，亦可在水中加冰块，以脱离冷源后疼痛已显著减轻为准。不便浸泡的胸、背部可用冷水浸湿毛巾进行冷敷。这样

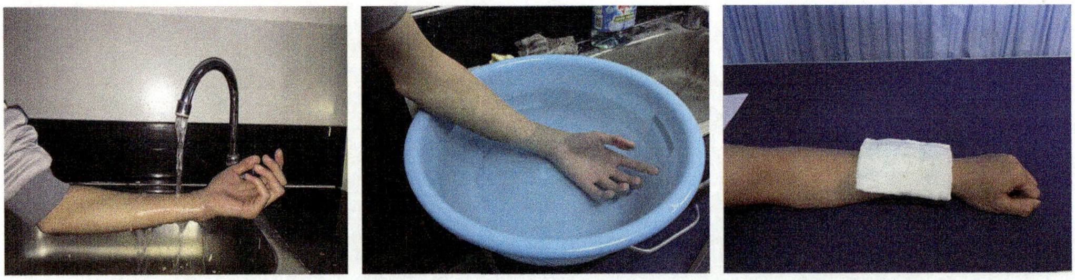

A B C

图9-4 烧（烫）伤的处理

A. 冲；B. 泡；C. 敷

可以中和余热，降低温度，缓解疼痛。但不宜用冰敷，以免血管收缩而加重组织损伤。

2. 在水中小心地拆除戒指、手表、皮带、鞋，脱去衣裤。若衣裤不易脱掉时，可用剪刀轻轻剪开，避免疱皮剥脱，加重损伤。

3. 对酸、碱等化学物质造成的烧伤，立即脱去或剪开沾有酸、碱的衣物，立即用大量清水反复冲洗创面。特别应注意眼部及角膜有无损伤。

4. 若遇电烧伤，应当机立断，用不导电物（木棒、扁担、竹竿等）挑开电线，或拉断电闸，使伤员迅速脱离电源。

5. 大面积深度烧伤者，应立即用清洁布单（如干净的被单、衣物）简单包扎，避免再污染和再损伤，并迅速送医院救治。若病患口渴，可予口服适量淡盐水或者补液盐。

（二）注意事项

1. 创面不宜涂甲紫等有色外用药，以免影响对烧伤深度的判断，也不宜涂面粉、香油、牙膏、碱面等，以免造成创面感染。

2. 不要自行将水疱疱皮挑破，以免发生感染。

3. 严重烧伤者，可出现呼吸困难甚至窒息，对呼吸停止者需立即进行心肺复苏。

4. 生石灰烧伤，不能立即用水冲洗，宜先将创面上的生石灰完全清除干净，然后用大量清水反复冲洗创面。因生石灰遇水会产生大量热量，直接用水冲洗会加重创面的损伤程度。

5. 磷烧伤时，应立即将烧伤部位浸入水中或用大量清水冲洗，同时在水中拭去磷颗粒，不可将创面暴露在空气中，避免剩余磷继续燃烧。创面忌用油质敷料，避免磷在油中溶解而被吸收中毒。

6. 创面应避免在阳光下直射，不要揉搓、按摩、挠抓、热水烫洗等，烧伤处也不宜过多活动，避免创面与纱布摩擦，不利创面愈合，增加瘢痕形成可能。

7. 康复期间，应忌酒、辣椒、羊肉、生蒜、生姜、芥末、咖啡等刺激性食物。

十一、开放性损伤

损伤，也称创伤，生活中比较常见。有皮肤破损者称开放性损伤。开放性损伤伤口不仅有出血，也可有细菌、异物进入伤口，引起感染。血管、神经、骨骼甚至内脏会通过开放性损伤伤口外露，这些都需要得到现场的及时处理。

（一）伤口判断

通过对外伤伤口的检查，了解创伤的类型，如擦伤、撕裂伤、切割伤、刺伤等；大致了解损伤的程度，如伤口深，出血多，可能有血管损伤。胸部伤口可能有气胸，腹部伤口可能有肝、脾或胃肠损伤，肢体畸形可能有骨折，异物扎入人体可能会损伤大血管或重要脏器。

（二）现场处理

在检查伤口时，要注意判断伤口的位置、大小、深浅及污染程度和异物特点，并实施相关的处理。

【操作要点】

1. 尽可能戴上医用手套，如无，可用敷料、干净布片、塑料袋、餐巾纸为隔离层。

2. 脱去或剪开衣服，暴露伤口，检查伤口。

3. 用敷料覆盖伤口，对嵌入异物保持原位。

4. 用妥善的方法止血、包扎。

5. 如必须用裸露的手进行伤口处理，在处理完成后，用肥皂清洗手。

【伤口处理】

1. 一般伤口的处理 表浅伤口，无嵌入性异物，不伴血管神经损伤，容易止血。现场有条件时，用生理盐水冲洗伤口后，伤口周围皮肤用75%乙醇消毒（注意不要让乙醇进入伤口），然后用无菌敷料包扎。现场无条件时，可以就地取材。伤口可用洁净布料、毛巾、衣物等压迫，快速转送到医院进行清创。

2. 头部伤口处理 头部伤口常见。头皮血运丰富、出血较多，可伴有颅骨骨折和颅脑损伤。

（1）头部伤口要尽快用无菌敷料或洁净布料压迫止血，用尼龙网套、三角巾等固定敷料包扎。

（2）如有耳、鼻漏液，说明有颅底骨折，这时禁止堵塞耳道和鼻孔，以防颅内感染及颅内压增高；现场如有条件，先用无菌敷料擦净耳、鼻周围的血迹及污染物，用乙醇消毒；如无上述物品，可用清洁的毛巾、纸巾等将耳朵、鼻孔周围擦拭干净。

（三）注意事项

1. 现场不要对伤口进行清创。

2. 在伤口的表面不要涂抹任何药物。

3. 密切观察伤员的意识、呼吸、循环体征。

4. 发现腹部有内脏脱出，不要将脱出物送回腹腔，以免引起腹腔感染。

（1）立即用大块敷料覆盖伤口。

（2）用三角巾作环行圈，圈的大小以能将腹内脱出物环套为宜，将环行圈环套脱出物。

（3）然后用饭碗或茶缸将环行圈一并扣住。

（4）三角巾腹部包扎，伤员平卧，双膝屈曲，平稳搬运。

5. 伤口表浅异物可以去除，然后包扎伤口。如异物为尖刀、钢筋、木棍、尖石块，并扎入伤口深部，不要轻易去除，否则可引起大出血及神经损伤。这时应维持异物原位不动，待转入医院后处理。

（1）敷料上剪洞，套过异物，置于伤口上。

（2）然后用敷料卷放在异物两侧，将异物固定。

（3）用敷料或者三角巾包扎。

十二、肌肉痉挛

肌肉痉挛，也称为抽筋，是指肌肉突然不由自主地收缩痉挛，可引起疼痛。其中小腿和脚趾痉挛最为常见，任何时间和场合都可能发生，因此要学会紧急处理。

【急救方法】

1. 小心地舒展、拉长抽筋部位的肌肉，使肌肉充分放松。

2. 脚趾和脚掌慢慢地弯向头部的方向（图 9-5）。

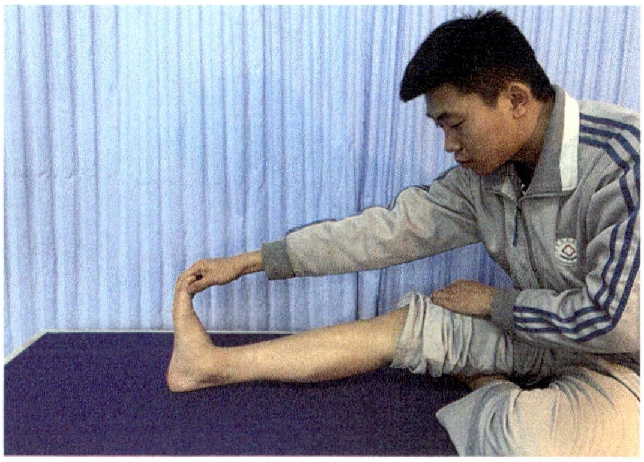

图 9-5 小腿抽筋的急救方法

3. 用推或者揉的方法按摩抽筋部位的肌肉，然后可用毛巾热敷抽筋部位。

4. 如果是游泳时抽筋，有可能发生意外溺水事故。应先深呼吸，把头潜入水里，接着把背部浮出水面，用手使劲按压痉挛腿的膝盖，另一只手抓住痉挛腿的脚趾，用力向上拉，使痉挛腿能够伸直，往往能够缓解症状。当痉挛缓解或消除以后，要尽快游上岸，以免发生意外。

十三、鼻出血

（一）急救方法

1. 首先要保持冷静，均匀呼吸，若有血液流入口腔，尽量把血液吐出来，不要咽下去，以免引起恶心呕吐。

2. 可将头向前倾，用手指捏住鼻翼两侧 5～10 分钟，压迫过程中可用冰块或冷毛巾敷鼻根、鼻头部，促使血管收缩而止血。

3. 出血量较多时，可用纱布或者棉花条塞入鼻孔，再压迫止血。

4. 若采取上述方法仍不能止血，则需到医院做进一步处置。

（二）注意事项

1. 端坐，头尽量不要后仰，宜前倾，以免血液流进口腔，造成恶心。

2. 压迫止血时不要揉，以免加重出血。

3. 不要用手抠掉血痂，以免再次出血。

十四、耳内异物

异物入耳多见于儿童，因其没有安全意识，玩耍时可能会将豆类等异物塞入耳道而难以取出，所以要加强对儿童的看管和教育。此外，苍蝇等小昆虫也可能飞入耳道。

（一）急救方法

1. 苍蝇等昆虫类异物入耳 可将食用油滴 3～5 滴入耳，数分钟后，头偏向患侧，昆虫可能会随油淌出来；可到暗处，用手电筒等光线照射耳道，昆虫有趋光性，会沿光爬出来；也可将烟雾徐徐吹入，将昆虫熏出来。

2. 沙土等固体异物入耳 把头偏向一侧，然后稍用力拉伸耳廓，并拍打头部的另一侧，圆润的物体能自行掉出来。

3. 豆类等植物性异物入耳 可选一根细管，其直径与耳道直径一样大小，轻轻地插入耳道，然后对着细管用力吸气，豆子可能会被吸出来；亦可试行将乙醇或白酒滴入耳道，让其缩小以利于取出。

4. 耳道进水 将头偏向进水一侧，拉住耳廓抖动，然后侧身单脚跳动，水自然会流出来，也可用干脱脂棉棒轻轻插入外耳道，在耳道内轻轻转动，可以把水吸干。

5. 其他 如以上方法均未奏效，应立即送往医院进一步诊治。

（二）注意事项

1. 较小的昆虫飞入耳道，昆虫可能会乱爬乱飞，让人难受，此时须用双手捂住耳朵，张口，以防鼓膜震伤。

2. 如果是球形异物入耳，如玻璃球、小圆珠等，不宜用镊子取，因这类物体圆润，易滑脱，反而会掉入耳道深处。

3. 原有鼓膜穿孔的人群，不宜冲洗耳道。

4. 游泳或洗澡时耳道进水，应及时使水流出，以防水长时间在耳道内停留引起中耳炎。

十五、气管异物

气管异物常见于小儿或老年人，小儿吞咽功能发育不完善，进食时容易啼哭、嬉笑、玩耍，老年人吞咽功能退化，特别是有脑血管病的老年人。气管异物阻塞会导致通气功能障碍，使机体和外界无法进行气体交换，如果不能立即排出异物，严重者可迅速窒息、缺氧而死亡。

（一）气管异物的判断

1. 完全性阻塞 当即不能咳嗽、呼吸、发声，面色潮红，继而青紫或苍白，随即意识丧失，继而心脏停搏。

2. 不完全性阻塞 当即剧烈呛咳、呼吸困难、面色先潮红后青紫或苍白、烦躁不安、意识障碍、呼吸停止、心脏停搏。

（二）紧急处理措施

发生不完全性阻塞的病患，经用力咳嗽无效，呼吸逐渐微弱时，应立即采用海姆立克急救法抢救。发生完全性阻塞的病患，应第一时间使用海姆立克急救法抢救。

海姆立克急救法的原理：通过不断冲击上腹部的操作，使膈瞬间抬高，从而使肺内压力骤然增高，形成“人工咳嗽”，迫使肺内气流将气道内的异物冲击出来，从而解除阻塞。

1. 立位的上腹部冲击法（适用于意识清楚的病患） 病患取立位，抢救者站在病患身后，一腿在前，立于病患两腿之间呈弓步，另一腿在后伸直，同时双臂环抱病患的腰腹部。一手握拳，拳眼置于病患脐上两横指的上腹部，另一只手固定拳头，并突然连续、快速、用力向病患上腹部的后上方冲击，直至气道内的异物排出或者病患意识丧失（图 9-6）。如果病患出现意识丧失，应随即将其平卧于地，立即实施心肺复苏术进行抢救。

2. 卧位的上腹部冲击法（适用于意识丧失的病患） 病患取平卧位，抢救者骑跨于病患大腿两侧。将一手掌根置于病患肚脐上两横指处，另一只手重叠于第一只手上，并突然连续、快速、用力向病患上腹部的后上方冲击（图 9-7）。每冲击 5 次后，检查一次病患口腔是否有异物。如果发现异物，立即将其取出。

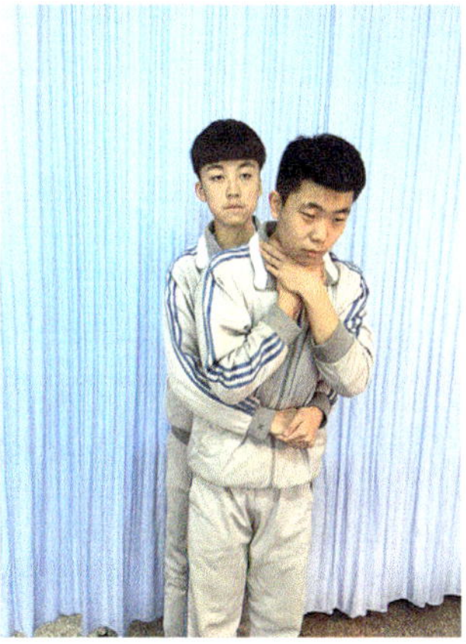

图 9-6 立位上腹部冲击法

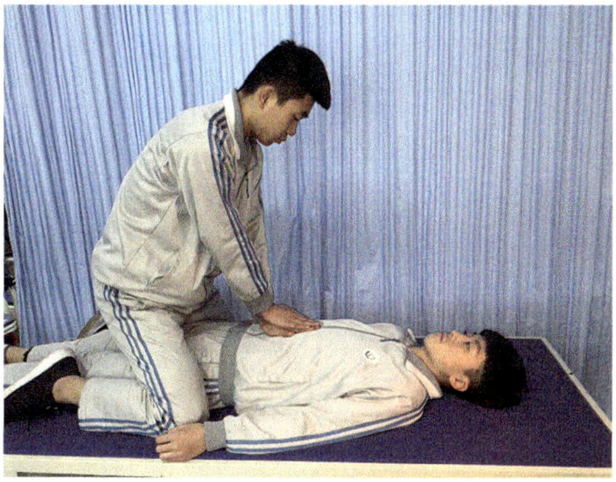

图 9-7 卧位上腹部冲击法

3. 孕妇及肥胖者的海姆立克急救法 怀孕 3 个月以上的孕妇，胎儿的大小会超过肚脐，因此不宜使用上腹部冲击法，宜使用胸部冲击法。对于肥胖者，尤其是腹部肥胖者，如果其肚脐上不容易用力，也需要改用胸部冲击法。

（1）立位胸部冲击法（适用于意识清楚的孕妇及肥胖者）：病患取站立位，头部向前倾，施救者站在病患身后，一腿在前，立于病患两腿之间呈弓步，另一腿在后伸直，同时两臂环抱病患的胸部。一手握拳，拳眼置于病患两乳头连线中点，另一只手固定拳头，并突然连续、快速、用力向病患胸部的后方冲击，直至气道内的异物排出或者病患意识丧失（图 9-8）。如果病患出现意识丧失，应随即将其平卧于地，立即实施心肺复苏术进行抢救。

（2）卧位胸部冲击法（适用于意识丧失的孕妇及肥胖者）：病患取平卧位，抢救者跪在病患身体一侧。将一手掌根部置于病患两乳头连线中点的部位，另一只手重叠于第一只手上，双手十指交叉相扣，并突然连续、快速、用力垂直向下冲击（图 9-9）。每冲击 5 次后，检查一次病患口腔是否有异物。如果发现异物，立即将其取出。

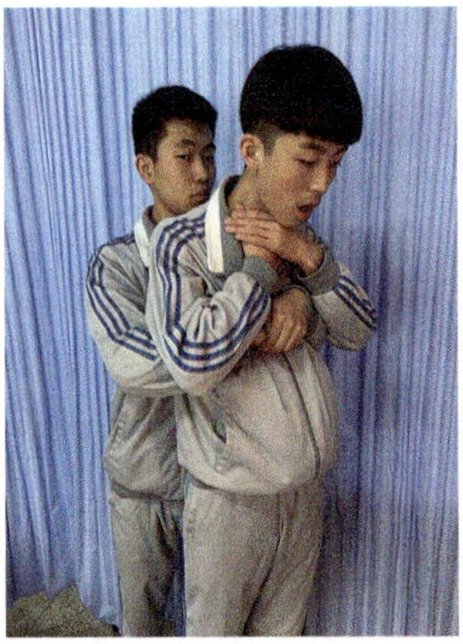

图 9-8　立位胸部冲击法

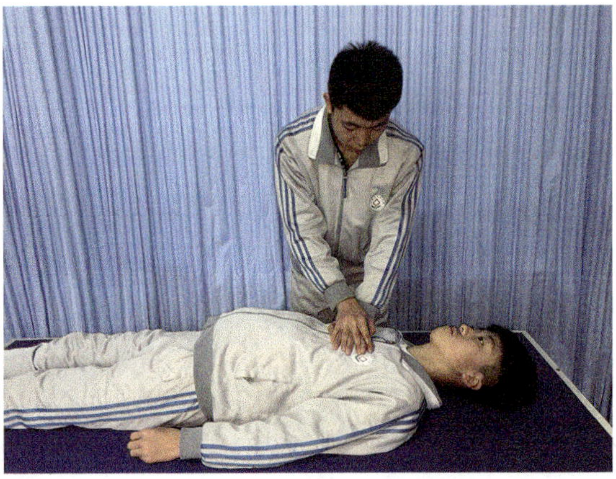

图 9-9　卧位胸部冲击法

4. 婴儿的海姆立克急救法　对于 1 岁以下的婴儿来说，肝脏在肚子中占据了很大的空间，如果使用跟成人一样的海姆立克急救法，很容易压破其娇嫩的肝脏。因此婴儿发生气道异物阻塞时，急救的方法与成人不同。

抢救者将患儿面朝下，患儿头部低于身体，臀部朝上，放在救护者的前臂上，用手托住其颈肩部，并将自己的前臂支撑在大腿上方。救护者用另一只手掌根部连续叩击患儿肩胛区 5 次。将患儿翻转呈面部朝上、头低臀高的体位，检查其口中有无异物，如果发现异物，用手指小心勾出。如果未发现异物，立即用食指、中指连续冲击患儿两乳头连线中点下一横指处 5 次，再将婴儿翻转为面部朝下，从叩背开始重复以上操作，交替进行叩背和压胸，直至异物排出（图 9-10）。

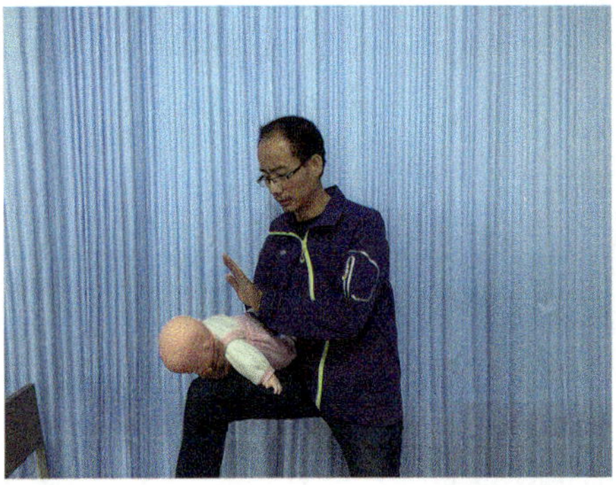

A

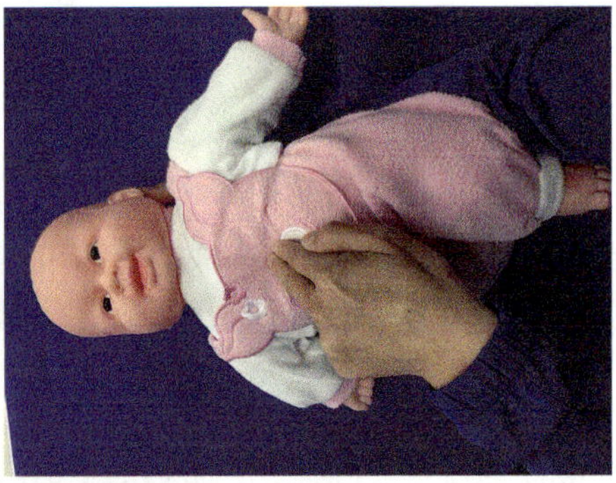

B

图 9-10　婴儿海姆立克急救法

A. 叩背；B. 压胸

5. 成人自救法　成人如果发生不完全性气道异物阻塞，并不会立即丧失意识，这时如果身边没有救护者，一定要趁自己意识尚清醒时（2～3 分钟）迅速进行自救。

找一高度合适的硬质椅子（桌子、窗台边缘等）（图 9-11），面向椅背站立。头部后仰，使气道变直，然后将上腹正中抵在椅背顶端，双手扶住椅子，用身体的重量迅速、用力、连续往下按压、冲击，直到异物排出。

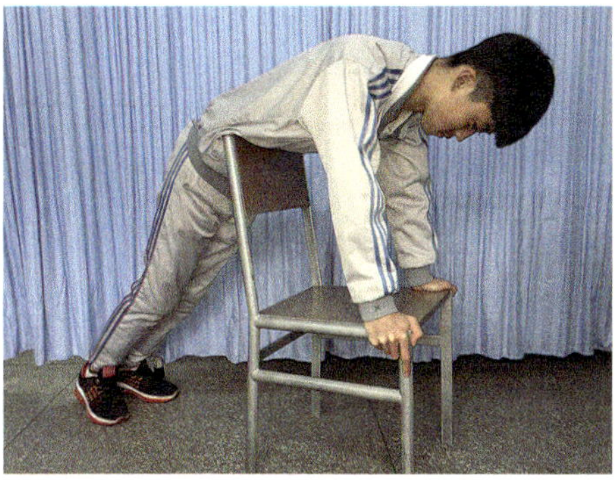

图 9-11　成人自救法

十六、鱼刺卡喉咙

吃鱼时，鱼刺卡在咽部、食管的情况时有发生。较小、较软的鱼刺，随着吞咽动作，可能会自然地滑下。但如果鱼刺较大，或者吞咽后没有排出，就需要采取一定的救治措施。

如果感觉局部疼痛，可用手电筒照亮咽部，用小勺将舌头压低，仔细检查咽部，特别是咽的入口两边，这是鱼刺最容易卡住的地方。如果发现鱼刺，可试行用镊子或者筷子夹出即可。若看不到鱼刺或者未能夹出，应及时去医院治疗，切勿自行尝试其他方法。

【注意事项】

1. 有人说醋能软化鱼刺，此说法并未得到证实。事实上喝下去的醋与鱼刺接触的时间很短，根本来不及软化鱼刺，反而可能会刺激并灼伤食管黏膜。

2. 千万不能让病患囫囵吞咽大块馒头、米饭等食物。这样做有可能使鱼刺更加深入，更加不易取出，甚至导致邻近的大血管被刺破出血，继发感染，甚或危及生命。

3. 无论何种方法，将鱼刺“推下去”都是不可取的，尤其是对于较大的鱼刺及倒着卡入的异形鱼刺，非常有可能刺伤消化道。

4. 较大的或者扎的较深的鱼刺，无论怎样做吞咽动作，疼痛不减，若咽的入口两边及四周均不见鱼刺，就应去医院治疗。

5. 有时鱼刺已掉，但还遗留有刺的感觉。需要观察一下，如果仍感到不适时，一定要到医院做进一步诊治。

十七、脱水

（一）常见脱水原因

造成脱水的原因主要有两类。

1. 水分摄入不足　口腔、咽喉或食管疾病影响经口进食者，意识障碍、手术后或老年极度衰弱者。

2. 水分丢失过多　在高温低湿环境、发热、过度呼吸、热射病、气管切开等情况下，经皮肤或呼吸道的失水增加。烧伤、创伤等病患，可经创面大量失水。呕吐、腹泻、胃肠引流、胃肠造瘘等情况下，大量胃肠液丢失，可引起脱水。出血、严重创伤、不合理应用利尿药等情况下都可导致脱水。

（二）自我救助措施

1. 轻度脱水 可口服淡盐水、市售的配方饮料。

2. 较严重的脱水 可予口服淡盐水或市售配方饮料的同时，迅速送医院进行液体治疗。

3. 高温原因所致的脱水 应立即将病患转移到通风、阴凉、干燥的地方，解开衣扣，脱去或松开衣服，凉湿毛巾或冰袋冷敷头部、腋下及腹股沟等处，亦可用温水或稀释的乙醇擦浴，意识清醒的可予口服淡盐水、藿香正气水等。若仍高热不退，马上送医院进一步诊治。

【注意事项】

1. 冰袋切忌直接置于心前区，以免引起心搏骤停。
2. 每次饮水量以不超过 300ml 为宜，切忌狂饮不止。
3. 当体温降至 38℃后，应放缓或停止降温。

第 3 节 家庭急救常用操作技术及技巧

一、止血

血液是维持生命活动最重要的物质之一。当出血量达到全身总血量的 20%时，人就会休克，出血量达到总血量的 40%时，可迅速危及生命。急性大出血是人体受伤后早期致死的主要原因。因此，在现场采取及时、有效的止血措施是挽救生命最重要的环节。

（一）出血类型

出血类型见表 9-1。

表 9-1 出血类型

鉴别要点	出血类型		
	动脉出血	静脉出血	毛细血管出血
颜色	鲜红	暗红	鲜红
状态	搏动性喷射而出	持续向外涌出	点状或片状渗出
危险级别	高	中或高	低或无

（二）常见止血方法及注意事项

1. 直接压迫止血法 是现场急救中应用机会最多、最易掌握、最快捷、最有效的即刻止血方法。用于小动脉、静脉、毛细血管的出血。伤口覆盖敷料、手帕等后，以手指或手掌直接用力压迫，一般压迫数分钟后，出血往往可以停止（图 9-12）。

2. 加压包扎止血法 适用于静脉出血、毛细血管出血、动脉出血紧急止血后。伤口覆盖较厚敷料后，再用绷带或三角巾等适当增加压力包扎（图 9-13）。包扎完毕数分钟后，两侧肢体末端对照，如伤侧远端出现青紫、肿胀，说明包扎过紧，应重新调整松紧度。

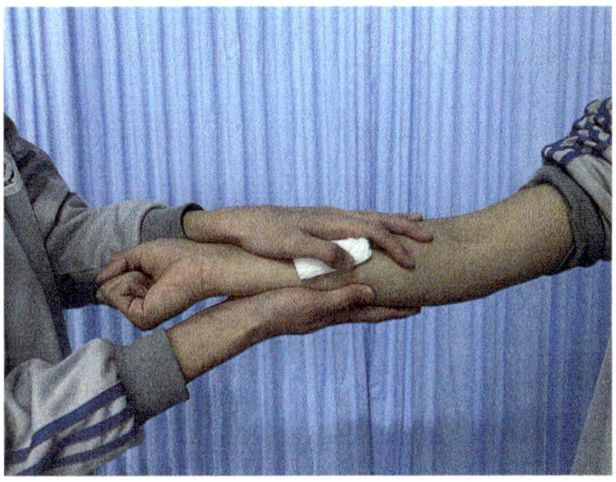

图 9-12　直接压迫止血法

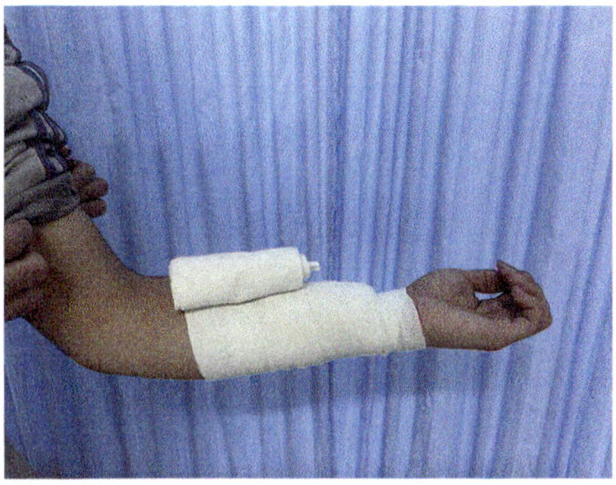

图 9-13　加压包扎止血法

3. 填塞止血法 多用于腹股沟、腋窝、鼻腔、宫腔出血，以及盲管伤、贯通伤组织缺损等。具体做法是用无菌或洁净的布类、棉垫、纱布等，紧紧堵塞住伤口（图 9-14）。使用此法止血后，还要用绷带或者三角巾等进行加压包扎，松紧度以刚好达到止血的目的为宜。

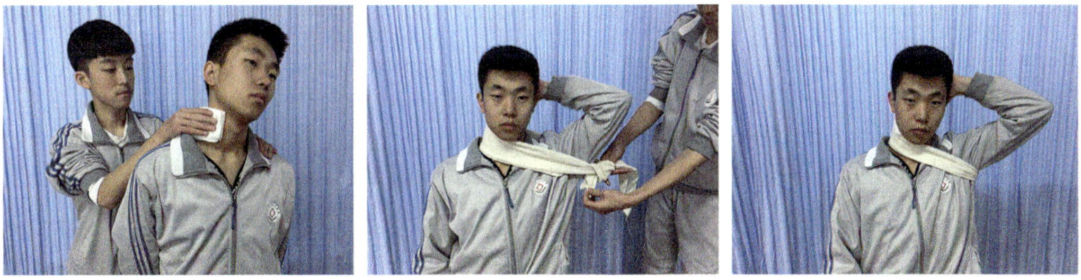

A　B　C

图 9-14　填塞止血法

A～C 填塞止血法分解动作

4. 指压动脉止血法 是动脉出血的紧急止血方法，适用于头、面、颈、四肢动脉出血（图 9-15）。其原理是用手指压住近心端血管，以达到止血目的。

（1）面部出血：救护者用一只手固定伤者头部，用另一只手的拇指压在下颌角前上方约 1.5cm 处（咀嚼肌下缘与下颌骨交接处）的面动脉搏动点，向下颌骨方向垂直压迫。

（2）头顶部出血：救护者用一只手的大拇指垂直压迫伤者耳屏（俗称“小耳朵”处）上方 1～2cm 处的颞浅动脉搏动点。

（3）枕后出血：救护者用一只手的大拇指压迫伤者耳后乳突下稍外侧的枕动脉搏动点。

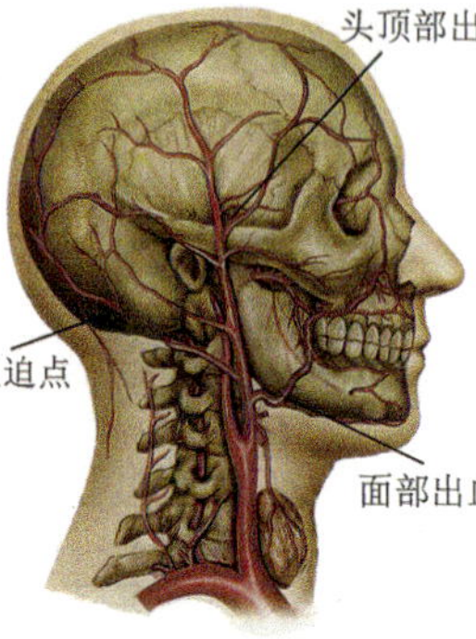

图 9-15　头面部指压动脉止血法

（4）前臂大出血：救护者用一只手固定住伤者手腕处，另一只手向伤者肱骨方向垂直压迫腋下肱二头肌内侧肱动脉搏动点（图 9-16）。

（5）手部大出血：救护者双手拇指分别垂直压迫伤者腕横纹上方两侧的尺桡动脉搏动点（图 9-17）。

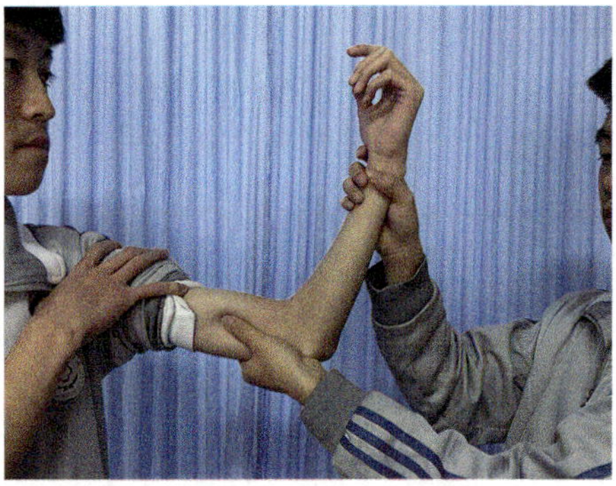

图 9-16　前臂指压动脉止血法

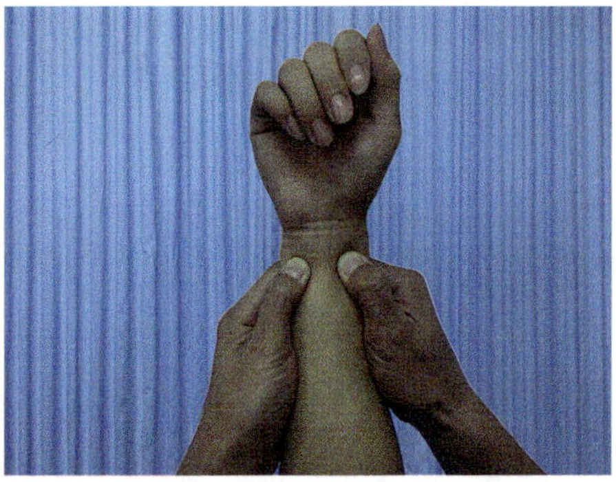

图 9-17　手部指压动脉止血法

（6）手指出血：救护者用一只手的拇指、食指压迫伤者指根两侧的指动脉搏动点（图 9-18）。

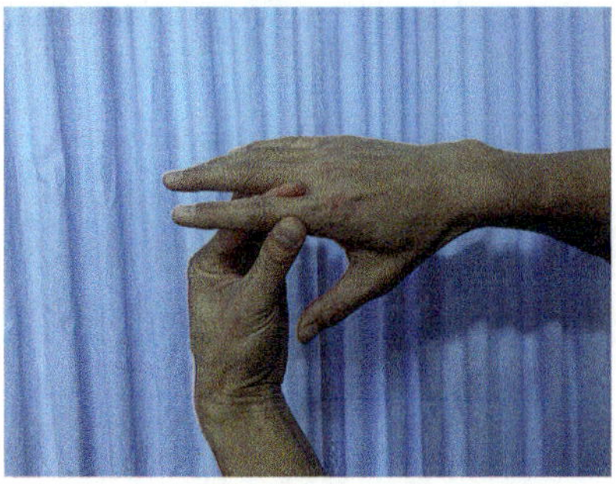

图 9-18　手指指压动脉止血法

（7）足部出血：救护者用一只手的大拇指垂直压迫伤者足背中间近足踝处（足背动脉），同时另一只手的大拇指垂直压迫伤者足跟内侧与脚踝之间处（胫后动脉）（图 9-19）。

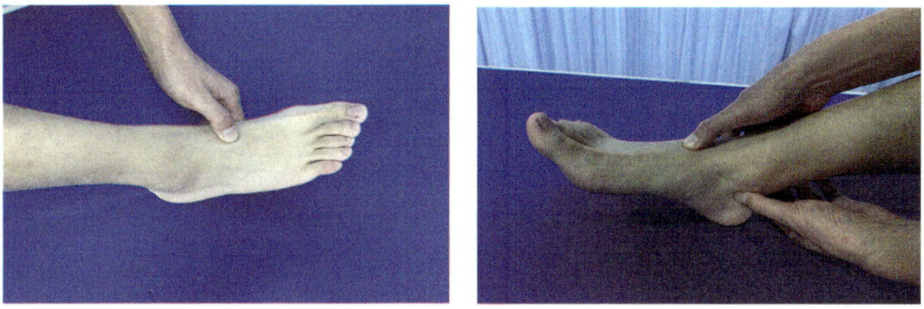

A　　B

图 9-19　足部指压动脉止血法

A. 压迫足背动脉；B. 压迫足背动脉和胫后动脉

【注意事项】

1. 止血带不要直接结扎在皮肤上，先应用三角巾、毛巾或衣服等做成平整的衬垫垫好，再结扎止血带。

2. 结扎止血带的部位在伤口的近心端，上肢结扎在上臂的上 1/3 段，下肢结扎在大腿中段至大腿根部之间的部位。

3. 止血带松紧要适度，以远端动脉搏动消失、停止出血为度。

4. 结扎止血带的时间不宜超过 2～3 小时。结扎后，需每隔 1 小时放松一次，以暂时恢复远端肢体的供血（若此时继续出血，可使用指压动脉止血法）。放松时间为 5～10 分钟（根据出血情况而定），此后在比原结扎位置稍低的位置重新结扎止血带。

5. 止血带的材质为布或橡皮管，禁止把无弹性的绳子、铁丝、电线等当作止血带使用。

6. 解除止血带需在补充血容量和采取其他有效的止血方法之后进行。如组织已明显、广泛坏死，在截肢前不宜松解止血带。

7. 结扎好止血带后，在明显部位注明结扎止血带的时间，迅速送伤员到有条件的医院就诊。

二、包扎

包扎是外伤现场急救的重要措施之一，可以固定止血敷料，保护开放伤口，防止感染。常用的包扎材料有绷带、三角巾，也可就地取材，如洁净的床单、窗帘、毛巾、围巾、衣服等布类。

（一）常用绷带包扎法

1. 环形包扎法　此法主要用于包扎腕部、踝部、颈部、额部和身体其他粗细相近的部位及各种绷带包扎方法的起始端，是最基础的包扎方法。绷带稍斜放于伤口处，做第二周缠绕后，将第一周斜出的一角反折，再继续缠绕第三、四周，将斜角压住，然后继续缠绕，后一周压住前一周（图 9-20）。

2. 螺旋形包扎法　此法主要用于包扎四肢。包扎时从远心端开始，先按环形包扎法包扎两圈，然后自下而上继续缠绕，后一圈压住前一圈约 2/3，直至敷料被完全盖住，最后再环形缠绕两圈即可（图 9-21）。

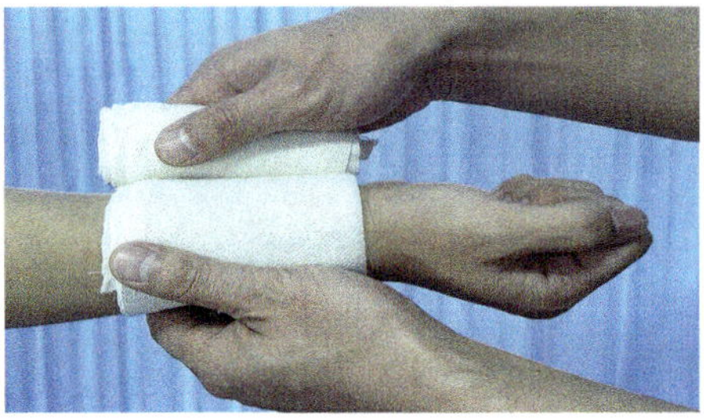

图 9-20　环形包扎法

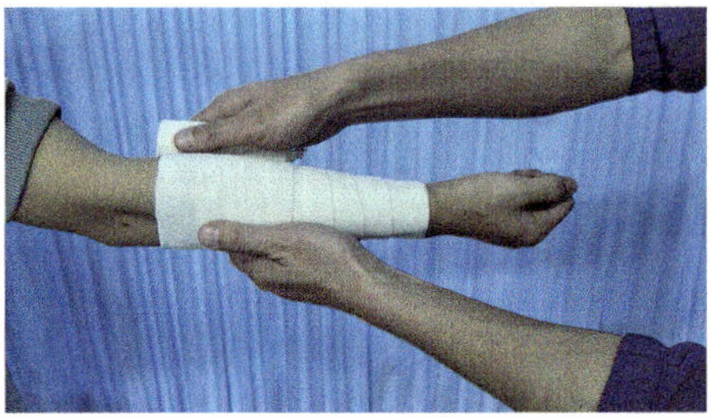

图 9-21　螺旋形包扎法

3. “8”形包扎法　此法主要用于手、足、踝、肩、髋关节等部位。绷带基本是顺势走行、包扎。手指、脚趾若无创伤应露在外面，以便观察有无青紫、水肿等末梢血液循环不良的情况（图 9-22）。

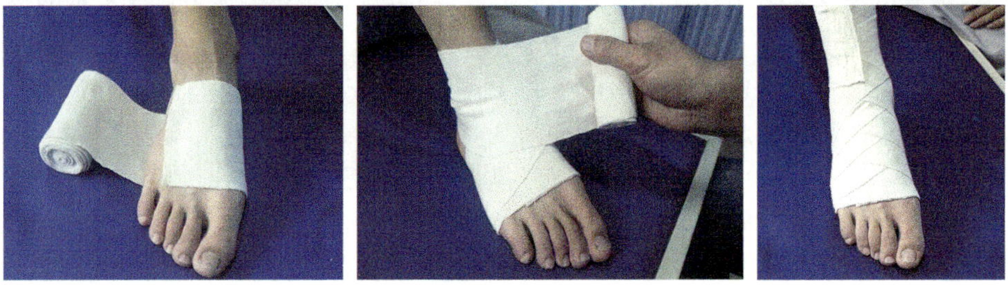

A　　B　　C

图 9-22　“8”形包扎法

A～C“8”形包扎分解动作

4. “人”字形包扎法　此法主要用于肘、膝关节部位。将肘、膝关节弯曲至 90°，绷带放在肘、膝关节敷料上，环形缠绕一圈以固定敷料，再由内到外做“人”字形缠绕，每一圈遮盖前一圈的 2/3，直至敷料被完全盖住，最后再环形缠绕两圈即可（图 9-23）。

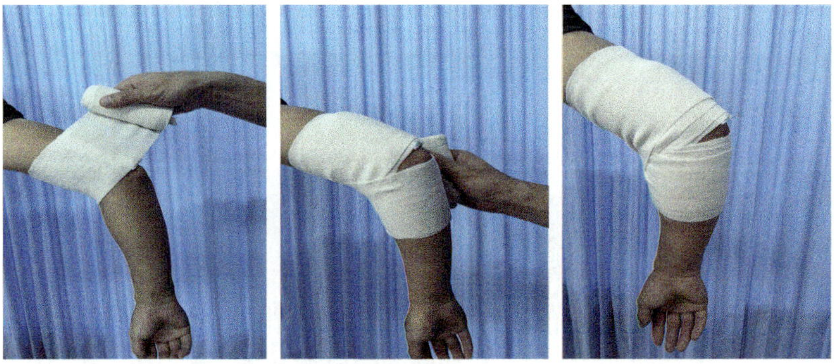

A　　B　　C

图 9-23　“人”字形包扎法

A～C“人”字形包扎分解动作

5. 螺旋反折包扎法　多用于小腿、前臂等肢体粗细相差较远的部位。做螺旋包扎时，用一拇指压住绷带上方，将其反折向下，压住前一圈的 1/2 或 1/3（图 9-24）。

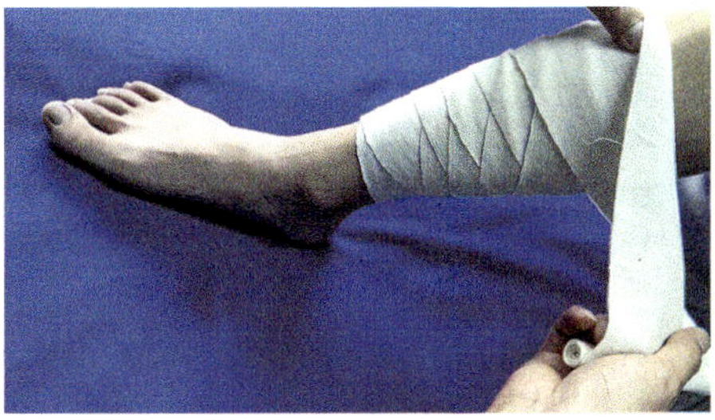

图 9-24 螺旋反折包扎法

【注意事项】

1. 包扎材料尽量洁净、无菌，避免加重伤口污染。
2. 应先对伤口进行妥善处理，再进行包扎。
3. 包扎松紧适度，以固定住敷料且不影响肢体血液循环为度。
4. 包扎四肢由内至外、由上至下，露出肢体末端，以便观察末梢血液循环情况。
5. 避免在受伤部位或者坐卧时受压的部位打结。
6. 包扎时动作要迅速、敏捷、谨慎，不要碰触、污染伤口。

（二）常用三角巾包扎法

三角巾是一种便捷好用的包扎材料，同时还可作为固定夹板、敷料和代替止血带使用，而且还适合对肩部、胸部、腹股沟部和臀部等不易包扎的部位进行固定（图 9-25）。

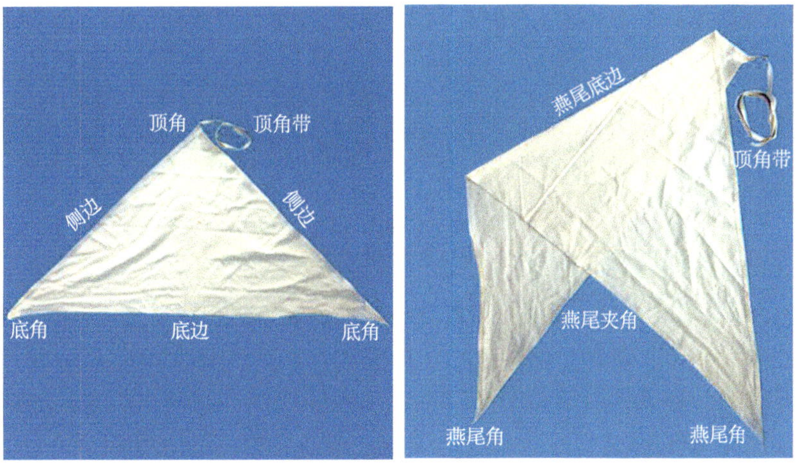

A B

图 9-25 三角巾

A. 平铺；B. 折叠

1. 头部包扎法 摘掉伤者的眼镜、头饰等，止血后在伤口覆盖敷料。将三角巾底边朝前，折叠起两横指宽，放在伤者前额齐眉处。将三角巾的两侧底角经耳上方往后收，在枕部交叉。交叉后再绕到前额打结，然后拉紧顶角，将其塞入两底角交叉处（图 9-26）。

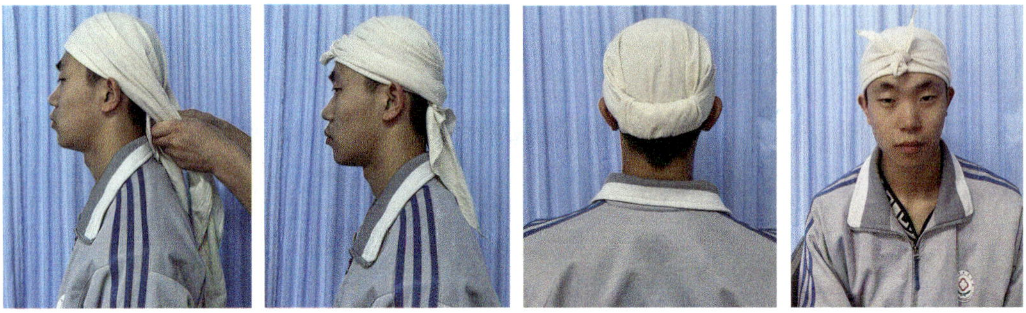

A　　B　　C　　D

图 9-26　头部包扎法

A～D 头部包扎法分解动作

2. 眼部包扎法

（1）单眼包扎法：将三角巾折叠成 3～4 指宽的条带状，以 45°角斜放在伤侧眼部。条带的一侧从伤眼一侧的耳下绕到头后部，经另一侧耳上方绕至前额，并压住三角巾的另一端。将三角巾的另一侧在健侧眉毛上方向外反折，向后绕一圈至伤侧耳处打结即可（图 9-27）。

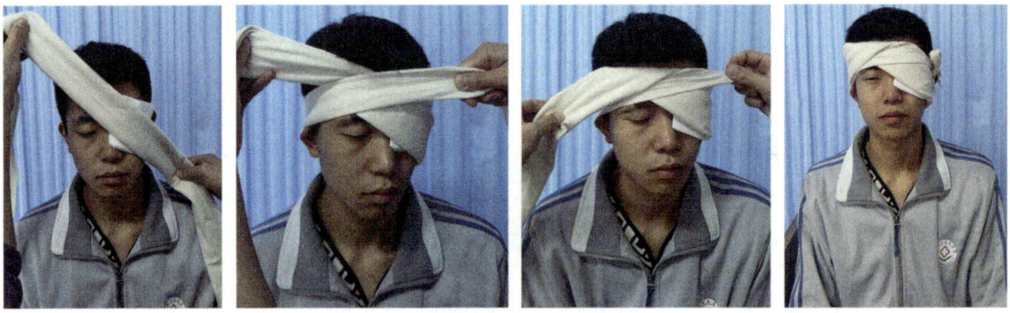

A　　B　　C　　D

图 9-27　单眼包扎法

A～D 单眼包扎法分解动作

（2）双眼包扎法：救助者站在伤者身后，将三角巾折叠成 3～4 指宽的条带状，条带中点放在枕部下方。将条带两端分别从两侧耳下绕至两眼部交叉，包住双眼。两端再分别经两耳上方拉向枕部打结（图 9-28）。

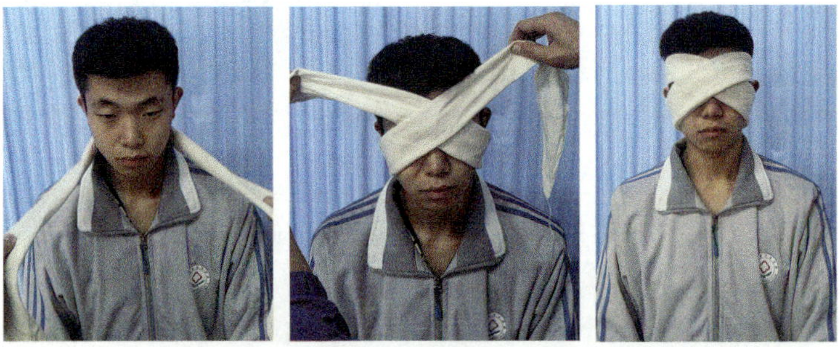

A　　B　　C

图 9-28　双眼包扎法

A～C 双眼包扎法分解动作

3. 颈部包扎法 先用敷料覆盖伤口，再用一圈绷带包扎。让伤者抬起伤口对侧的手臂，用折叠成条带状的三角巾覆盖住伤口上的纱布，绕到举起的手臂腋下打结（参考图 9-14 填塞止血法）。

4. 肩部包扎法 将三角巾折叠成燕尾式，燕尾夹角约 90°，大片在后压小片，放于肩上，燕尾夹角对准伤侧颈部，燕尾底边两角包绕上臂部并打结，拉紧两燕尾角，分别经胸、背部至对侧腋下打结（图 9-29）。

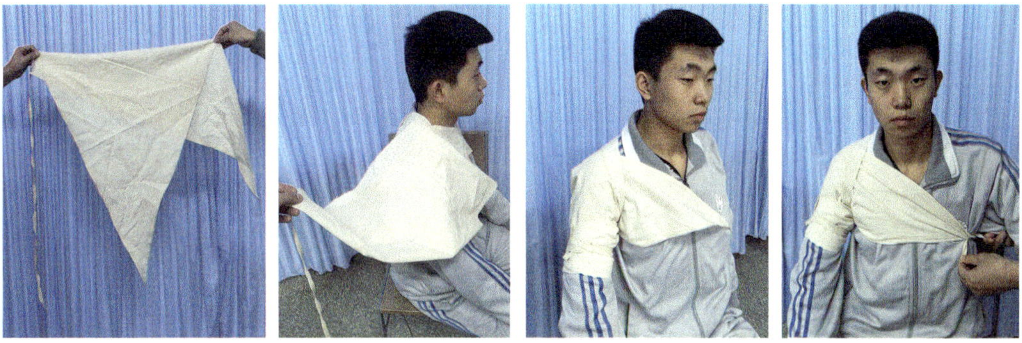

A　　B　　C　　D

图 9-29　肩部包扎法

A～D 肩部包扎法分解动作

5. 胸部包扎法 将三角巾折叠成燕尾状，燕尾夹角约 100°，放在伤者胸部前下方，燕尾夹角正对体前正中线；将燕尾底角与顶角带在身侧相连打结，固定住燕尾巾；把两燕尾角向上翻起，分别覆盖两侧肩部及背部；将两侧燕尾底角拉紧，带有底角带的一侧从横带下方穿过，再将底角带上提与另一侧燕尾角打结（图 9-30）。

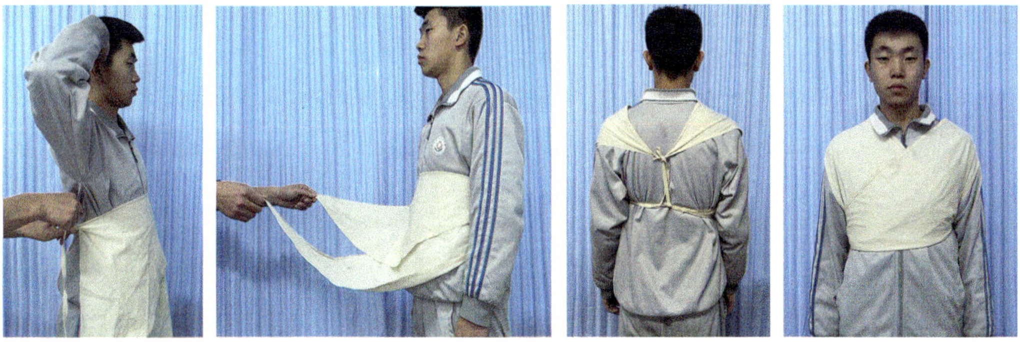

A　　B　　C　　D

图 9-30　胸部包扎法

A～D 胸部包扎法分解动作

6. 腹部包扎法 三角巾底边向上，顶角向下横放在腹部，两底角围绕到腰部后打结，顶角由两腿间拉向后面与两底角连接处打结（图 9-31）。

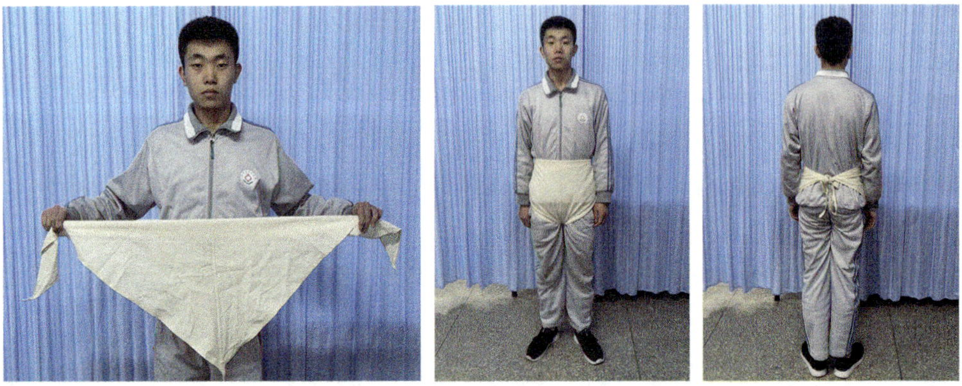

A　　B　　C

图 9-31　腹部包扎法

A～C 腹部包扎法分解动作

7. 臀部包扎法　将三角巾底边齐腰，顶角向下，覆盖臀部，将两侧底角绕到腹部打结，顶角带拉紧并从两腿间拉向正前上方，与两底角打结（图 9-32）。

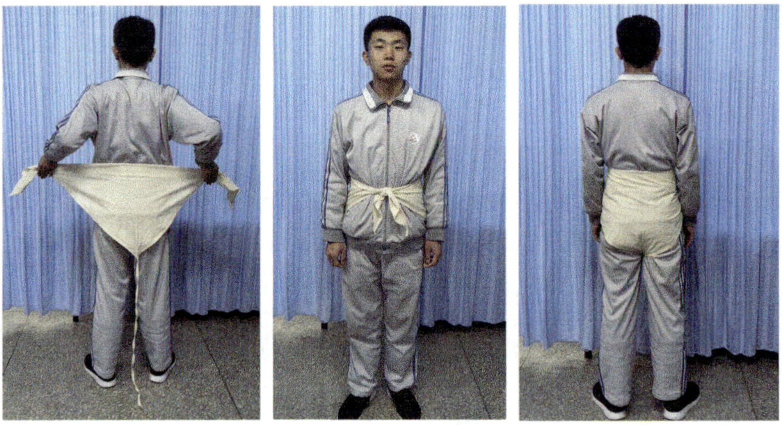

A　　B　　C

图 9-32　臀部包扎法

A～C 臀部包扎法分解动作

8. 腋下包扎法　用敷料覆盖伤口后，在敷料上放置一个较厚的衬垫，将三角巾折叠成适当宽度的条带状，条带中点放在腋下衬垫处，拉起条带的两端，在同侧肩上交叉后，绕到对侧腋下打结（图 9-33）。

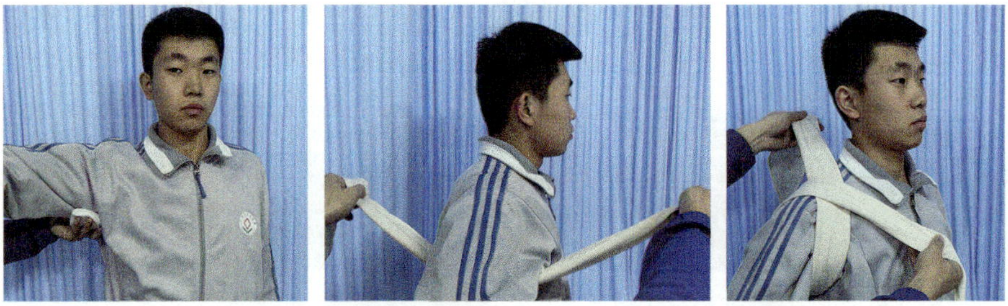

A　　B　　C

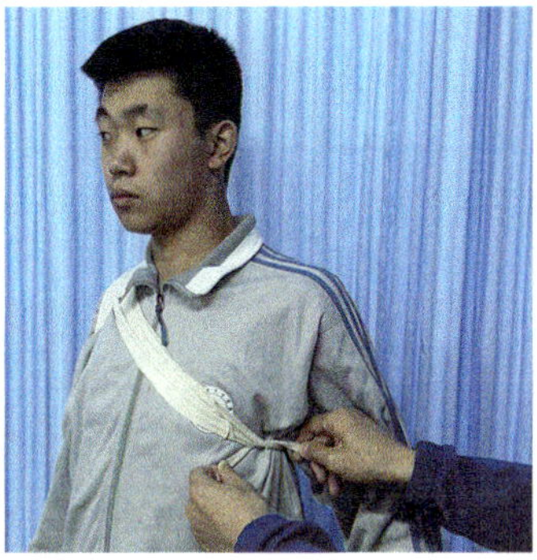

D

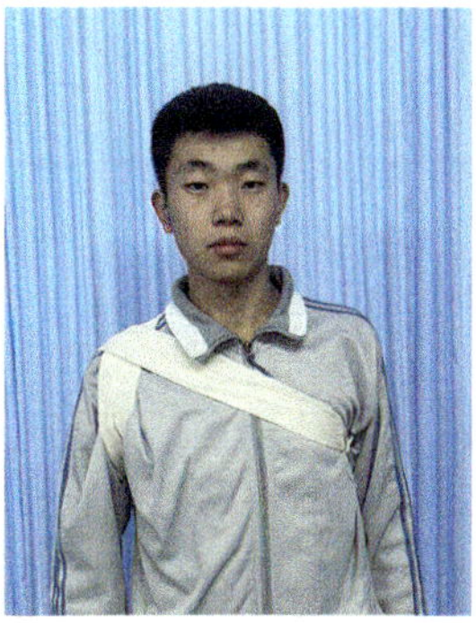

E

图 9-33 腋下包扎法

A～E 腋下包扎法分解动作

三、固定

固定是对骨折和受伤的肢体进行临时固定，能保护伤口、减轻伤者疼痛，防止感染，便于搬运，避免骨折断端移位造成二次损伤。

固定常用的材料是夹板，也可就地取材，如书刊、报纸、木板、硬纸板、木棍、手杖等均可利用。常见骨折固定方法如下：

1. 上臂骨折固定

（1）两块夹板固定法：垫一软布垫后，将两块夹板分别放在上臂内外侧，用绷带等固定夹板的远、近端，再将前臂悬吊于胸前，肘关节屈曲，上臂固定于胸部，限制肩关节活动（图 9-34）。

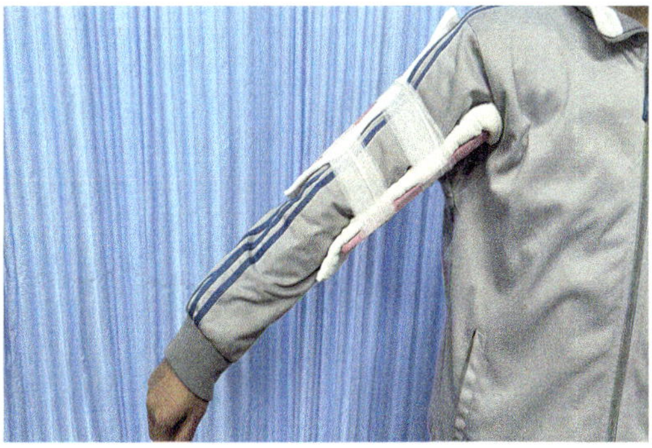

A

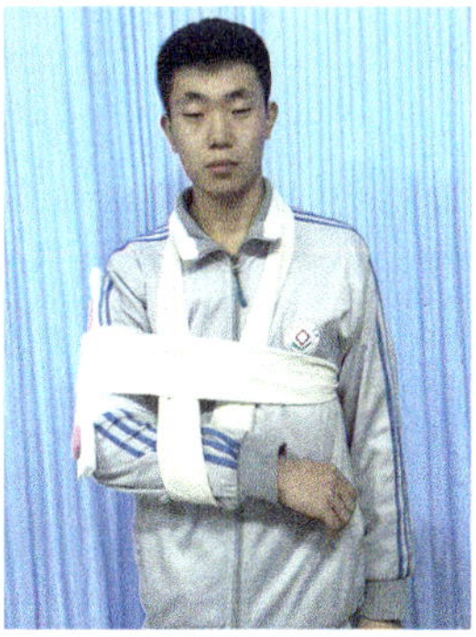

B

图 9-34 上臂骨折夹板固定法

A、B 上臂骨折夹板固定法分解动作

（2）无夹板固定法：用两条三角巾分别折叠成两条宽约四横指的条带，用条带分别固定骨折部位上下两端，在对侧腋下打结，再将肘关节屈曲位前臂悬吊固定于胸前（图 9-35A）。也可将三角巾折叠成 10～15cm 宽的条带，其中央正对骨折部位，在对侧腋下打结，将上臂直接固定在躯干上，再将肘关节屈曲位前臂悬吊固定于胸前（图 9-35B）。

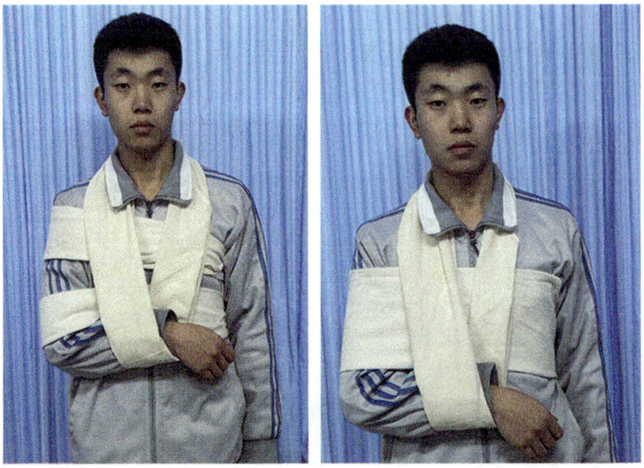

A　　B

图 9-35　上臂骨折无夹板固定法

A. 三条三角巾固定；B. 两条三角巾固定

2. 前臂骨折固定

（1）夹板固定法：选长约从肘至手心的夹板分别放在前臂的外侧（手背侧）与内侧（手掌侧），并在手心垫软垫，腕关节微向掌心屈曲。如果只有一块夹板，则放在前臂外侧。再用条带分别固定骨折部位远近两端，最后肘关节屈曲位将前臂悬吊固定于胸前（图 9-36）。

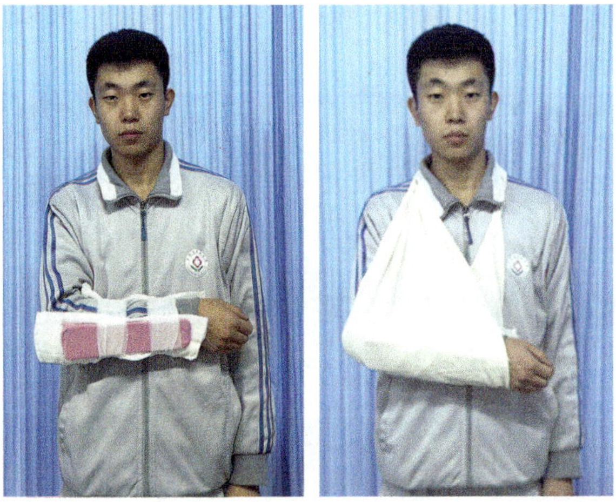

A　　B

图 9-36　前臂骨折夹板固定法

A、B 前臂骨折夹板固定分解动作

（2）报纸、杂志、硬纸板固定法：将报纸、杂志、硬纸板放在伤肢下方，然后包绕伤肢卷成筒状，用条带固定住卷好的报纸、杂志、硬纸板。最后肘关节屈曲位将前臂悬吊固定于胸前（图 9-37）。

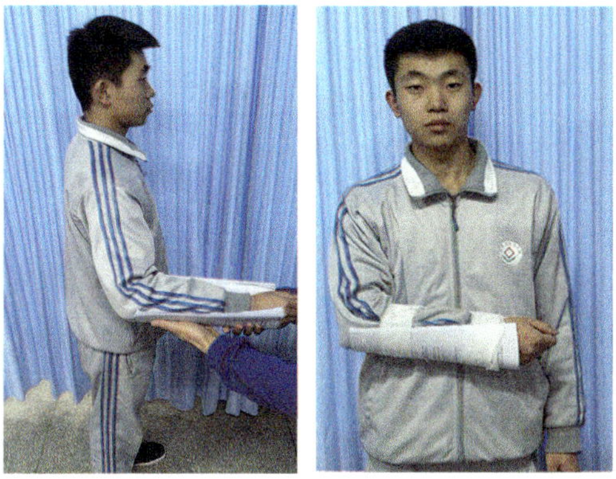

A　　　　B

图 9-37 前臂骨折书报等固定法

A、B 前臂骨折书报等固定分解动作

3. 手指骨折固定

（1）夹板固定法：取两片宽度和骨折手指差不多，长度略长于骨折手指的硬纸片、夹板等，分别放在手指的内外两侧，再用胶布或者绷带在指关节位置固定（图 9-38A、B）。

（2）双指固定法：如果没有合适的夹板，可将伤指与邻近的一根手指并在一起，然后用胶布或者绷带将其固定在一起，健指充当夹板（图 9-38C）。

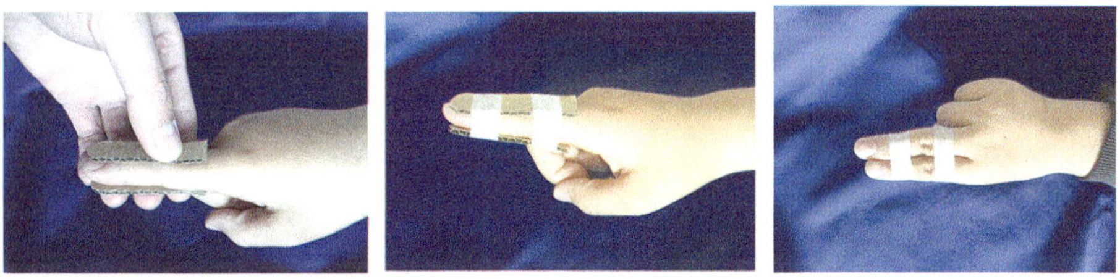

A　　　　B　　　　C

图 9-38 指骨骨折固定法

A、B 指骨骨折夹板固定法分解动作；C. 双指固定法

4. 大腿骨折固定法

（1）夹板固定法：将长夹板（长度从脚底至腋下）放置于腿外侧，短夹板放置于腿内侧（也可以只用一块长夹板，不用短夹板），在关节和骨突处加上衬垫。用七根绷带或者其他条带依次固定骨折处两端、膝关节、小腿中段、踝关节、腹部、胸部（图 9-39）。

（2）无夹板固定法：在两膝、两踝之间加衬垫，或者将一个卷好的薄毯竖向夹于两腿之间。取一条宽条带，用"8"形固定两侧踝关节与足部。最后用三条宽条带依次固定两侧膝关节下方、靠近骨折部位的近（上）端与远（下）端，在健侧腿一边打结（图 9-40）。

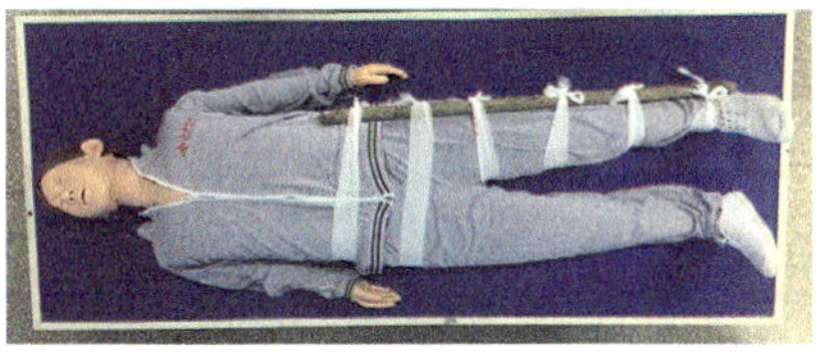

图 9-39 大腿骨折夹板固定法

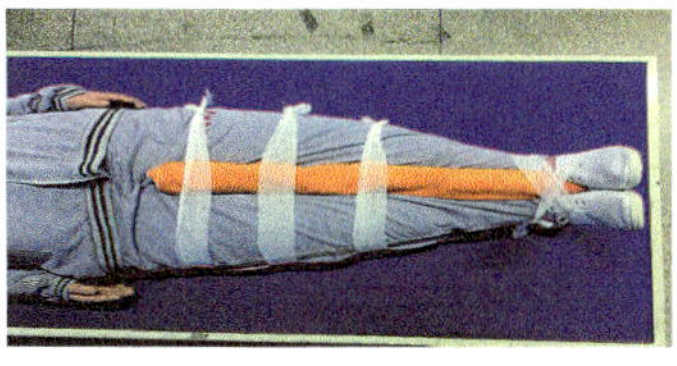

图 9-40 大腿骨折无夹板固定法

5. 小腿骨折固定

（1）夹板固定法：若有开放伤口，先予包扎伤口后，将夹板等放置在伤肢外侧，如果有两块夹板则内外各放置一块，并注意加衬垫，特别是关节和骨突处。用5根绷带或者三角巾依次固定骨折处两端、膝关节、踝关节、大腿（图9-41）。

（2）无夹板固定法：在两膝与两踝之间加衬垫，或者将一个卷好的薄毯竖向夹于两腿之间。取一条宽条带，用“8”形固定两侧踝关节与足部。最后用三条宽条带依次固定大腿中段，骨折部位的近（上）端与远（下）端，均在健侧打结（图9-42）。

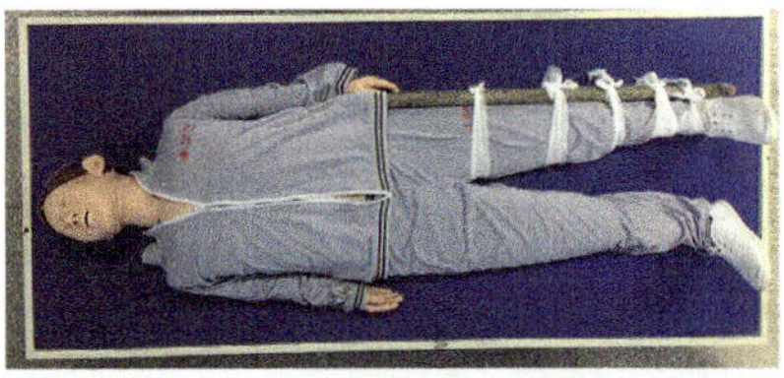

图9-41　小腿骨折夹板固定法

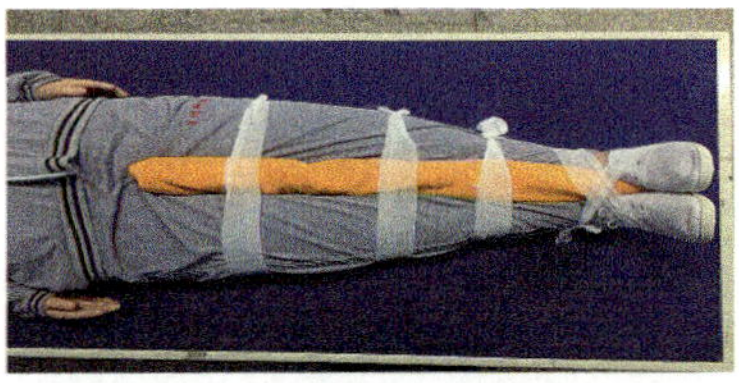

图9-42　小腿骨折无夹板固定法

6. 肘（膝）关节骨折固定　以肘关节为例，切勿强行屈伸关节，以免加重损伤。取伤者感觉相对舒适的关节角度，将一块夹板两端分别放在上臂与前臂，用绷带或者宽条带固定住夹板与上肢相交的两点（图9-43）。

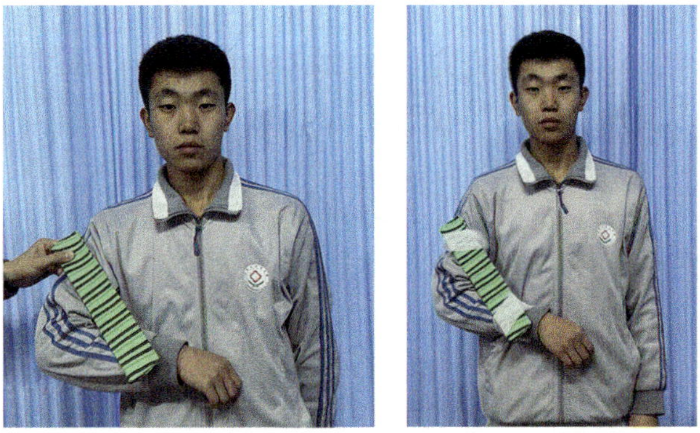

A　　B

图9-43　肘关节骨折固定法

A、B肘关节骨折固定法分解动作

四、搬运

伤者经现场止血、包扎、固定等抢救后，还需迅速、安全地送往医院进行后续救治。如果搬运方法不当，很可能前功尽弃，致伤情加重，甚至危及生命。因此，掌握正确的搬运技术是外伤急救的重要部分。常用搬运方法如下。

1. 扶行法　仅适用于伤势不重、下肢无骨折、意识清醒、能步行的伤者（图9-44A）。

2. 背负法　适用于清醒且可站立，但不能行走，体重较轻的伤者（图9-44B）。

3. 肩扛法　适用于可以勉强站立，但不能行走，体重较轻的伤者（图9-44C）。

4. 抱持法　严禁用于脊柱、下肢骨折者（图9-44D）。

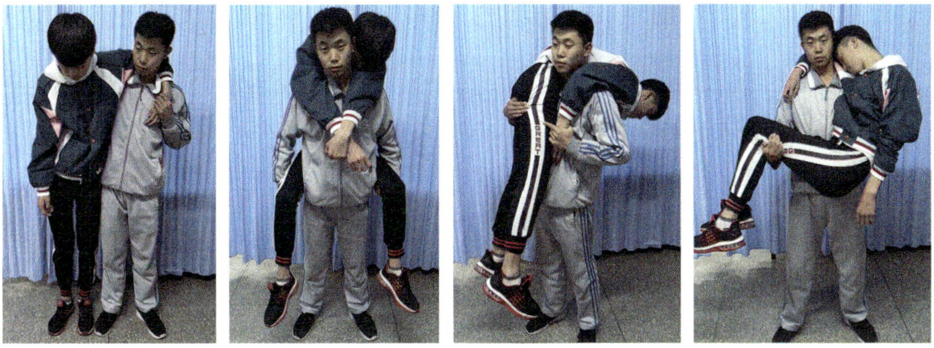

A B C D

图 9-44 常用搬运方法

A. 扶行法；B. 背负法；C. 肩扛法；D. 抱持法

5. 拖行法 适用于体重较大的伤者，或力气较小的急救者（图 9-45A）。

6. 爬行法 适用于需要低姿安全脱离现场的伤病员，如急性一氧化碳中毒的病患（图 9-45B）。

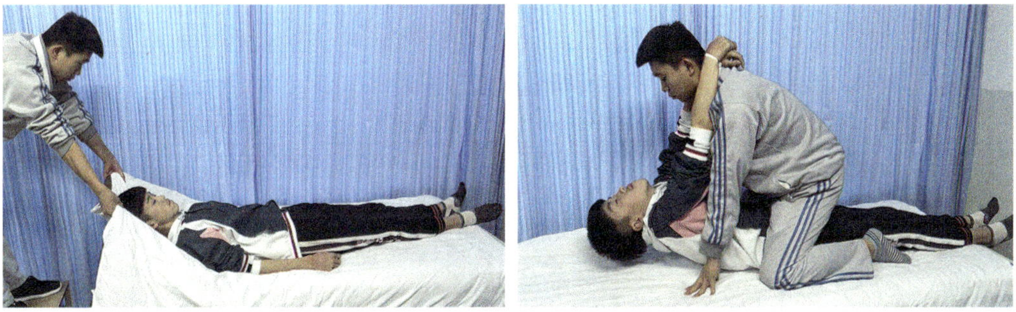

A B

图 9-45 拖行与爬行搬运法

A. 拖行搬运；B. 爬行搬运

7. 椅托式搬运法 适用于意识清楚的体弱者（图 9-46）。

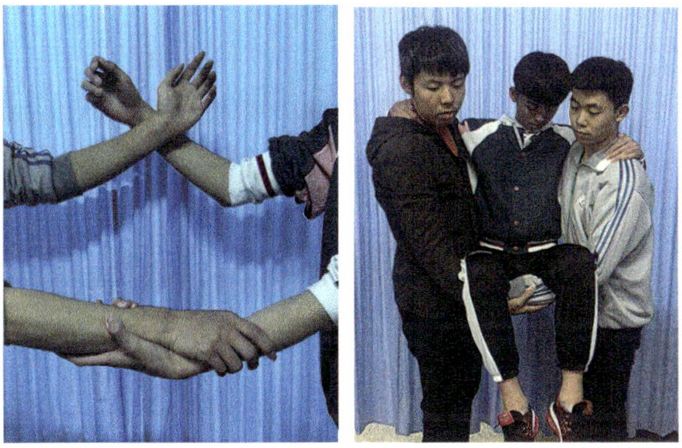

A B

图 9-46 椅托式搬运法

A、B 椅托式搬运法分解动作

8. 轿杠式搬运法 适用于意识清楚的体弱者（图 9-47）。

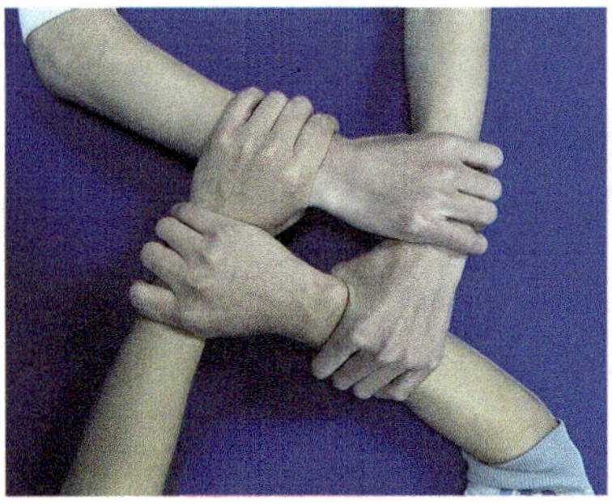

A

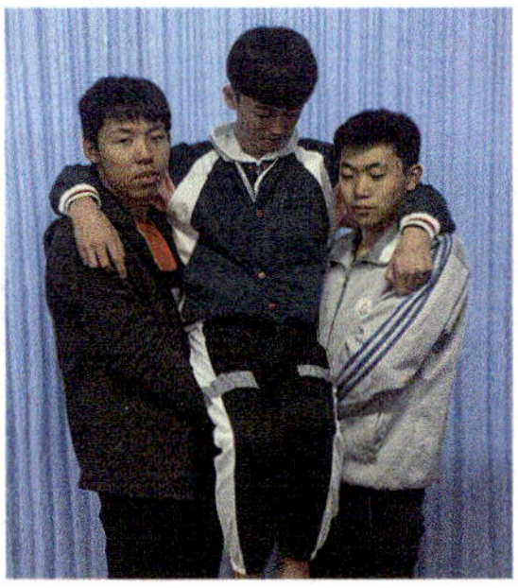

B

图 9-47 轿杠式搬运法

A、B 轿杠式搬运法分解动作

9. 抬椅式搬运法 适用于昏迷、无法配合的伤者（图 9-48）。

10. 平抬搬运法 适用于疑有脊柱损伤的病患。一人托住伤者的头部，一人托住胸背部，一人托住腰臀部，一人托住并拢的下肢，四人一起合力抬起，并放置在担架上（图 9-49）。

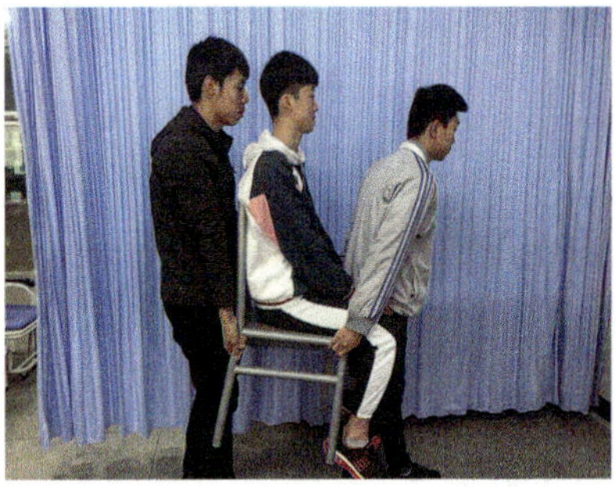

图 9-48 抬椅式搬运法

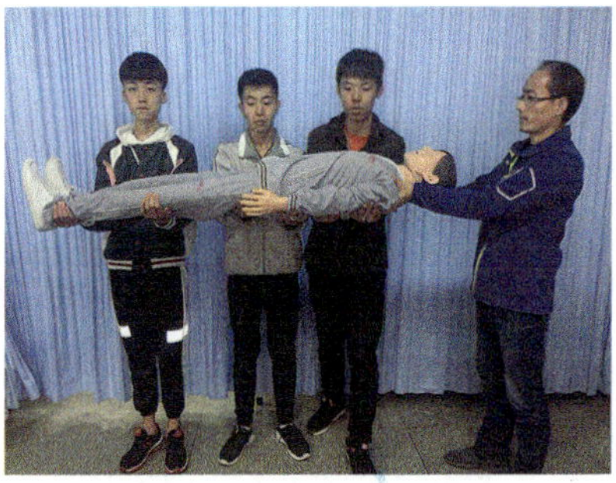

图 9-49 平抬搬运法

五、注意事项

1. 搬运伤者前需进行迅速的检查，重点检查头部、颈椎、脊柱、胸部有无外伤。

2. 搬运体重过重者或者昏迷者，要防止搬运途中发生坠落、摔伤等意外。

3. 搬运时一定要保持伤者呼吸道的通畅，避免使伤者的颈部过度弯曲，尤其是意识不清的伤者。

4. 在搬运过程中要随时观察伤者的病情变化，一旦在途中发生紧急情况，需立即停止搬运，并进行急救处理。

六、冷热敷

（一）冷敷法

冷敷的主要目的是使局部血管收缩，控制小血管的出血，减轻张力较大的肿块的疼痛，达到消肿、止痛、降温的作用。适用于创伤早期、高热、鼻出血、中暑、脑外伤等病患。

1. 冰袋冷敷法 将冰块打碎，用水冲掉碎冰块的棱角，然后装入橡皮袋或塑料袋内至 1/2 容积，驱出空气，扎紧袋口。然后将冰袋敷于病患病灶处。注意严禁将冰袋放在枕后部或阴囊处，以免造成冻伤。

2. 冷湿敷法 用毛巾或纱布浸于冷水或冰水中，取出拧半干（拧至不滴水即可），敷于所需处。每 3～5 分钟更换一次。

3. 注意事项

（1）冷敷时要了解病患的感觉，如果患处皮肤感到不适或疼痛，皮肤发灰，出现紫斑或水疱时，应立即停止冷敷。

（2）冷敷时间不宜过长，一般以 15～20 分钟为宜，最多不超过 30 分钟，以免影响血液循环。

（3）老、幼、衰、弱病患，不宜做全身冷敷。

（4）如果使用冷巾、冰袋，4～6 分钟更换一次。

（5）一般冷敷不要在肢体末端进行，以免引起循环障碍，导致组织缺血、缺氧。

（6）对伤口或手术后创伤处及眼部冷敷，用具一定要严格消毒，以防引起交叉感染。

（二）热敷法

热敷法的主要目的是促进局部组织血液循环，提高机体的抵抗能力和修复能力，促使炎症消散，减轻局部肿痛，并能使局部肌肉松弛，皮肤血管扩张，减轻深部组织的充血和肌肉痉挛，有消炎、消肿和减轻疼痛的作用。

1. 干热敷法 将 60～70℃的热水灌至热水袋约 2/3 左右即可，慢慢将热水袋的空气排出，拧紧盖子，倒提水袋检查是否漏水，然后将热水袋表面擦干，用前臂内侧测试，以不烫为宜。用毛巾将热水袋包裹好，放在病患需要热敷的部位。为小儿、老年人或瘫痪、水肿、循环不良及昏迷的病患进行干热敷时，水温应略低些，以 50℃左右为宜。

2. 湿热敷法 将小毛巾放在热水中浸湿拧干，放在所需要热敷的部位，然后盖上干毛巾或棉垫，以保持热度。敷布的温度以不感觉烫、能耐受为原则。湿热敷也可采用在热湿毛巾上放热水袋的方法，以保持热度。一般每 5 分钟更换一次毛巾，最好用两块交替使用。湿热敷一般可持续 20～30 分钟，每天 3～4 次。

3. 注意事项

（1）湿热敷的毛巾敷前要拧干，敷完后不要马上外出，以免吹风着凉感冒。

（2）不管用哪一种方法，都应注意防止烫伤，尤其是儿童、昏迷病患、老年人，以及有瘫痪、糖尿病、肾炎等血液循环不好或感觉不灵敏的病患，使用热敷时，应随时检查局部皮肤的变化，如出现皮肤发红等异常改变时，应立即停止。

（3）头、面、口腔化脓性感染的病患不宜热敷，以免局部血液增多，促使细菌进入脑内。急腹症确诊前、损伤早期、内出血病患不宜热敷。

自测题

1. 烧伤后，正确的急救方法应该是（　）
   A. 以最快的速度用冷水反复冲洗烧伤部位　B. 立即用嘴吹烧伤部位
   C. 包扎后去医院诊治　D. 立即用冰块冷敷
   E. 局部涂擦烧伤膏后送医院诊治
2. 有异物刺入头部或胸部时，以下急救方法哪项不正确（　）
   A. 快速送往医院救治　B. 用毛巾等物将异物固定住，不让其乱动
   C. 马上拔出，进行止血　D. 用敷料或三角巾妥善包扎
   E. 维持异物原位不动，待转入医院后处理
3. 处理关节扭伤时，正确的是（　）
   A. 先冷敷后热敷　B. 先热敷后冷敷　C. 热敷
   D. 冷敷　E. 冷敷、热敷交替进行
4. 心肺复苏指南中胸外按压的频率为（　）
   A. 至少 80 次/分　B. 至少 100 次/分　C. 至少 120 次/分
   D. 至少 60 次/分　E. 至少 150 次/分
5. 心肺复苏胸外按压的部位为（　）
   A. 双乳头之间胸骨正中部　B. 心尖部　C. 胸骨中段
   D. 胸骨左缘第 5 肋间　E. 肺部
6. 对无骨端外露骨折伤员的肢体，用夹板或木棍、树枝等固定时应（　）
   A. 超过伤口上、下关节　B. 超过伤口下关节　C. 超过伤口上关节
   D. 不得超过伤口上、下关节　E. 越长越好
7. 手部包扎法选择（　）
   A. “8”形包扎　B. 环形包扎　C. 螺旋包扎
   D. 反折包扎　E. “人”字形包扎法

第 10 章

康 复 陪 护

学习目标

1. 了解康复治疗的方法及误区。
2. 熟悉颈肩腰腿疼痛病患的康复方法及预防。
3. 掌握偏瘫、脊髓损伤康复陪护方法及站立床训练的注意事项。
4. 熟练掌握偏瘫病患的体位陪护及被动活动方法。

随着社会的进步和经济的发展，人们生活水平的提高及对于健康需求观念的变化，对于疾病的恢复人们不仅仅停留在挽救生命上，还要求更高的生活质量。近年来，随着疾病谱的变化，各类功能障碍人群逐年增多。康复医学以功能障碍为核心，以提高病患生活质量为终极目标，近年来越来越受到重视，但我国康复医学起步晚，康复专业技术人员匮乏，因此，要求更多的人参与进来共同构建病患高质量的生活。作为护理员，应具备最基本的康复陪护基础。

第 1 节　康复的概述

一、康复的定义

康复是指综合地、协调地应用医学的、教育的、职业的、社会的措施，对残疾人进行训练和再训练，消除或减轻病、伤、残者身体的、心理的、社会的功能障碍，改善生活自理能力，重新参加社会生活。其根本目的在于帮助病患最大限度地恢复功能障碍，康复不仅针对疾病而且着眼于整个人，从生理上、心理上、社会上进行全面康复。

康复是一个系统工程，不是单凭药物、针灸、按摩就能恢复到最佳状态，而是包含了运动治疗、作业治疗、物理治疗、言语治疗、心理治疗等多种治疗方法，目前，康复服务对象不仅是病、伤、残者，而且还包括亚健康人群。

二、康复的治疗方法

1. 运动治疗　指以徒手或应用器械进行训练来治疗病、伤、残者，恢复或改善功能障碍的方法，如关节主被动活动、软组织牵伸、肌力训练、平衡训练及日常生活动作训练等。运动治疗着重进行躯干、四肢的运动、感觉、平衡等功能训练。

2. 作业治疗 指经过有目的、有选择的作业活动，使病患最大限度地恢复或提高生活自理能力，缩短其回归家庭和社会的过程，如穿衣、进食、梳洗、手工作业、治疗性游戏等。

3. 物理治疗 指利用电、光、声、水、温度等各种物理因素治疗疾病，促进病患康复的方法，如中频治疗、神灯治疗、蜡疗、冰敷等。

4. 言语治疗 指对各类言语障碍进行评定、诊断和治疗的专业技术，如脑卒中、颅脑损伤或脑瘫等引起的言语障碍。

5. 康复工程 指以各种工艺技术为手段，帮助残疾人最大程度地恢复或代替原有功能，实现最大限度的生活自理，回归家庭和回归社会，如假肢、矫形器等。

6. 中国传统康复治疗 指在中国传统医学的理论指导下，具有系统的理论体系、独特诊疗方法的一门实用型学科。其是中国传统医学所具有的特色治疗方法，如针灸、推拿等。

7. 心理治疗 心理治疗以建立一种独特的人际关系来协助病患处理心理问题、减轻主观痛苦，促进心理健康；以建立关系、沟通、自我探索、行为改变等技巧来达到治疗目标。

链接

心理指导

瘫痪病患最关心的问题，莫过于瘫痪的肢体能否恢复正常。生活不能自理的病患，往往苦闷、自卑，甚至抑郁，要帮助病患学会主动进行心理调节和自我控制，正确对待疾病，树立战胜疾病的信心。家庭所有成员都应积极关心、体贴、尊重和谅解病患，使病患感受到家庭的温暖和照顾。绝不能在病患面前表现出烦躁、讨厌情绪或随意训斥病患，也不可漠不关心，毫不理睬病患。对于病患的合理要求，要尽量设法给予满足。最好给病患创造一个安静、舒适的环境，这样有利于增进病患的身心健康，并使保持良好的心理状态，有利于病情的恢复。

三、康复的目标

通过康复治疗和训练，促进病患生理和心理健康、最大限度地改善功能障碍、提高生活质量，使病患早日回归家庭和社会。

四、中医康复治疗与现代康复治疗的区别

中医康复治疗与现代康复治疗均是康复治疗，两者临床目的一致，都在于治愈伤病的同时，最大限度地保存和恢复受伤病影响的机体功能和能力。两者的理论基础不同，中医康复治疗是以中医基础理论为指导，现代康复治疗是以现代医学理论为指导，其理论基础是生物力学、运动生理学、运动解剖学、人体发育学等。两者的治疗方法不同，中医康复治疗主要是通过针灸、推拿、中药、保健养生功法等达到防病治病的目的，现代康复治疗主要通过运动疗法、言语疗法、作业疗法等使病患提高生活质量。

五、康复治疗的几大误区

1. 外科疾病主要依靠手术，术后静养即可 对于某些外科疾病来说，部分病患认为只要及时手术治疗，回家静养就可以痊愈。实际上，部分外科疾病手术只能对结构进行修复，术后通过系统的康复治疗，才能有效缩短恢复期，且功能恢复效果更好，尤其对于骨科和神经外科等相关疾病，术后康复至关重要。

2. 康复治疗可有可无 部分病患认为康复治疗就是简单的推拿、烤电，对于疾病恢复意义不大。实际上，康复治疗包含多种疗法，如运动治疗、作业治疗、言语治疗、心理治疗、传统疗法等。对于不同伤病病患，需根据实际情况综合各类治疗措施。

3. 康复治疗等同于中医针灸推拿 中医针灸、推拿技术的确属于康复治疗的范畴，但与现代康复治疗技术治疗及理念截然不同。现代康复治疗方法形式多样，病患康复需综合利用传统疗法与现代疗法的优势。

4. 康复治疗不急于一时 部分病患认为康复治疗无足轻重，因此康复治疗介入时间通常比较晚。这对于病患的恢复是非常不利的。《中国脑卒中早期康复治疗指南》（2017年）指出，卒中发病后24小时开始运动康复是安全有效可行的，可以促进患者的移动能力的恢复。

5. 康复治疗就是锻炼身体 部分病患及家属认为，康复治疗就是锻炼身体。实际上康复训练属于医学范畴，而不等于体育锻炼。正规有效的康复训练应该在康复医师、康复治疗师组成的康复团队专业指导下，帮助病患尽快恢复生活自理能力，回归家庭和社会。

第2节 偏瘫的康复陪护

案例 10-1

王女士，54岁，因脑出血致左侧肢体无力2周，治疗师在床旁协助其进行肢体的被动活动，1周后转去康复大厅进行康复训练。为使王女士达到最大程度的功能改善，治疗师建议护理员每天对王女士进行指导、督促，辅助其进行康复训练。

请问：作为护理员，应如何配合治疗师为王女士指导康复训练？

一、基础知识

偏瘫是指因脑卒中、脑外伤、脑肿瘤等原因所致的以半侧肢体运动功能障碍为主要表现的一种常见功能障碍，同时可伴有言语障碍、认知障碍、感觉障碍、吞咽障碍、情绪低落等。其中大约90%以上为脑卒中（俗称中风）所致。根据流行病学调查，脑卒中存活者中约75%存在不同程度功能障碍，且5年内复发率高达41%。

二、康复目标

现代的神经生理学研究证明：脑的功能是可以重塑的，偏瘫病患通过及时的康复训练，80%的病患可以恢复移动能力。康复训练可以加快恢复进程，提高病患生活质量，使病患回归家庭和社会。

三、康复训练

训练原则：病患无主动运动时，采取全辅助的方法，随着病患活动能力的提高，逐渐减少辅助量，最终达到病患完全自理的目标。

（**温馨提示**：以下所有图片均以左侧肢体瘫痪为例）

（一）体位陪护

偏瘫病患急性期，因生命体征不稳定，瘫痪肢体无主动运动等原因，病患被迫卧床。此时，为了维持良好的血液循环，防止发生压疮，预防关节挛缩、变形，应注意正确摆放病患的体位，并且每隔2小时为病患翻身一次。

1. 健侧卧位 是病患最舒适的体位（图10-1A）。

（1）患肩前伸，肘、腕、指各关节伸展，放在胸前的枕上，躯干与上肢成角约100°。

（2）患腿屈曲向前放在身体前面的另一支撑枕上，髋关节自然屈曲，踝足维持中立位，避免内翻。

（3）躯干垂直于床面。

2. 患侧卧位 是病患恢复最有利的体位（图10-1B）。

（1）患肩前伸，避免受压和后缩。

（2）患侧肘关节伸直，掌心向上，指关节伸展。

（3）患侧髋关节伸展，膝关节微屈，健腿屈曲向前置于体前支撑枕上。

该体位可以增加患侧感觉输入，促进感觉障碍的恢复，也可牵拉偏瘫侧躯干，有助于防止痉挛。

3. 仰卧位 此体位不宜长时间采用，一般作为过渡性体位（图10-1C）。

（1）枕头不宜太高，一拳高度即可。

（2）患侧肩部、臀部下面放置薄枕或软垫。

（3）患侧上肢置于体侧，处于伸肘、伸腕及掌心向上的体位，避免肘关节屈曲，手指自然放置。

（4）患侧膝关节下用软枕或直径数厘米的软物支撑。

（5）在患侧下肢外侧放置软枕或软垫以防止患腿外旋，同时足尖保持于中立位，避免被子直接压迫于患足，造成足部外旋。

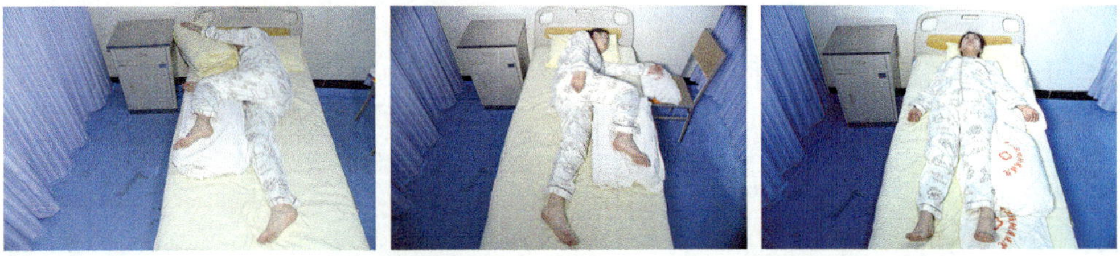

A B C

图10-1 体位陪护

A. 健侧卧位；B. 患侧卧位；C. 仰卧位

4. 床上坐位 首先要保持病患躯干端正，用枕头或被子垫于身后，防止躯干后仰，使躯干长轴与下肢长轴垂直，将双上肢置于移动小桌上，肘及前臂下方垫枕，以防止肘部受压（图 10-2A），避免出现错误的半卧位姿势（图 10-2B）。

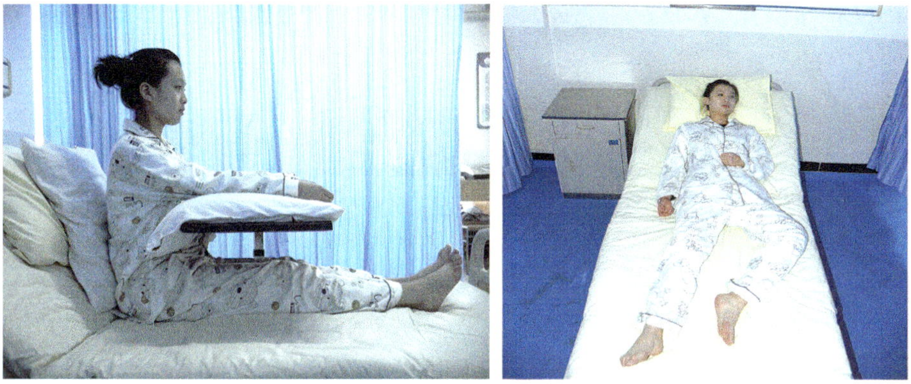

A　　　　B

图 10-2　体位陪护

A. 床上坐位；B. 错误的半卧位姿势

【注意事项】

1. 定时变化体位、定时翻身。

2. 为病患体位陪护时避免生拉硬拽患侧肢体，尤其是肩关节。

3. 仰卧位时病患骨突承重部位易出现压疮，尽量避免长时间仰卧位。

4. 仰卧位时避免头部转向健侧，会加重患侧上肢的异常活动，应将头部置于中立位或转向患侧。

5. 患侧卧位时一定要将患肩充分前伸，以免长时间受压，产生肩痛，影响患侧上肢血液循环。

6. 床上坐位多数情况下容易出现躯干后仰，呈半卧位姿势，而半卧位会加重身体的异常活动。因此，原则上不主张采取半卧位姿势，仅在卧床病患进食、排泄等少数情况下采取，其他时间应尽可能采取正确的体位。

（二）被动活动方法

被动活动在肢体瘫痪或长期卧床病患中占有举足轻重的地位。在肢体瘫痪或长期卧床的情况下，由于活动受限，导致肌肉萎缩、力量下降、深静脉血栓形成、关节粘连、关节周围软组织挛缩，甚至造成关节变形。被动活动目的是维持关节的正常活动范围，促进血液循环，延缓肌肉萎缩，预防一系列卧床并发症，促使病患早日实现生活自理。

1. 上肢被动活动

动作 1：肩关节前屈 护理员一手固定肘关节于伸直位，另一手握住大鱼际，由体侧向上高举过头（图 10-3）。

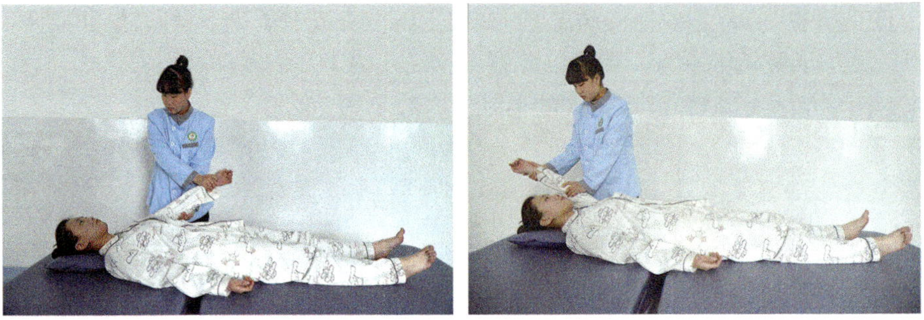

A　　B

图 10-3　肩关节前屈

A. 起始位；B. 屈曲位

动作 2：肩关节外展　护理员将患侧上肢置于外旋位，一手置于腕关节，另一手置于肘关节，从病患侧方做肩关节上举运动。

动作 3：肩关节内外旋　护理员一手固定肘关节下方，另一手固定于前臂远端，将病患肩关节、肘关节屈曲 90°的情况下使前臂向头、足的方向分别运动（图 10-4）。

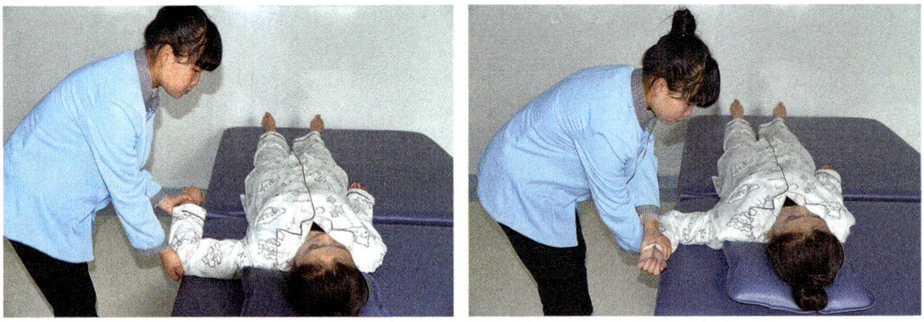

A　　B

图 10-4　肩关节内外旋

A. 内旋位；B. 外旋位

动作 4：肘关节屈伸　护理员一手固定于肘关节上方，另一手固定于腕关节附近，做肘关节屈、伸运动（图 10-5）。

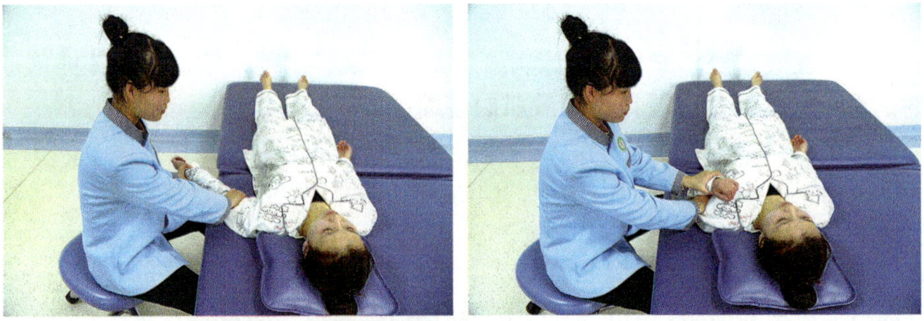

A　　B

图 10-5　肘关节屈伸

A. 伸展位；B. 屈曲位

动作 5：前臂内外旋转　病患肘关节屈曲 90°，护理员两手固定于前臂远端做前臂内、外旋转运动（图 10-6）。

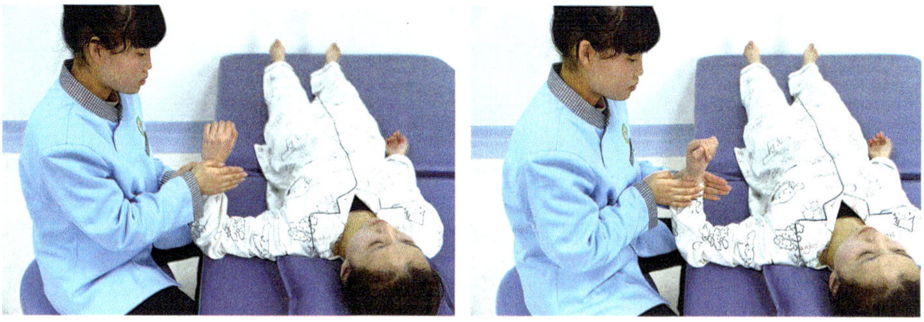

A　　　　　　　　　　B

图 10-6　前臂内、外旋转

A. 内旋位；B. 外旋位

动作 6：腕关节屈曲伸展　病患肘关节伸展或屈曲 90°，护理员一手置于掌指关节，一手置于前臂远端，做腕关节屈曲、伸展运动。

动作 7：手指屈曲伸展　病患肘关节伸展或屈曲 90°，护理员一手握住大鱼际，另一手置于其余四指，做四指屈曲、伸展运动（图 10-7）。

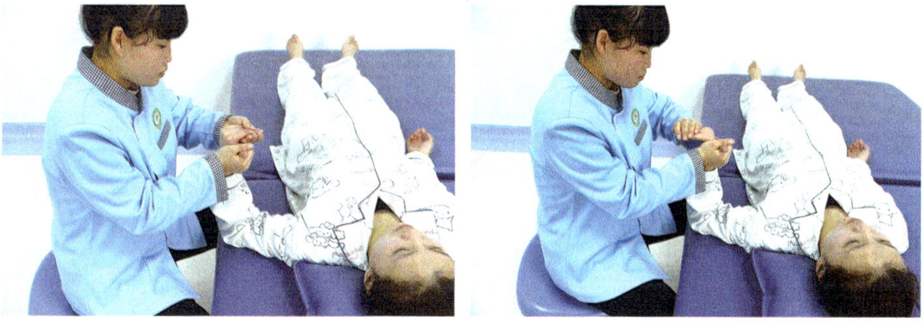

A　　　　　　　　　　B

图 10-7　手指屈曲伸展

A. 屈曲位；B. 伸展位

2. 下肢被动活动

动作 1：髋关节屈曲　护理员一手置于膝关节下方，另一手置于小腿远端，做髋膝关节屈曲、伸展运动（图 10-8）。

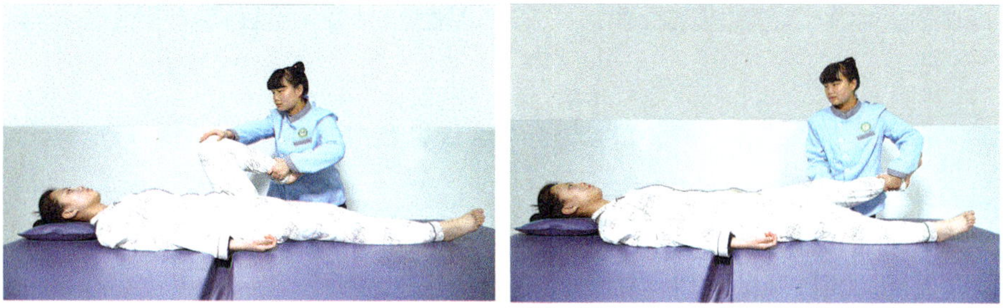

A　　　　　　　　　　B

图 10-8　髋关节屈曲伸展

A. 屈曲位；B. 伸展位

动作 2：髋关节内收外展 下肢伸直的情况下护理员一手固定膝关节上方，另一手置于踝关节下方足跟处，做下肢内收、外展运动（图 10-9A）。

动作 3：髋关节内旋 下肢伸直的情况下护理员一手固定于膝关节上方，另一手置于踝关节上方，做下肢内旋运动。由于偏瘫侧下肢大多处于外旋位，因此，应尽量少做下肢外旋的运动，避免加重异常的肢体活动。

动作 4：跟腱牵伸 护理员将病患髋、膝关节屈曲，将小腿紧贴护理员身体，一手置于小腿中间或远端，另一手握住足跟，病患前脚掌紧贴护理员前臂，护理员紧握足跟的手向远端牵拉跟腱，前臂向病患脸部的方向顶前脚掌。利用身体重心做此运动（图 10-9B）。

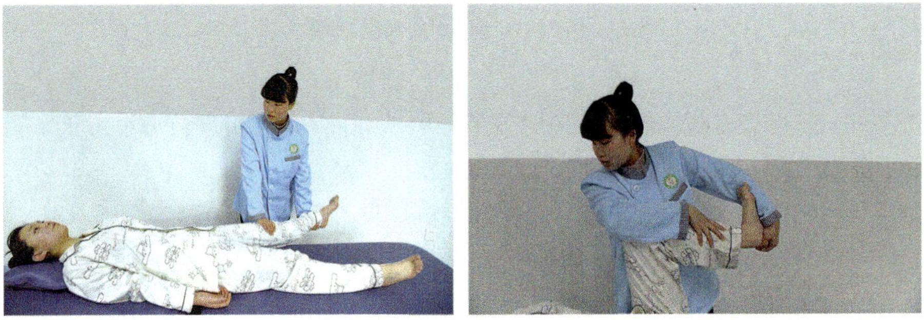

A　　　　B

图 10-9 髋关节外展与跟腱牵伸

A. 髋关节外展；B. 跟腱牵伸

动作 5：趾屈曲伸展 护理员一手置于踝关节附近，另一手置于足趾，做足趾屈、伸运动（图 10-10）。

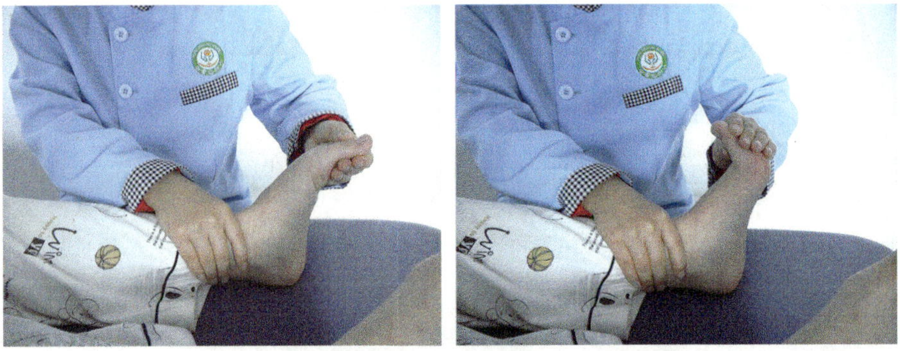

A　　　　B

图 10-10 足趾屈伸

A. 屈曲位；B. 伸展位

【注意事项】

1. 向病患说明被动活动的重要性，使其主动配合活动。
2. 多鼓励、表扬病患，使其有信心。
3. 被动活动时注意观察病患面部情况，询问有无不适等。
4. 被动肩关节外展时保持上肢外旋位，避免肩关节损伤。

5. 先从大关节活动逐步到小关节，每个动作3～5次，每次15分钟左右。

6. 运动的幅度从小到大，动作应轻柔、缓慢，避免引起疼痛。

7. 尽可能保持肢体的功能位置，如静卧时足与小腿保持90°，防止足下垂。

8. 病患感冒、体温升高、血压不稳时应休息，不建议做被动活动及其他训练。

（三）床上主动性活动训练

病患利用健侧肢体的功能带动瘫痪肢体，辅助或独立进行活动。

1. 摆肩 病患平卧位，双手交叉上举，向左右摆动到最大范围。

2. 夹腿 病患平卧位，双下肢尽量屈曲，双足平放于床上，护理员一手固定健侧膝部，另一手置于患侧膝部给予适当辅助，指示患侧膝部向健侧膝部靠拢。

3. 摆髋 病患平卧位，双下肢尽量屈曲，双足平放于床上，双手交叉上举或置于体侧，双腿夹紧，向左右摆动到最大范围。

4. 桥式运动 主要训练骨盆的控制能力，可以提高病患在床上的生活自理能力（图10-11）。

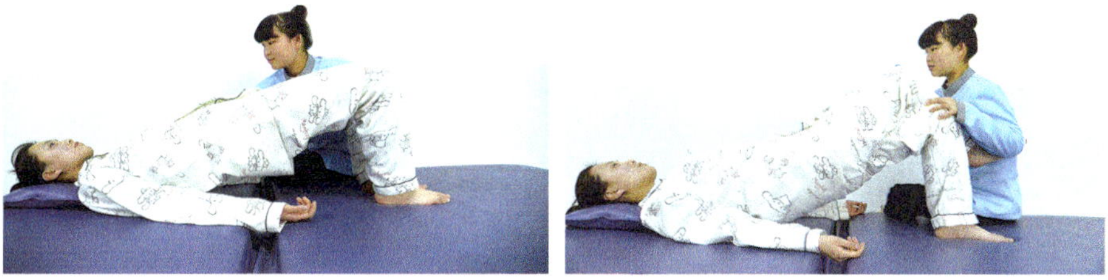

A B

图10-11 桥式运动

A. 双桥；B. 单桥（患侧在下）

5. 向患侧翻身

（1）双手互握上举，屈起健侧下肢（图10-12A）。

（2）健侧下肢用力蹬床，将身体转向患侧（图10-12B）。

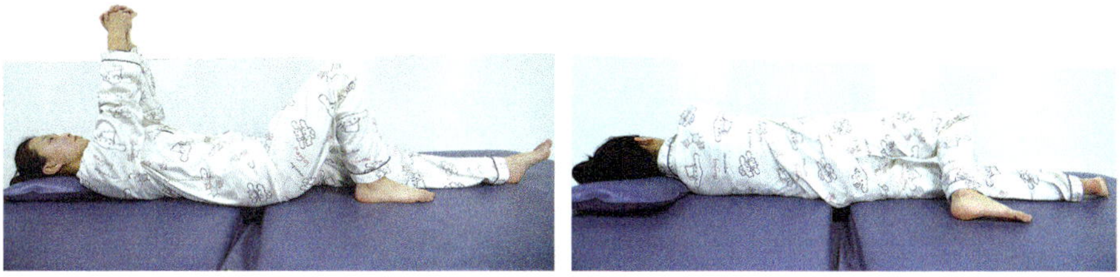

A B

图10-12 向患侧翻身

A. 起始位；B. 终末位

6. 向健侧翻身

（1）双手互握上举，健侧脚插到患侧腿下面（图10-13A）。

（2）健侧腿蹬床，同时转头、转肩，完成翻身动作（图10-13B）。

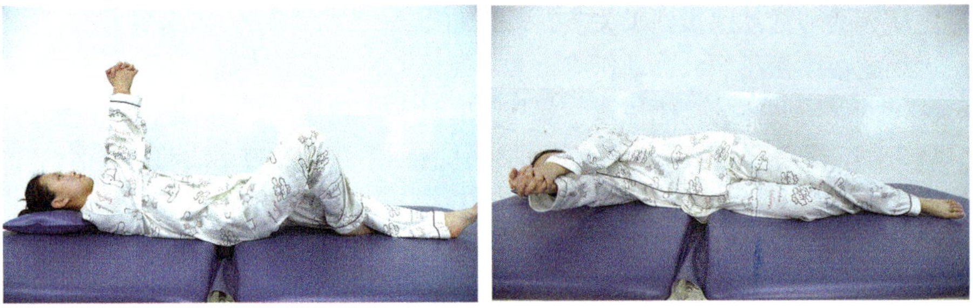

A　　B

图 10-13　向健侧翻身

A. 起始位；B. 终末位

7. 辅助下坐起

（1）病患健侧脚插到患侧腿下，护理员辅助将患侧手放其肩上，护理员扶住病患双肩（图 10-14A）。

（2）护理员扶起患侧肩，同时病患用健侧肘撑起上身。病患将双下肢放到床下，伸展肘关节（图 10-14B）。

（3）坐起，并保持坐位（图 10-14C）。

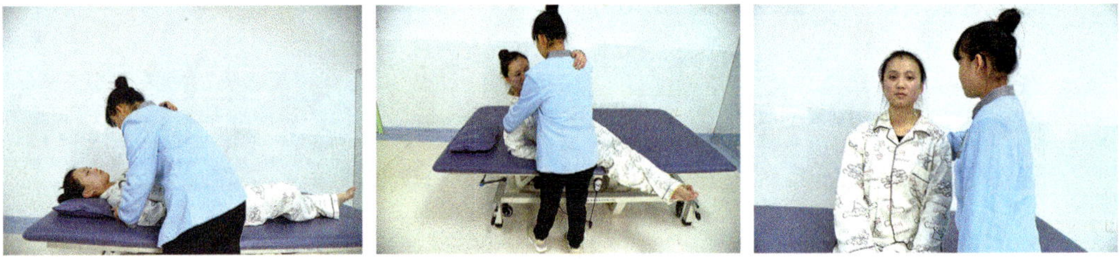

A　　B　　C

图 10-14　辅助坐起

A～C. 护理员辅助病患坐起动作分解

8. 独自坐起

（1）健手握住患手，健侧脚插到患侧腿下，用健侧腿将患侧下肢放至床边，同时颈部前屈，身体转向健侧。

（2）双腿放至床下，健手松开患手。

（3）健侧肘于体侧撑起上身。

（4）肘伸直坐起，保持坐位。

（四）从坐位到站立位的训练

病患取坐位，身体前倾向各方向去够护理员的手进行患腿的负重训练（图 10-15A），当病患身体前倾时，人体重心由臀部前移到两脚上，增加了患腿的负重，反复训练，两腿能分别负重体重的 1/2 时，病患即可自行或辅助下由坐位站起（图 10-15C～E）。训练时要求重心放在双腿中间，避免仅靠健腿支撑而站起。在进行坐位身体前倾训练时，护理员从患侧及前方保护好病患，训练过程中一定要避免患腿后滑使病患坐位失去平衡而跌倒或摔伤（图 10-15B）。

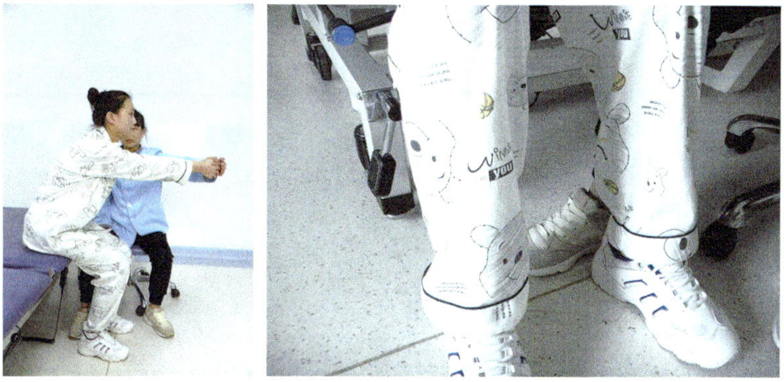

A　　B

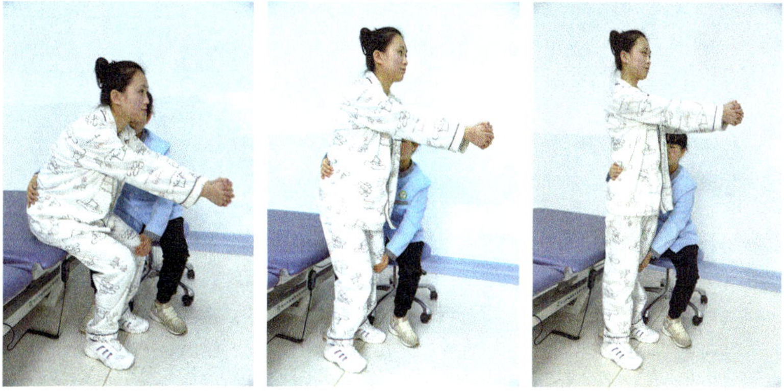

C　　D　　E

图 10-15　坐位到站立位的训练

A、C～E 坐位到站立位训练动作分解；B. 护理员防止患足后滑而向前倾倒

（五）站立负重训练

负重训练对于偏瘫及脊髓损伤病患非常重要。因此，在偏瘫病患各种训练过程中均应注意患侧负重，如早期使用站立床进行负重、从坐位到站立位的训练、护理员辅助下站立训练、独立站立训练、患侧下肢独立负重训练等。患侧下肢独立负重训练时，健侧下肢所踩的台阶应从 10cm、15cm、20cm 依次递增，逐渐增加患侧负重的难度（图 10-16）。

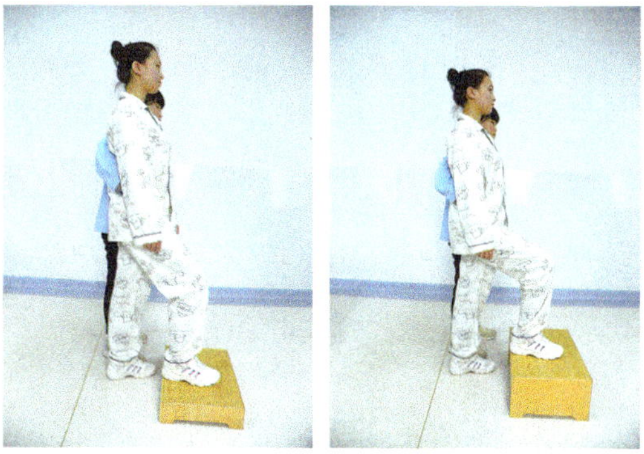

A　　B

图 10-16　站立负重训练

A. 辅助下 10cm 台阶患侧负重训练；B. 辅助下 15cm 台阶患侧负重训练

（六）转移训练

1. 轮椅到床的转移训练 先将轮椅摆放在与床呈 45°的位置并刹闸，并且健侧靠床（图 10-17B），将患侧足平放于地面，足尖向前并左右对称，护理员面向病患。然后将病患双上肢置于护理员颈部并交叉握住，护理员双足抵住患足，并双手搂住病患腰部，同时护理员双膝抵住患侧膝关节（图 10-17C），引导病患身体重心向前移动至双足，完成起立动作（10-17D），随后转体将病患置于床上（图 10-17E）。避免在使用轮椅运送并转移病患时出现错误的轮椅坐姿（图 10-17A）。

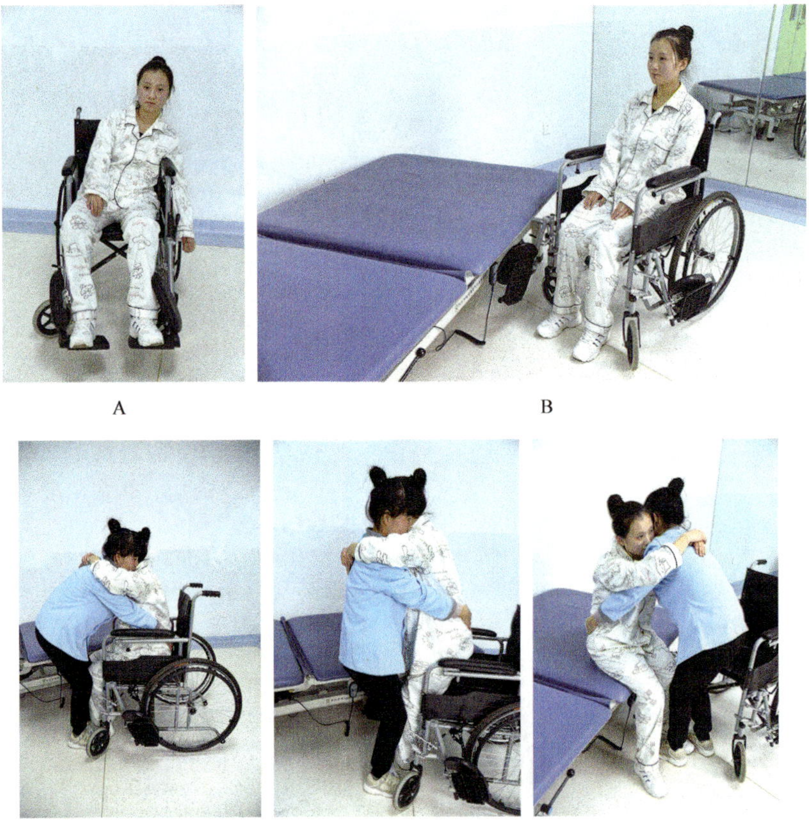

A B C D E

图 10-17 轮椅到床的转移训练

A. 错误的轮椅坐姿；B～E. 轮椅到床之间的转移动作分解

2. 床到轮椅的转移训练 方法同轮椅到床的转移，顺序相反。

（七）上下台阶训练

上下台阶训练时护理员必须在患侧保护和协助。

1. 上台阶

（1）用健侧手扶住栏杆，身体重心偏向健侧手臂。

（2）健侧腿先上台阶，患侧腿再上，双腿站于同一台阶上。

2. 下台阶
（1）健侧手向前扶住栏杆。
（2）患侧腿先下台阶，健侧腿再下，双腿站于同一台阶上。

（八）穿脱衣物训练

1. 穿脱上衣 偏瘫病患一侧肢体瘫痪后，利用健侧手穿脱上衣比较困难，通常需要一定的训练过程，为方便穿脱，上衣应宽大，避免套头上衣，纽扣用尼龙搭扣代替可使穿脱更为简单。病患坐位自行穿脱上衣的基本方法：先穿患侧，再穿健侧，用健侧手完成穿衣的其他动作，如系扣、整理等；脱上衣时，先脱健侧，再脱患侧。

2. 穿脱裤子 为方便穿脱，裤子应宽大，裤子纽扣和腰带用松紧带代替。病患在坐位下穿脱裤子的方法：将患侧腿置于健侧腿上，用健侧手先穿患侧腿，患侧放下，再穿健侧腿，病患站起，用健侧手将裤子上提；用相反的方法脱裤子。

3. 其他
（1）用一手穿袜子：偏瘫病患可训练用一手将袜子穿上，也可以用穿袜子的自助具。
（2）用一手穿鞋：为偏瘫病患准备的鞋子应去掉鞋带和扣子，可用尼龙搭扣和拉链代替，以便于单手操作。

（九）上肢的日常生活活动

患病早期健侧上肢带动患侧上肢进行简单的作业活动，尤其是偏瘫上肢有一定功能者，应尽量使用患手而不要轻易用健手替代操作，因为长期不使用患手会使患手功能进一步退化，而反复使用患手会使功能进一步改善。例如，一日三餐尽量让病患自己进食，穿脱衣服、鞋、袜等护理员可从旁协助。

第3节 脊髓损伤的康复陪护

案例 10-2

李大姐，56岁，两个月前因外伤导致颈6～7椎体骨折合并脊髓损伤，术后两个月转入康复中心，目前李大姐双上肢保留部分功能，躯干及以下无运动，为使她达到最大程度的功能改善，治疗师建议护理员对其进行指导、督促，辅助其进行康复训练。

请问： 作为护理员，如何配合治疗师为李大姐指导康复训练？

一、基础知识

脊髓损伤是指由于脊髓横断性损害造成损害平面以下神经功能丧失（包括感觉、运动、大小便等）所致的综合征。常见病因为外伤、脊髓血管疾病及脊髓周围手术术后等。脊髓损伤根据损伤平面的不同，临床表现各异，如高位颈段脊髓损伤可造成四肢瘫，而胸腰段脊髓损伤仅造成双下肢瘫。脊髓损伤病患长期卧床易发生各种并发症，如压疮、肺部感染、肌肉萎缩、骨质疏松、深静脉血栓形成等。因此应早期对病患及家属进行教育，积极配合康复训练。

二、康复目标

通过综合的康复措施使病患充分发挥残余功能，来代偿已丧失的部分功能，增强病患适应环境、生活自理和参与社会生活的能力。

三、康复训练

积极参加康复训练，是脊髓损伤病患最大限度恢复的决定性因素，康复治疗时机越早越好，以预防并发症。一般来说，发病 6 个月内是黄金康复期，但据相关研究证实，脊髓损伤病患两年内仍有进一步恢复。例如，患病早期脚趾的主动活动，往往预示良好的恢复潜力。要注意局部痉挛引起的运动对预后没有价值。瘫痪部位有感觉者，运动功能恢复的机会较大，如感觉正常的部位，运动能力恢复的可能性超过 50%。

温馨提示：以下训练以高位脊髓损伤为例。

（一）体位陪护

由于受伤的脊柱尚处于不稳定阶段，因此，护理员应在医务人员指导下进行关节被动活动及翻身，一般每 2 小时翻身一次，每次翻身应检查皮肤有无压红，以防压疮形成，对于急性期的病患，护理员应严格执行医务人员的康复训练计划。

（二）腹式呼吸训练

脊髓损伤病患易发生肺部感染等呼吸系统并发症，在治疗肺部感染的同时进行呼吸功能训练是十分有益的。近年来，颈椎高位截瘫的早期存活率明显提高，与呼吸功能康复有关。

具体方法：病患卧位，护理员将手置于病患腹部，嘱咐病患用鼻做缓慢深吸气，肩部及胸廓保持平静，只有腹部隆起。然后有控制地缩唇呼气，缓慢地由口排出体外，每组进行 5～6 次后休息。

（三）被动活动方法

急性期病患，禁止做损伤部位关节的主、被动活动，应先从远端逐步开始，护理员在医生或治疗师的指导下逐渐向接近损伤的部位进行活动，活动量由小到大，活动方法同偏瘫病患。

（四）翻身训练

颈段脊髓损伤，上肢功能部分保留者，病患从仰卧位翻身到侧卧位，护理员坐或站于病患一侧，将病患上肢置于外展位（接近 90°），一手固定病患前臂或腕关节附近（图 10-18A），嘱咐对侧上肢利用甩臂的惯性带动躯干和下肢翻身（图 10-18B）。

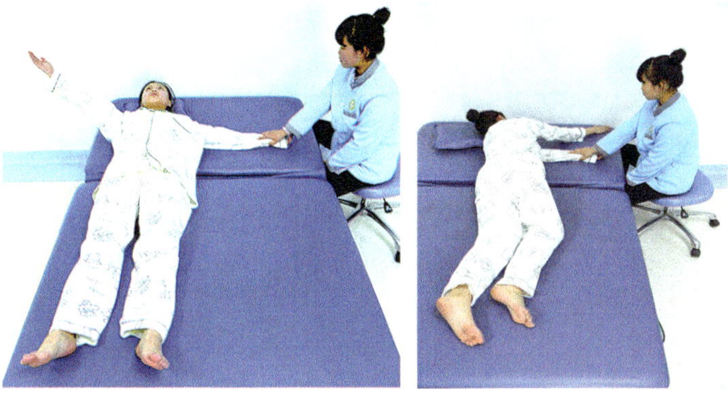

A　　B

图 10-18　翻身训练

A. 起始位；B. 终末位

（五）坐位训练

脊髓损伤病患由于下肢完全瘫痪，颈段脊髓损伤病患坐位时多用双手支撑床面，而膝关节完全伸展，即“长坐位”（图 10-19A），这种训练能让病患保持在一个坐位，以便进行移动。脊髓损伤平面越低，坐位训练越容易。上胸段脊髓损伤病患往往难于完成无支撑坐位活动，而下胸段脊髓损伤病患多可完成无支撑坐位活动。部分病患由于长时间卧床，会造成严重功能废用：全身肌肉萎缩、关节挛缩、直立性低血压、压疮等，都会严重影响坐位训练。

1. 坐位平衡训练　病患双手支撑下保持坐位平衡后抬起一侧手，另一侧手支撑，护理员在病患后方保护，防止病患向后方或侧方倾倒（图 10-19B），当病患无须双手支撑保持坐位时，说明病患对躯干肌肉形成较好的控制，然后可增加训练难度，如接、投球练习活动（图 10-19C）。

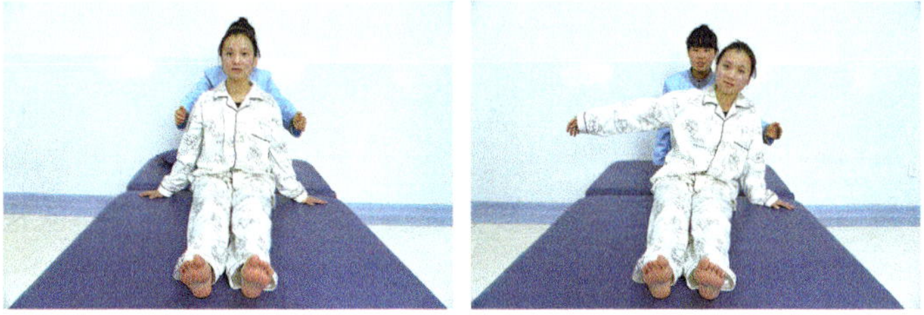

A　　B

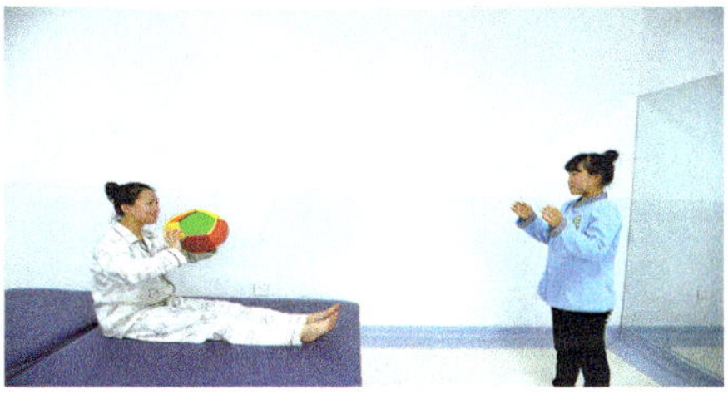

C

图 10-19　坐位平衡训练

A. 双手支撑下坐位平衡训练；B. 单手支撑下坐位平衡训练；C. 无支撑下坐位接、投球训练

2. 肌肉拉伸训练　肌肉拉伸是高位脊髓损伤病患必须始终进行的项目，可以改善关节功能，防止肌肉肌腱短缩及降低肌张力，如大腿后方、内侧和跟腱的拉伸（图 10-20）。

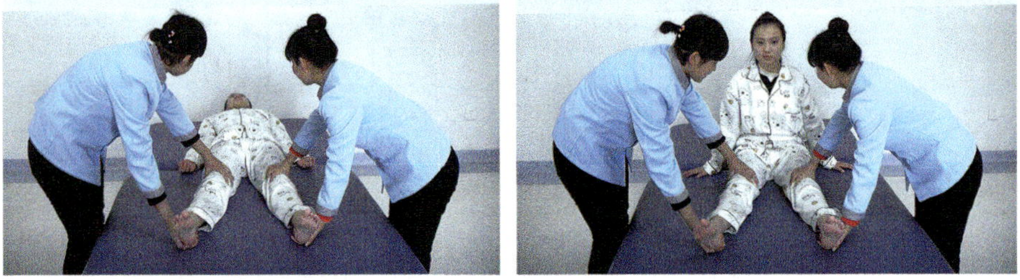

A　　B

图 10-20　肌肉拉伸训练

A. 仰卧位大腿内侧肌肉拉伸；B. 坐位大腿后方肌肉拉伸

3. 坐位下支撑训练　病患支撑能力需要三角肌、背阔肌和胸大肌具有接近正常的肌力，同时肩、肘、腕及髋关节的活动在正常范围内。脊髓损伤病患需练习双上肢支撑训练及抬臀训练，护理员在病患后方保护。脊髓损伤后，病患强化上肢的支撑能力极为重要，它是移动的基础（图 10-21）。

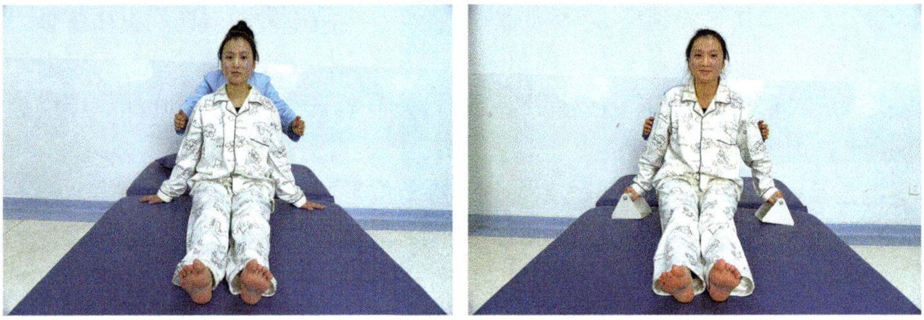

A　　B

图 10-21　支撑训练

A. 双手支撑训练；B. 支撑器支撑下抬臀训练

4. 坐位移动训练　自主身体移动是病患能否实现生活自理的重要条件。病患向前方移动时双手支撑点选择在前方，头和躯干向前，双上肢用力抬起臀部向前移动。当病患向右移动时，左手须紧靠臀部，右手放在离臀部 30cm 处，躯干向前（图 10-22A），双上肢用力将臀部抬起向右侧移动（图 10-22B），用双手分别将双下肢向右侧移动（图 10-22C）。

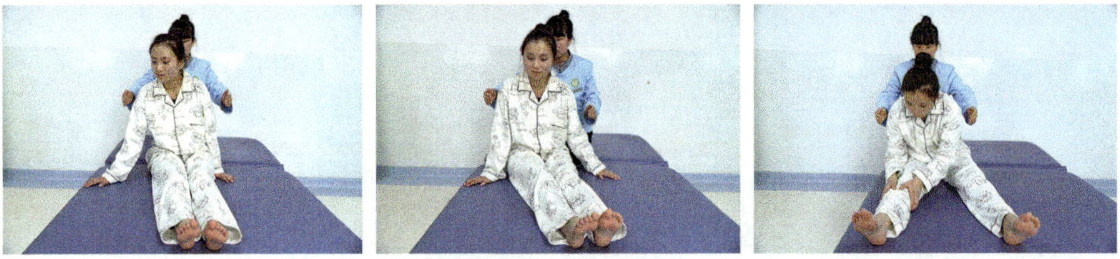

A　　B　　C

图 10-22　坐位移动训练

A～C. 坐位移动训练动作分解

（六）站立床训练

对于偏瘫、截瘫等站立功能障碍病患，进行站立床训练至关重要，可预防骨质疏松，改善心肺功能，防止压疮。

1. 站立床训练的优点

（1）使长期卧床的病患重新站立起来，增强了康复的信心。

（2）站立床的床面可以从水平位升到垂直位，训练时可根据病患承受能力选择不同角度，使病患逐渐适应由卧床到直立的体位变化。

（3）循序渐进训练，减轻心血管系统反应（直立性低血压）。

（4）通过患侧下肢负重，各关节受到挤压，反射性提高关节周围的肌肉张力，进而提高了下肢的稳定性。

（5）预防足下垂，改善患侧的踝背屈能力。

（6）促进患侧下肢的感觉恢复。

（7）防止尿潴留，预防尿路感染。

（8）预防骨质疏松。

2. 注意事项

（1）在训练前与病患沟通，消除病患的恐惧心理，简要向病患说明注意事项，以取得病患的配合。

（2）站立床训练是渐进性体位性刺激方法，应逐渐增加站立角度，第一次站立时从30°开始，10～20分钟/次，每天增加5°～10°直到病患可以耐受直立位。

（3）训练前，宜先在床上行双下肢主、被动运动，以改善血液循环。

（4）适当安排站立训练时间，避免在空腹或饥饿时站立，以免发生低血糖等不良反应。

（5）在训练过程中，必须密切观察病患，如意识、面色、血压、脉搏等变化。如果病患出现头晕、恶心、疲劳感、精神不振及面色改变等表现，应立即降低站立床角度，情况严重者应立即停止训练，将病患置于水平位（图10-23）。

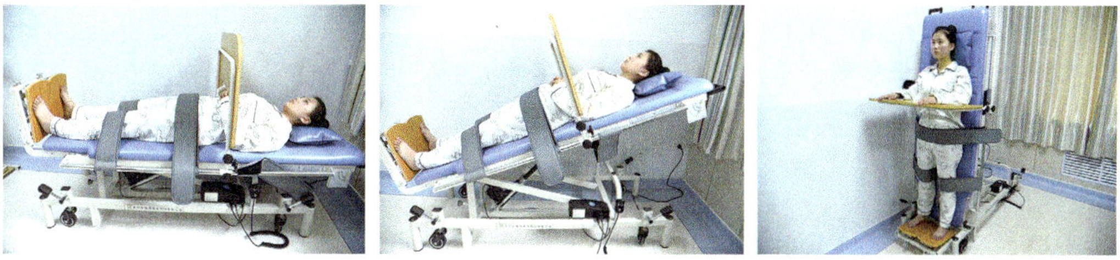

A　　B　　C

图10-23　站立床训练

A. 水平位；B. 30°位；C. 直立位

（七）转移训练

1. 辅助进行轮椅到床之间转移　先将轮椅摆放在与床成30°角的位置并刹闸，将病患双足缓慢平放于地面，护理员面向病患；然后指导病患双上肢交叉互握于护理员颈后，护理员双膝抵住病患双膝并将双手置于病患臀部，利用身体重心向前移动完成起立动作，护理员转体将病患置于床上。

2. 独立进行轮椅到床之间转移 将轮椅摆放在与床成30°角的位置并刹闸，将病患双足缓慢平放于地面，取下轮椅侧方挡板，病患一手置于床上，另一手置于轮椅扶手，利用支撑动作将臀部移至床上。

（八）健康知识宣教

1. 脊髓损伤病患因长期卧床活动减少，极易产生压疮等并发症，因此，让病患和家属了解相关预防知识尤为重要，如经常更换体位预防压疮；鼓励病患咳嗽，预防坠积性肺炎；保持外阴清洁，预防尿路感染；多饮水以防止便秘等。

2. 配合治疗师协助、指导、督促病患进行康复训练，努力帮助病患克服困难，树立战胜疾病的信心，以取得生理、心理和社会功能的全面康复。

第4节　常见颈肩腰腿疼痛的康复陪护

案例 10-3

李先生，43岁，腰痛伴下肢放射痛1个月，咳嗽或打喷嚏疼痛加重，并伴有麻木感，诊断为腰椎间盘突出症。

请问：作为护理员，应该如何配合治疗师对李先生进行正确的康复陪护？李先生在日常生活中应该注意什么？

一、颈椎病

（一）基础知识

1. 定义 颈椎病是指颈椎椎间盘退行性变，继发颈椎骨性病理改变或椎间盘脱出、韧带增厚，刺激或压迫颈脊髓、颈部神经、血管而产生一系列症状的临床综合征。颈椎病作为现代人的一种高发性疾病，已经成为很多人的困扰，世界卫生组织公布的“全球十大顽症”，颈椎病位列第二位。

2. 颈椎病的好发人群

（1）低头族：长期头颈部处于单一姿势，导致局部过度活动，损伤椎间盘及韧带等，易发生颈椎病。

（2）头颈部外伤人员：头颈部外伤并非直接引起颈椎病，但却往往是颈椎病产生症状的加重因素，一些病患因颈椎骨质增生、颈椎间盘膨出、椎管内软组织病变等造成颈椎管处于狭窄临界状态，此时颈部外伤常诱发症状的产生，甚至导致瘫痪。

（3）不良姿势：如躺在床上看电视、看书，枕头过高、坐车睡觉等。坐车睡眠状态下颈部肌肉放松，局部稳定性差，当刹车时易出现颈部损伤。

（4）颈椎结构发育不良：先天性小椎管也是发病基础。颈椎中央椎管、神经根管狭小者颈椎病的发病率比正常人高 1 倍。

（二）康复方法

1. 理疗

（1）高频电疗（微波或超短波）：急性期用无热量或微热量，以达到消炎、镇痛的作用。慢性期行适当的运动疗法并配合理疗、针灸等。

（2）红外线疗法：也就是老百姓熟知的神灯治疗仪，主要是热作用，使局部温度升高，毛细血管扩张，血流加快，新陈代谢增强，加速组织的再生能力，促进炎症和代谢产物的吸收，还可降低神经末梢的兴奋性，故可用于消炎、消肿、镇痛及缓解肌肉痉挛。

链接

红外线照射的注意事项

使用时，要平稳放好，防止治疗仪倾倒烫伤病患；照射时间不宜过长，每次照射不宜超过 20 分钟；距离不宜过近，使用中随时检查温度并调整照射距离，否则容易发生皮肤灼伤，避免用手直接接触灯罩外壳，以防烫伤；生活不能自理的人，应在他人帮助或监护下使用。

2. 颈部练习 在做颈部练习前首先应排除禁忌证，如恶性肿瘤、各种感染、严重的骨骼疾病、骨折或术后、糖尿病晚期、精神疾病、严重疼痛无法活动者等。

询问病患是否有双上肢对称性麻木、针刺感、无力，以及步行时踩棉花样感觉，存在上述问题者禁止进行颈部练习，请咨询医生或接受治疗。

在进行颈部练习时，如果疼痛程度加重或范围增加（疼痛向手指方向放射），须停止练习，必要时咨询医生。如果疼痛范围缩小，说明练习对病患有效，须继续练习直到疼痛消失。需要注意的是在刚开始练习时疼痛可能会有所增加，但这种疼痛会在练习 2～3 天内逐渐消失。

练习 1：坐位头部回缩运动 病患坐于椅子上，目视前方，在完全放松的状态下头部自然向前伸出（图 10-24A）。然后，下颌内收，同时缓慢地向后回缩头部，直到不能再向后为止（图 10-24B）。每天 6～8 组，每组 10 次。主要治疗颈部疼痛。

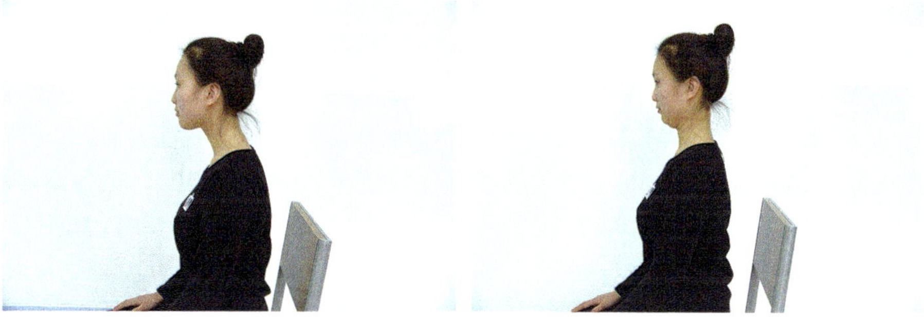

A B

图 10-24 坐位头部回缩运动

A. 放松头部自然前伸；B. 头部回缩的姿势

练习 2：坐位颈部伸展运动 在头部回缩姿势（图 10-24B）的基础上抬起下巴，后仰头部（图 10-25A），并将头部缓慢地左右转动（图 10-25B），然后回到起始姿势。反复练习，每次运动范围尽量比上次增加，每天 6～8 组，每组 10 次。主要预防和治疗颈椎病。

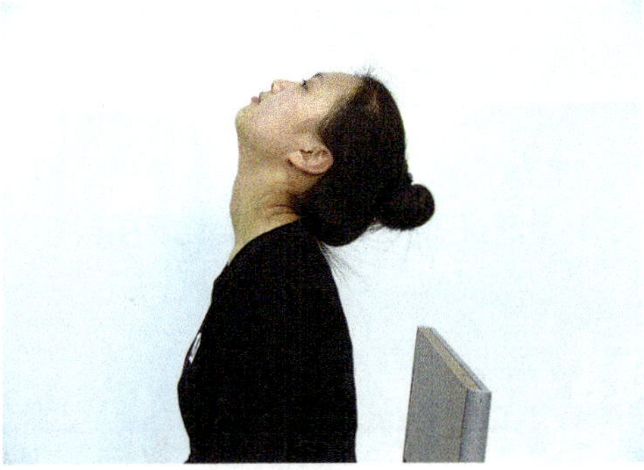

A

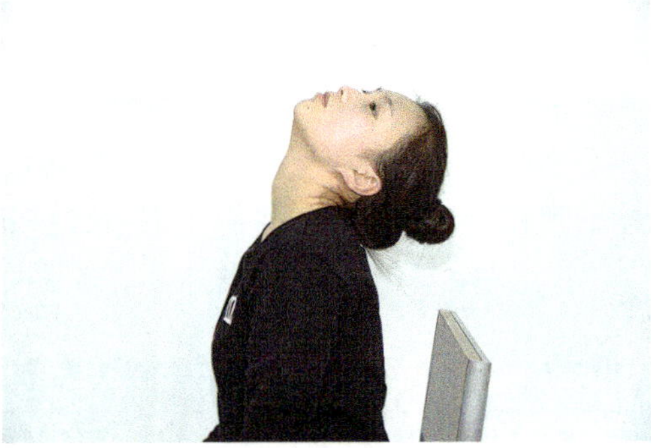

B

图 10-25 坐位颈部伸展运动

A. 抬起下巴，头部后仰；B. 尽量后仰头部并左右转动

练习 3：仰卧头部回缩运动 病患取去枕仰卧位，放松头部和肩膀（图 10-26A）。然后，下颌内收，同时缓慢地向床垫回缩头部（图 10-26B），保持 2 秒，回到起始位置（图 10-26A）。反复练习，每次运动范围尽量比上次增加，每天 6～8 组，每组 10 次。主要治疗急性颈部疼痛。

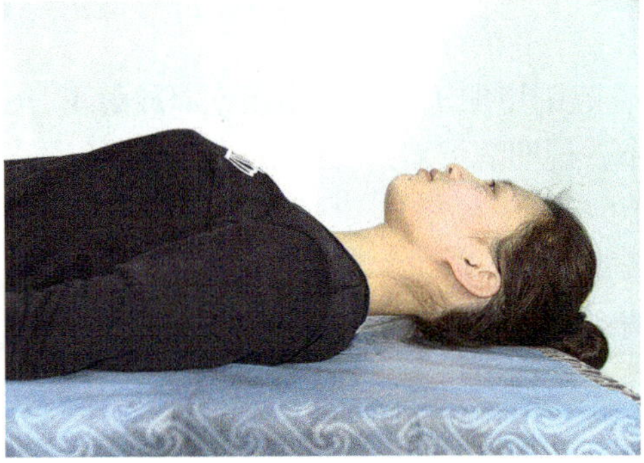

A

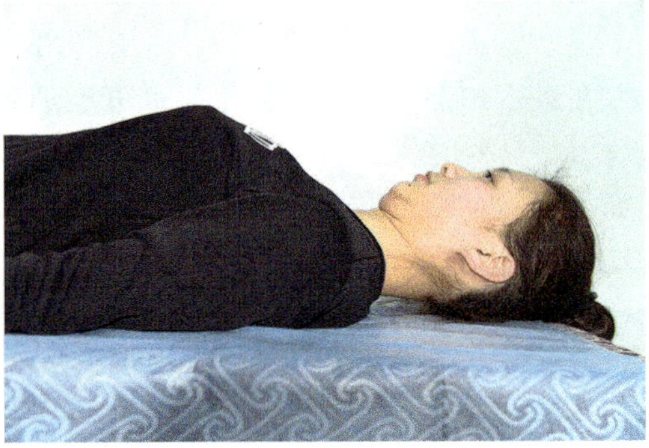

B

图 10-26 仰卧头部回缩运动

A. 仰卧位头部、肩膀放松；B. 下颌内收头部向床垫回缩

练习 4：仰卧颈部伸展运动 病患取去枕仰卧位，用一侧手支撑头部，缓慢移动使头、颈和肩置于床沿外（图 10-27A）。同时缓慢地仰头（图 10-27B），然后逐步将手撤离，尽可能地仰头看地面（图 10-27C）。将头部缓慢地左右转动并继续后仰（图 10-27D），放松，用手支撑头部并移动身体将头、颈和肩置于床上，去枕休息几分钟。每天 6～8 组，每组 10 次。主要治疗急性颈部疼痛。

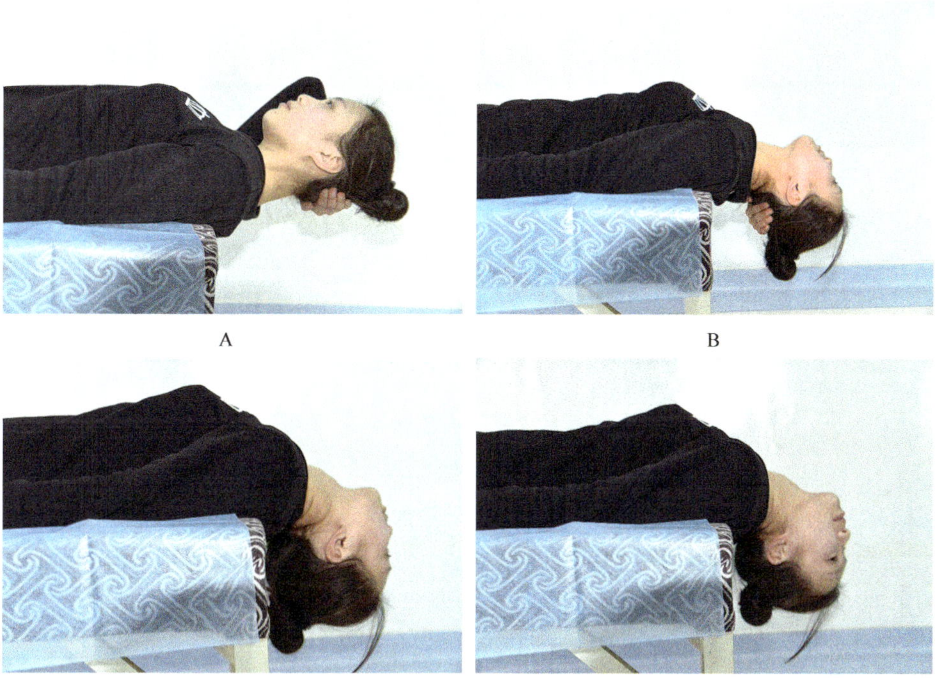

A　　B

C　　D

图 10-27　仰卧颈部伸展运动

A～D. 仰卧颈部伸展动作分解

练习 5：颈部侧屈运动　病患取坐位，保持头部回缩姿势，将颈部向疼痛的一侧屈曲，注意在侧屈的过程中不可下颌伸出和左右旋转头部（图 10-28A），向疼痛一侧加压（图 10-28B），保持 2 秒，回到起始位置。每天 6～8 组，每组 10 次。对单侧疼痛或偏向一侧的疼痛特别有效。

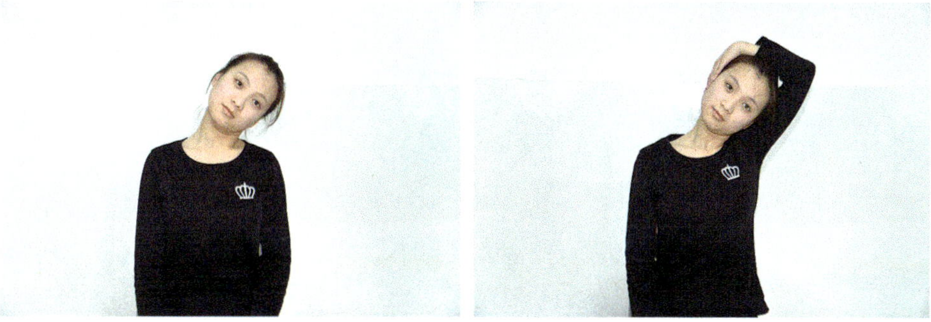

A　　B

图 10-28　颈部侧屈运动

A. 头部回缩姿势下颈部向疼痛一侧屈曲；B. 颈部向疼痛侧加压侧屈

练习 6：颈部旋转运动　病患取坐位，保持头部回缩姿势，将头部从一侧旋转向另一侧，在保持头部回缩姿势的基础上尽可能将运动幅度做到最大（图 10-29A），如果两侧旋转均有疼痛，宜先向疼痛严重的一侧旋转。同时双手增加头部运动幅度效果更佳（图 10-29B），保持 2 秒，回到起始位置。每天 6～8 组，每组 10 次。主要预防和治疗颈部疼痛。

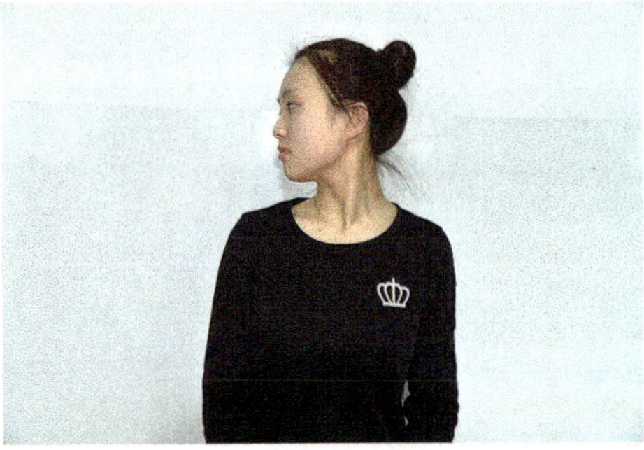

A

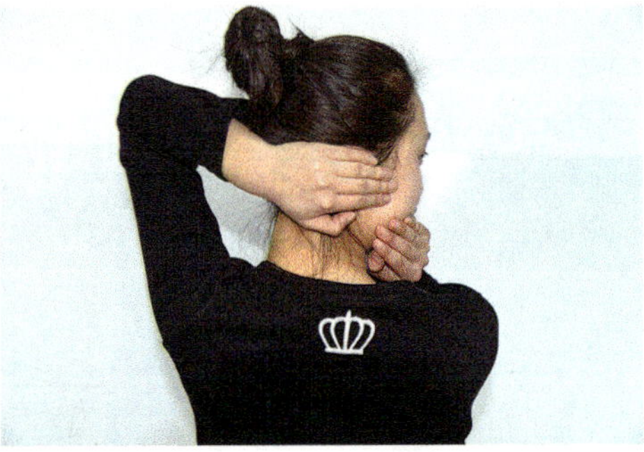

B

图 10-29　颈部旋转运动

A. 头部回缩姿势下颈部旋转；B. 双手加压增加颈部旋转幅度

练习 7：坐位颈部屈曲运动　病患取坐位，低头含胸，尽量让下颌靠近胸部（图 10-30A）。双手交叉于脑后，借助双上肢的重量使下巴进一步靠近胸部（图 10-30B）。然后，双手轻微用力下压头部效果更佳（图 10-30C），保持 2 秒，回到起始位置。每天 6～8 组，每组 2～3 次。主要治疗头痛及头痛后残留的颈部疼痛和僵硬。

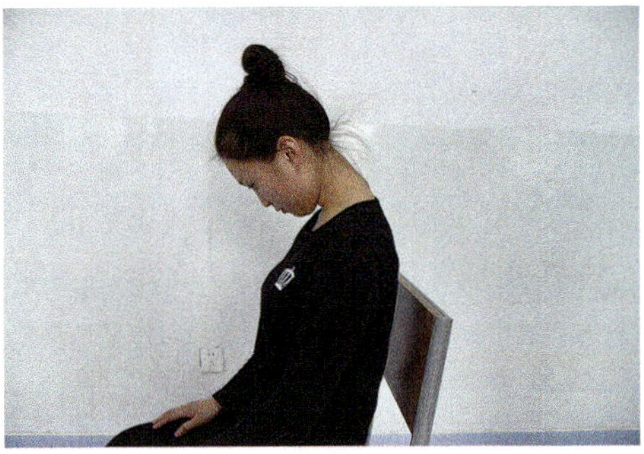

A

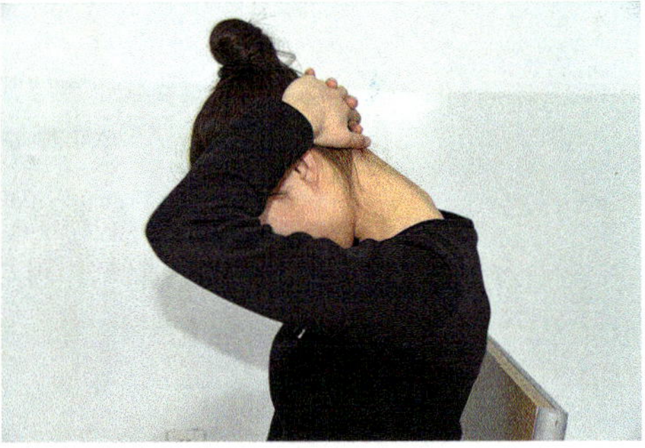

B

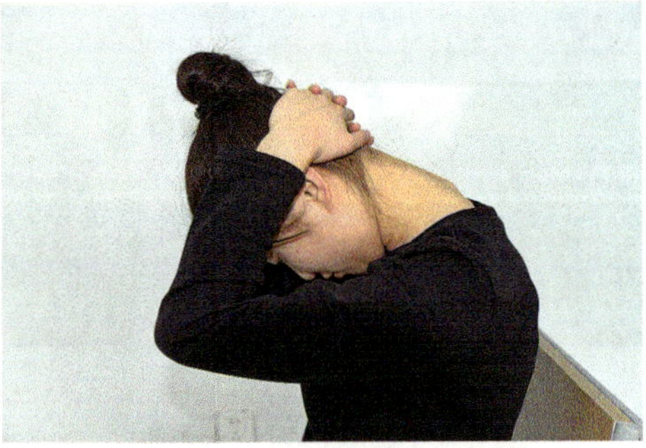

C

图 10-30　坐位颈部屈曲运动

A. 低头含胸，下颌尽量靠近胸部；B. 双手交叉置于脑后；C. 双手轻微用力下压头部

（三）预防

对于颈椎病，预防胜于治疗，如果能注意以下问题，颈椎病的发病率会明显降低。

1. 不做低头族 长时间低头导致颈部僵硬、疼痛、头晕眼花，甚至手指发麻等不适症状，随着低头时间的增加，症状越来越严重。

2. 避免久坐 手机、电脑是现代社会人们必备的生活和办公用品，给我们带来方便的同时，也给人们的健康带来潜在的威胁。要预防颈椎病的发生，最重要的是坐姿要正确，为了保证正确的坐姿，一定要保持腰椎前凸下正确的颈部姿势，建议多做本节练习1：坐位头部回缩运动。

3. 选择合适的床具 不合适的床具也是影响颈椎的重要因素，如果入睡前感觉一切正常，晨起后却感觉到颈部僵硬，甚至疼痛，应改进床铺，或调整枕头高度或用浴巾卷支撑颈部。

二、肩周炎

（一）基础知识

肩周炎指肩关节囊和关节周围软组织损伤、退变而引起的一种慢性无菌性炎症，是以肩关节疼痛、运动功能障碍和肌肉萎缩为主要临床表现的疾病，也叫“冻结肩”。病因不明，常发生在40～70岁的人群，以50多岁最为高发，因此也称为“五十肩”。一般为单侧患病，但也有约10%的病患在一侧肩关节发病后5～7年内另一侧也患病，通常严重程度会轻于首发的一侧。肩部疼痛的范围比较广泛，常波及肩关节周围的肌肉、肌腱和韧带。

肩周炎并非肩关节周围不明原因肩痛的统称，较为准确的命名应该是“粘连性关节囊炎”。最常见的与肩周炎相混淆的疾病有“肩峰撞击综合征”“肩袖损伤”“颈椎病”等，上述疾病在治疗手段和预后方面具有较大差异。

肩周炎早期肩部疼痛逐渐加重，可放射至颈部和上臂中部，夜间明显，影响睡眠，后期肩关节僵硬，逐渐发展，直至各个方向活动均受限，以肩外展、内外旋、后伸受限明显。

据相关研究发现，在60岁以上由于肩痛而就诊的老年人中，肩袖损伤的比例高达60%，其发病率远远高于肩周炎。

（二）康复方法

1. 理疗 同颈椎病。

2. 运动疗法

（1）被动活动肩胛骨：病患侧卧位，护理员面向患侧，将病患上肢上抬置于护理员肩部，一手固定肩胛骨下角，另一手固定肩胛骨上端，做肩胛骨的上移、下降、内收、外展和旋转。

（2）长轴牵引上肢：病患仰卧位，护理员站于患侧，一手置于患侧肘部后方，屈肘，另一手置于肘部前方，向足部的方向进行牵引。

（3）手指爬墙练习：面墙站立，以中指和食指贴墙，然后沿着墙壁慢慢做爬墙式运动。

（4）前后摆动：病患站立或弯腰垂臂，做上肢的前后摆动。

（5）回旋运动：病患站立或弯腰垂臂，做上肢的回旋运动。

（6）肩内收和肩外展：嘱咐病患双手交叉于脑后，做肩内收、外展，肩外展时以引起适当疼痛为度。

（7）自体牵引：如吊单杠，在进行吊单杠时以病患引起适当疼痛为度，循序渐进进行练习。

（三）预防

1. 坚持锻炼 坚持锻炼是预防肩周炎的有效办法，可多做一些舒缓的运动，如快走、慢跑、太极拳、五禽戏、八段锦等。上述运动疗法中，如手指爬墙练习、前后摆动、回旋运动、自体牵引等均可预防肩周炎的发生。

2. 避免受凉 受凉常是肩周炎的诱发因素，因此，为了预防肩周炎，中老年人应重视防寒保暖，勿使肩部受凉。

三、腰椎间盘突出症

（一）基础知识

腰椎间盘突出症是指由于腰椎间盘各部分退行性改变，在外力的作用下，椎间盘纤维环破裂，髓核组织从破裂处突出，使相邻的神经根、脊髓等遭受刺激或压迫，从而产生腰痛、一侧或双侧下肢疼痛、麻木等症状的疾病。腰椎间盘突出症是常见的腰部疾病之一，在人群中的发病率约为15.2%。

（二）康复方法

1. 卧床休息 这是最常用、最传统的治疗方法。但卧床时间不建议超过7天，卧床不应该完全制动，只要不产生刺激症状，就应该积极做一些肢体的规律性运动。卧床的床具应该是硬板床加厚褥子，标准是以腰部舒适为度。日常活动可佩戴腰围。

链接

佩戴腰围的注意事项

一般只在疼痛明显或活动状态下时才佩戴腰围；卧床时不应佩戴腰围或其他固定性支具；不可长期佩戴腰围，长期佩戴会造成关节僵硬、肌肉萎缩。

2. 物理治疗 同颈椎病。

3. 自体牵引 治疗作用主要为缓解肌肉痉挛，缓解椎间盘突出造成的神经根刺激症状，改善血液循环等。例如，吊单杠时，双手握住单杠，配合呼吸使腰部及双下肢完全放松。

4. 腰部练习 在做腰部练习前首先应排除禁忌证，如恶性肿瘤、各种感染、严重的骨骼疾病、骨折或术后、糖尿病晚期、精神疾病、严重疼痛无法活动者等。

询问病患是否有双下肢对称性麻木、针刺感、无力，以及步行时踩棉花样感觉，存在上述问题者禁止进行腰部练习，须咨询医生或接受治疗。

在进行腰部练习时，如果疼痛程度加重或范围增加（疼痛向足方向放射），须停止进行腰部练习，必要时咨询医生。如果疼痛范围缩小，说明练习对病患有效，须继续练习直到疼痛消失。需要注意的是在刚开始练习时疼痛可能会有所增加，但这种疼痛会在练习 2～3 天内逐渐消失。

练习 1：俯卧平躺 病患俯卧平躺，双上肢置于身体两侧，放松并伸直，头转向一侧（图 10-31），深呼吸辅助放松 2～3 分钟，每天 6～8 组，每组 1 次。主要治疗急性下背痛。

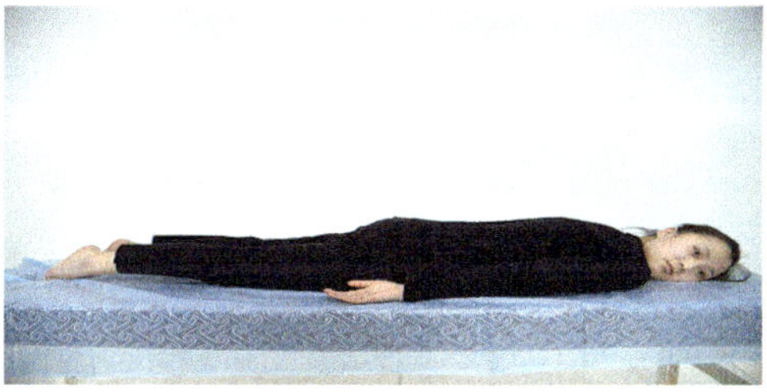

图 10-31 俯卧平躺

练习 2：俯卧伸展运动 1 在保持腰部练习 1 中俯卧平躺姿势（图 10-31）的基础上。将双侧肘放在肩部正下方的位置，前臂自然向前，掌心向下，利用肘部支撑起上半身（图 10-32），深呼吸辅助放松 2～3 分钟。练习过程中疼痛无法忍受时增大双肘及前臂之间的宽度，可以缓解疼痛，每天 6～8 组，每组 1 次。主要治疗下背部疼痛。

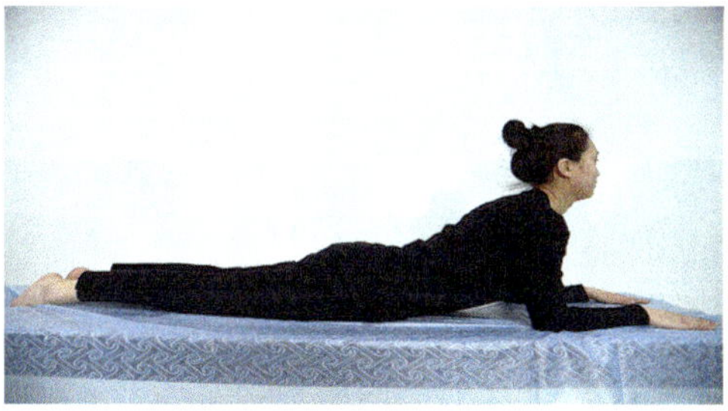

图 10-32 俯卧伸展运动 1

练习 3：俯卧伸展运动 2 请先做腰部练习 1 和练习 2 各一次。面向前方保持俯卧姿势（图 10-33A），将双手放在肩部之下（图 10-33B）。在疼痛可以忍受的前提下肘关节伸直，尽量撑起上半身（图 10-33C）。深呼吸辅助放松腰部及双下肢。保持 2 秒，回到起始姿势，反复练习，每次运动范围尽量比上一次大，每天 6～8 组，每组 10 次。俯卧伸展运动 2 是急性下背痛病患最有效的运动措施。

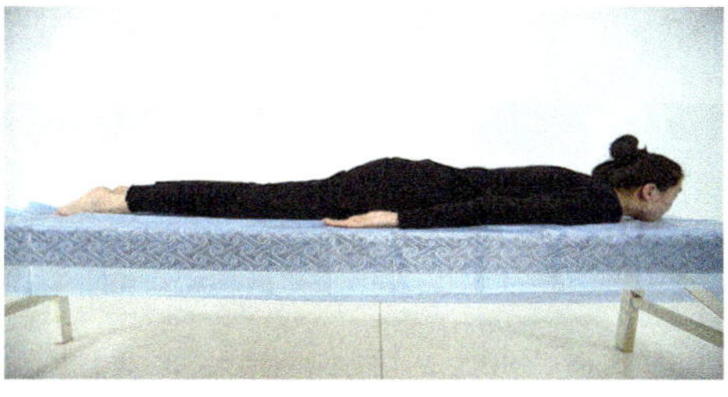

A

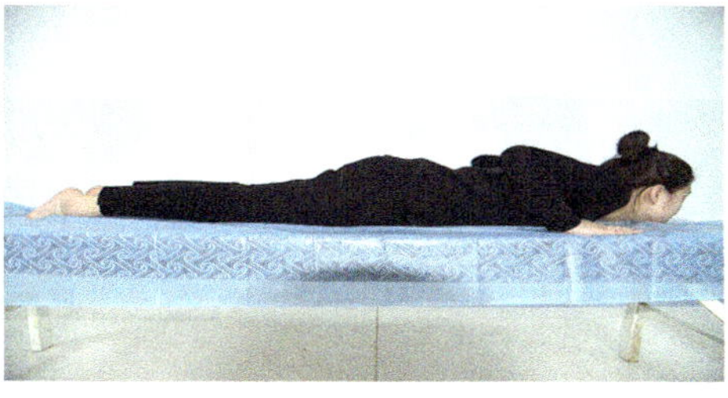

B

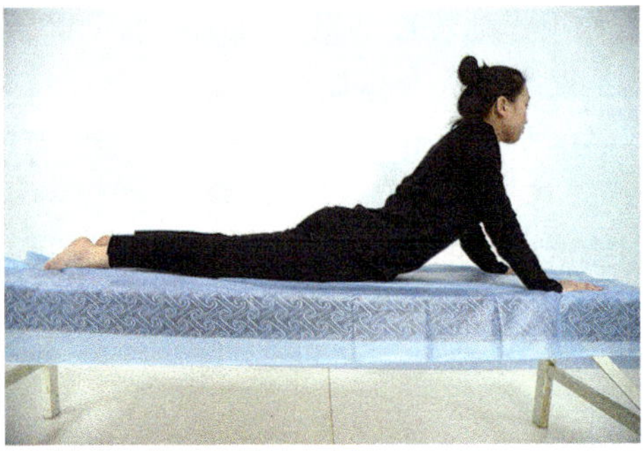

C

图 10-33　俯卧伸展运动 2

A. 俯卧姿势；B. 双手放在肩膀下；C. 手臂伸直撑起上半身

练习 4：站立伸展运动　可代替腰部练习 3。两脚与肩同宽站立，双手放在后腰部，四指置于脊柱两侧（图 10-34A），以双手为支点使躯干尽量向后弯曲（图 10-34B）。每天 6～8 组，每组 10 次。站立伸展运动是预防下背部疼痛的最佳方法。

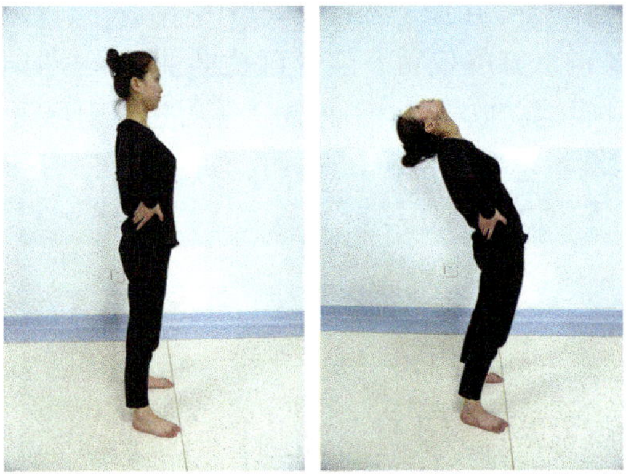

A　　B

图 10-34　站立伸展运动

A. 两脚与肩同宽站立；B. 双手支撑使躯干向后弯曲

练习 5：仰卧屈曲运动　病患取去枕仰卧位，髋、膝关节屈曲，两脚平放（图 10-35A），双手抱住双膝关节下方，使两膝靠近胸部（图 10-35B），在疼痛可以忍受的前提下缓慢地将双膝尽量靠近胸部（图 10-35C），保持 2 秒，回到起始姿势（图 10-35A）。每天 3～4 组，每组 5～6 次。该练习对下背部受伤引发的僵硬感有效。进行练习 5 之后必须要做练习 3。

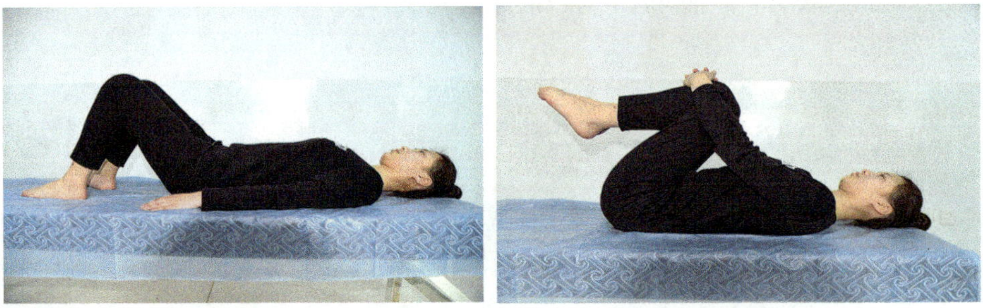

A　　B

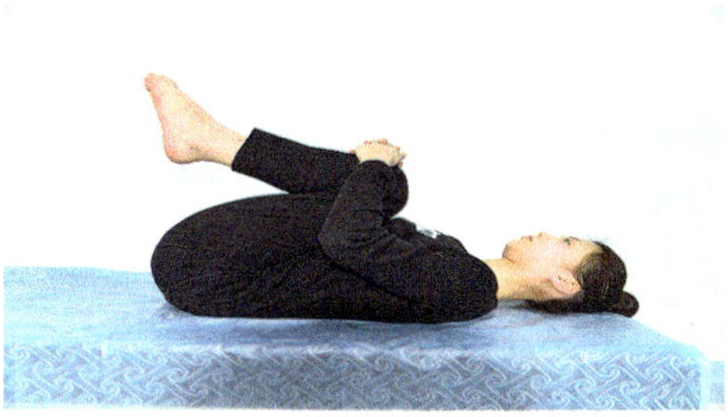

C

图 10-35 仰卧屈曲运动

A. 仰卧位下两脚平放；B. 借助双手使双膝靠近胸部；C. 在疼痛可以忍受的前提下缓慢地将双膝尽量靠近胸部

练习 6:坐位屈曲运动 病患坐在椅子边缘,双腿尽量分开,双手平放在腿上(图 10-36A)。向下弯腰的基础上双手沿着小腿外侧逐渐向下，抓住脚踝（图 10-36B），然后回到起始姿势，重复时弯腰幅度尽量比上一次大（图 10-36C），每天 3～4 组，每组 5～6 次。进行练习 6 之后必须要做练习 3。

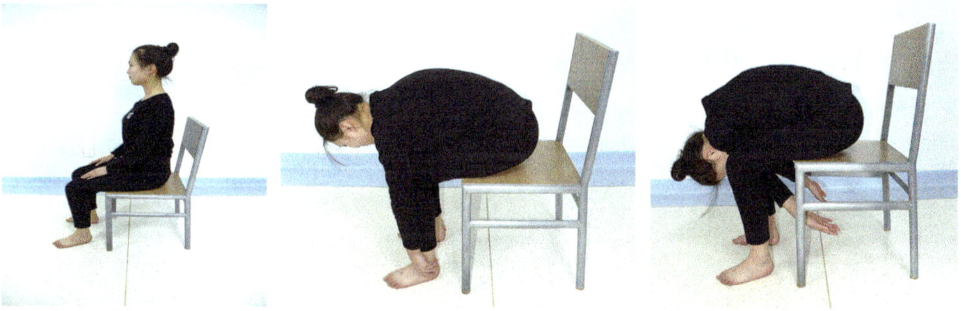

A　　B　　C

图 10-36 坐位屈曲运动

A. 双腿分开坐在椅上；B. 弯腰使双手抓住脚踝；C. 进一步弯曲腰部

练习 7:站立屈曲运动 双足与肩同宽站立,双上肢自然置于身体两侧(图 10-37A)。在腰部能承受的范围内尽量向下弯腰（图 10-37B），手指尽量接触地面，然后回到起始

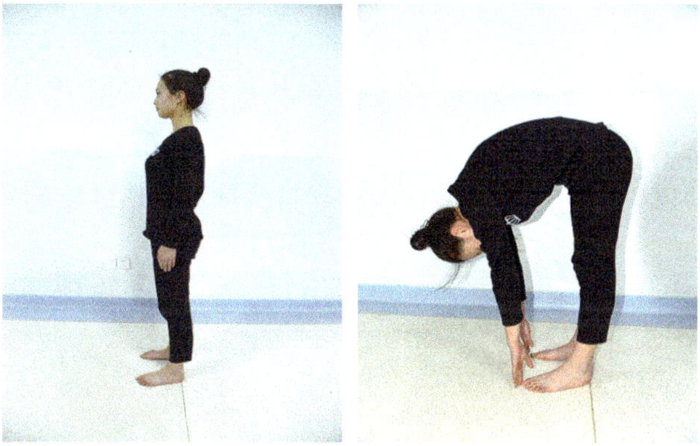

A　　B

图 10-37 站立屈曲运动

A. 与肩同宽站立；B. 在腰部能承受的范围内尽量向下弯腰

姿势，反复练习，每次运动范围尽量比上次增加。每天 1～2 组，每组 5～6 次，进行练习 7 之后必须要做练习 3。

（三）预防

腰椎间盘突出症发病率高，因此护理员要向病患做好健康指导。日常生活中应避免以下错误姿势：

1. 跷二郎腿 跷二郎腿会让左右骨盆不平衡，左右髋关节灵活性产生差异，虽然它不会直接导致腰痛，但是身体力线的改变会使腰椎受力增加进而损伤到腰。

2. 久坐或久站 长时间坐着或站着都不是一件好事，最好交替进行。对于久坐的人，坐姿一定要正确，正确的坐姿会大大减小腰椎的压力。

3. 长期单手提重物 长期单手提重物其实很多见，单肩包、手挎包、购物单手提东西都可以归到这一类。这样会使脊柱受力不平衡。建议可以双肩包、双手分担提重物。

4. 弯腰持重物 搬运重物时避免弯腰动作，尽量采取屈膝蹲下的方式搬运，用腿部力量站起后同时让重物尽量靠近身体。

5. 睡姿不正确或床垫不合适 蜷缩着睡觉，趴着睡觉，对脊柱来说是不利的。睡眠时正确的体位是仰卧位或侧卧位，以右侧卧位为佳；有的病患反映仰卧时腰部贴不紧床面，可以在腰下方垫浴巾卷或薄枕。另外床垫要软硬合适。

自测题

1. 康复的目标是（　）
   A. 促进生理和心理健康　　B. 最大限度地改善功能障碍
   C. 提高生活质量　　D. 早日回归家庭、回归社会
   E. 以上都是
2. 康复的主要对象不包括（　）
   A. 病伤者　　B. 功能障碍病患
   C. 残疾人　　D. 正在抢救的病患
   E. 亚健康人
3. 脊髓损伤病患在进行站立床训练时，为避免直立性低血压，一般从（　）开始。
   A. 10°　　B. 30°
   C. 40°　　D. 50°
   E. 60°
4. 站立床训练的益处包括（　）
   A. 预防骨质疏松　　B. 防止尿潴留，预防尿路感染
   C. 改善直立性低血压　　D. 促进感觉恢复
   E. 以上都是

5. 脊髓损伤病患坐位训练时的项目包括（　）

A. 投球练习　　B. 床上移动

C. 双上肢支撑抬臀训练　　D. 肌肉拉伸

E. 以上都是

6. 关于偏瘫病患体位陪护说法错误的是（　）

A. 预防关节挛缩、变形

B. 患侧卧位可以增加感觉输入，促进恢复

C. 仰卧位简单方便，有利于病患恢复

D. 健侧卧位时，患侧上肢与躯干成角约 100°

E. 床上坐位时，躯干长轴与下肢长轴尽量垂直

7. 下列关于偏瘫病患上下台阶训练错误的是（　）

A. 上台阶时健腿先上，患腿后上　　B. 下台阶时健腿先下，患腿后下

C. 护理员站在患侧保护和协助　　D. 循序渐进原则

E. 心理支持，消除恐惧感

8. 床上的主动性活动训练包括（　）

A. 摆肩　　B. 桥式运动

C. 翻身训练　　D. 辅助下坐起

E. 以上都是

9. 颈椎病的好发人群为（　）

A. 低头族　　B. 头颈部外伤人员

C. 不良姿势　　D. 颈椎结构发育不良

E. 以上都是

10. 腰椎间盘突出症的康复方法不包括（　）

A. 卧床休息　　B. 腰部练习

C. 久坐　　D. 自体牵引

E. 适当锻炼

11. 日常生活习惯常见的错误包括（　）

A. 低头看手机　　B. 长期单手提重物

C. 弯腰持重物　　D. 跷二郎腿

E. 以上都是

第 11 章

病患心理陪护

学习目标

1. 了解病患各阶段的心理需求。
2. 熟悉病患各阶段的心理变化或心理特点。
3. 掌握病患初入院时、手术前和手术后的基本心理陪护方法；掌握残疾、失能病患心理陪护的基本原则。

患病后人的心理波动较大，尤其是病情较为严重者，恐慌、焦躁心理的产生，势必会影响病患的治疗与康复。护理员应主动参与病患的心理陪护，增加病患战胜疾病的信心。

心理陪护不同于基础生活陪护。需要通过陪护人员的态度、言行等，传递给病患正面的信息，以便病患更好地配合治疗。心理陪护与生活陪护相辅相成，缺一不可。

第 1 节　初入院病患心理陪护

案例 11-1

51 岁的唐先生患结肠炎住院。因家人均在外地，身边无亲人陪伴，唐先生情绪紧张，独自坐在床头许久，直到护士给他做基础检查时，亲切地和他交流，他才开始放松。护士走后，唐先生开始和病友交流，同时询问了很多他疑虑的问题。

请问：唐先生表现出什么心理问题？如果你是病房里的护理员，你会如何帮助唐先生？

一、初入院病患常见心理

病患入院进入一个陌生而又特殊的环境，对疾病产生恐惧，对环境感觉陌生，病患必然会有焦虑和紧张，会产生以下心理期望。

1. 需要医护人员的关心和重视。
2. 需要尽快熟悉病友并被病友接纳，融入新集体。
3. 需要通过好的治疗条件，顺利完成治疗。
4. 需要病房生活安静、和谐。
5. 需要来自家庭持续的情感支持。

6. 希望治病过程安全、顺利、痛苦少。

在入院病患陪护中，护理员要掌握不同年龄、不同病情病患的心理活动规律，开展心理陪护，使病患尽快适应患病后的生活，这是护理员必须掌握的职业技能。

二、初入院病患心理陪护

护理员良好的个人形象、得体的语言、和蔼的态度、整洁的仪表，会让初入院病患产生信赖感。同时，护理员的心理疏导可使病患的紧张情绪减弱，安全感逐渐加强（图 11-1）。

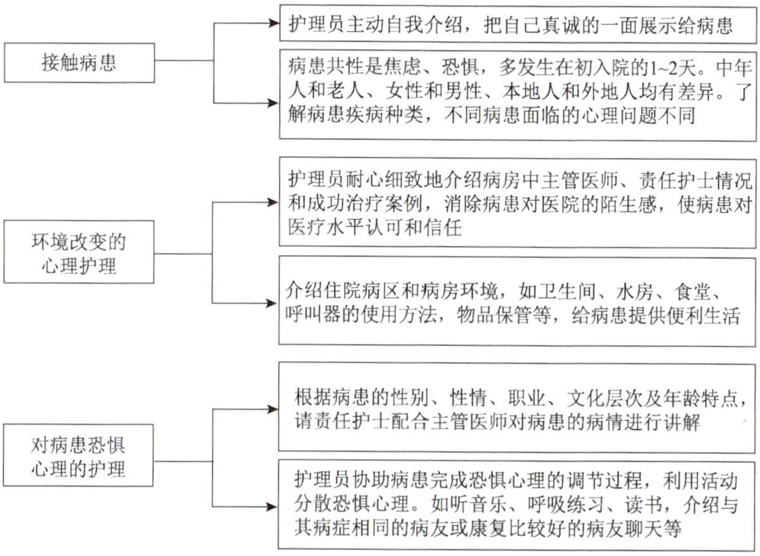

图 11-1　初入院病患心理疏导流程

第 2 节　术前病患心理陪护

案例 11-2

李大哥住院，经过详细检查后，张医生告知：下周二做手术，并安慰他不要有心理压力。李大哥说："好，我听医生的，相信医院。"过了半天，他又跑去找医生商量：能不能不做手术，用药治疗？回到病房，又问其他病友："这个张医生水平如何？"

请问：李大哥为什么会有这种情况？身边的护理员应该如何处理这种情况？

一、病患术前常见心理分析

不论手术大小，病患术前都会紧张，表现出焦虑、恐惧。一方面是担心手术的风险、成功的概率、预后的效果和是否对将来的生活造成重大影响等；另一方面则是担心医护人员的技术水平及自身对于手术的承受能力。

1. 焦虑 是一种痛苦不安的心理状态。不同病患焦虑的行为表现会因病情轻重而出现差异，有的会引起血压升高、心率加快，有的吃不下饭、睡不好觉。因此，护理员应对病患出现的情况有针对性地进行引导。

2. 恐惧 恐惧心理是由于病患感受到对自己有威胁或危险的刺激，由此引起的不安情绪。病患术前的这种恐惧将直接影响手术效果，甚至有的病患因精神过度紧张，刚被推进手术室就大汗淋漓、心跳加快，而超出手术要求范围不得不改期手术。

二、术前病患心理陪护

护理员陪护术前病患时，要注意多沟通，及时了解他们的心理变化，进行有效的健康心理引导，给他们以精神宽慰，使病患以最佳的心理状态去接受手术。

1. 减轻焦虑 采取合适的放松活动，分散病患的注意力。如病患焦虑心理较重且不易缓解，可采用松弛疗法，如听音乐、深呼吸、读书、看画报等，配合医护人员及时处理焦虑引起的各种问题。

2. 恐惧心理的安抚 护理员提醒家属陪伴时要尽量倾听病患的诉说，可酌情做肢体安抚，或和病患聊天，如手术后如何休假，给予良好期望，必要时抱抱病患有助于稳定情绪。

3. 手术技术解释 可邀请权威的医生和护士进行讲解。阐明手术的重要性和必要性，突出医护专家丰富的手术经验和权威等，使病患感觉到医护人员对病情十分了解，对手术极为负责。

4. 手术效果对比 护理员可向护士申请组织同类病患交流，让病患看到同类病患康复的效果，在病患面前树立手术医生的威信，增加病患的安全感。

5. 提前了解术后观察室 使病患看到先进的医疗保障设备和措施，介绍术后护理措施，稳定病患情绪。

6. 行为疏导 引导病患术前做适当活动，改善营养结构，提高身体对手术的耐受性。手术前晚护理员可通过安抚按摩，保证病患充足的睡眠，以良好的精神和身体状况迎接手术治疗。

第3节 术后病患心理陪护

案例 11-3

林嫂照顾一位子宫切除术后的王女士，王女士郁郁寡欢、情绪低落。

请问：如果你是林嫂，该如何对病患进行心理陪护？

一、常规手术后病患心理变化

病患术后依次进入观察期、恢复期和康复期，不同阶段心理表现不同。

（一）观察期

病患手术后有麻药期，大多处于昏迷或睡眠状态。此时病患个人感觉不明显，随着时间推移麻醉药效果下降后，病患开始有模糊的意识，此时病患生理需求大于心理需求。

当病患清醒后，尤其承受大手术的人，就希望了解自己疾病的手术效果。随后麻醉药期过后，病患刀口开始疼痛，加上躯体不能自主活动，病患就会产生焦躁不安的情绪。疼痛缓解之后，病患又会担心愈后的生活变化。

（二）恢复期

无并发症病患，第3天可在床上活动或离床站立进入恢复期，医生会要求病患逐步开始室内行走，有些病患因伤口痛不敢活动，同时病患盼望亲朋好友来探望，很看重亲朋好友此时对自己的态度。

部分病患手术后，出现机体生理功能丧失或身体残缺，会产生缺陷心理，尤其意外事件突然致残，会给病患心理上带来巨大创伤，主要表现：不愿说话、不愿活动、易激动和愤怒、食欲不振及睡眠不佳等。

病患术后心理状态如不及时疏导，必将影响病患恢复期康复。

（三）康复期

术后效果好的病患在康复期各方面功能尚未完全恢复，护理员要劝导病患做好过渡期心理准备，不要放松自我保护。

术后效果不好或愈后不良（如恶性肿瘤已转移）的病患经不起外来精神刺激，护理员要严守“十不准”要求中“不准解释病患病情”和“不准泄露医患秘密”原则，不与病患谈论病情，而和病患一起制订恢复计划，传达积极的人生态度。

二、术后病患心理陪护

（一）术后病患心理陪护流程

病患手术后体力弱，沟通能力比日常下降，此时护理员如果能懂得病患手术后心理，就能急病患所急、想病患所想，把服务做得恰到好处。

1. 苏醒时及时告知病患手术效果　当病患回到术后室或从麻醉中刚刚醒来，护理员可用和蔼的语言告诉他手术进行得很顺利，只要经过几天就能恢复健康。同时请医生和护士及时传达有利信息，给予鼓励和支持，以免病患术后过度痛苦和焦虑。

2. 观察期帮病患缓解疼痛　护理员可握住病患的手，使他们有安全感和依赖感。给予病患肢体安抚，聊一些病患感兴趣的话题，使病患的注意力集中到交流中来。若病患无法忍受疼痛，可以和医生、护士沟通，尝试药物止痛。

3. 恢复期帮助病患克服抑郁心理　此时病患伤口尚未完全愈合，有活动受限、疼痛等不适，护理员可列举之前经历过同种疾病康复的实例，或者介绍同病房病友康复情况，给予病患信心。

4. 康复期鼓励病患积极面对现实　术后病患的工作及生活方式可能受到影响，甚至发生巨大变化，这时需要病患量力而行，特别是有肥胖、吸烟、高脂血症等不良因素者，须纠正这些不良因素。

（二）术后心理康复环境

护理员要为病患建立良好的心理康复环境，积极与家属、亲友配合，给予病患关心爱护，多传递愉快的信息给病患，给其带来安慰。

1. 观察期和康复前期，护理员要控制探视人员交流时间和音量，保持病房安静，保证病患充足休息。

2. 探视人较多时，护理员可代替病患及家属做好接待，引导部分探视人员到病房外，介绍病患手术和康复情况，传达出成功和希望。

3. 如果病患在睡眠中，护理员可以引探视人到病房外介绍情况，再引导近距离探视病患气色。如果探视人无法久留，可记录来人的姓名和电话，以便病患醒来后电话致谢；如果探视人可以等候，护理员可提供座椅让探视人等候或陪伴。

4. 在条件允许时，护理员可协助病患和远方亲友通过手机网络视频对话，加强病患与外界交流。

第 4 节　残疾、失能病患心理陪护

案例 11-4

李姐在骨科陪护一个左腿截肢的年轻病患，在陪护中发现这个病患一会儿笑、一会儿哭，有时半夜还撞床，影响其他病友的休息，李姐也感觉好累好烦。

请问：如果你是李姐，该如何改变病患的这种情况？

一、残疾、失能病患心理变化

病患在知道自己残疾或失能后，会产生焦虑、恐惧、抑郁等一系列负面情绪，进而延缓临床治疗进程，阻碍现有身体功能康复。这类病患大多会经历否认期（不，不可能！）、愤怒期（为什么是我？）、协商期（有啥办法去改变？）、沮丧期（是的，是我！）、接受期（只好如此了！）这五个阶段。

二、残疾、失能病患常见的心理陪护

（一）恐惧心理

病患确切知道自己残疾、失能，常表现为害怕、绝望，不知如何面对未来生活，又担心拖累家人。

【心理陪护原则】

同情病患，给予安慰，鼓励病患积极接受治疗，以免耽误病情，并强调乐观心态对病情的作用，鼓励病患以积极的心态接受治疗。

（二）悲观心理

病患证实自己现状无法改变，会产生悲观、失望情绪，表现为失望多于期待，抑郁不乐，郁郁寡欢。

【心理陪护原则】

1. 护理员应给予病患关怀，说明疾病治疗期，心情舒畅有利于康复和功能恢复。

2. 对于听力未丧失的病患，不管是否回应，护理员都要亲切地说出病患的进步。

3. 与来探视的朋友和同事交流，请求他们多陪伴病患，让病患充分感受到关心和支持。

（三）认可心理

病患经过一段时间后，开始接受事实，心情逐渐平稳，愿意接受治疗，并寄希望于治疗。

【心理陪护原则】

1. 护理员可及时应用“暗示”疗法，说明治疗的意义。

2. 介绍同类病友，鼓励互相扶持，倡议病患参与相关公益俱乐部或组织，如残疾人联合会等，获取生活的信心，掌握适合自己的生活技能。

自测题

1. 护理员介绍医生、护士的情况和成功医疗案例，能消除病患对医院的陌生感，建立病患对医疗水平认可和（　　）

A. 感恩　　B. 知道

C. 敬畏　　D. 信任

E. 好感

2. 病患在残疾后，大多会经历否认期、（　　）、协商期、沮丧期、接受期。

A. 疼痛期　　B. 惧怕期

C. 愤怒期　　D. 疑心期

E. 恢复期

参考文献

陈晓红. 2013. 卫生行业职业技能培训教程：护理员. 北京：人民卫生出版社
方立珍，谢鑑辉. 2014. 护理员培训手册. 长沙：湖南科学技术出版社
傅一明. 2012. 临床医学概要. 第 3 版. 北京：科学出版社
葛均波，徐永健. 2014. 内科学. 第 8 版. 北京：人民卫生出版社
胡维勤. 2017. 家庭急救手册. 第 2 版. 哈尔滨：黑龙江科学技术出版社
黄莉军，郭明广. 2015. 生理学基础. 北京：人民卫生出版社
纪树荣. 2011. 运动疗法技术学. 第 2 版. 北京：华夏出版社
贾大成. 2016. 120 医生教您学急救（家庭篇）. 北京：人民卫生出版社
李中东. 2015. 安全用药. 上海：复旦大学出版社
刘正富. 2016. 颈椎病诊疗与自我康复. 北京：化学工业出版社
陆一春，刘海燕. 2014. 内科护理学. 北京：科学出版社
马秀芬，张展. 2013. 内科护理学. 第 2 版. 北京：人民卫生出版社
石贞仙，张晓红. 2011. 基础护理技术操作标准及流程. 北京：人民卫生出版社
王君. 2012. 病患护理. 北京：中国劳动社会保障出版社
王之一. 2017. 解剖学基础. 第 3 版. 北京：人民卫生出版社
吴姣鱼. 2010. 护理学基础（案例版）. 北京：科学出版社
徐恒，王莉慧. 2017. 家庭康复与护理系列（家庭急救手册）. 北京：化学工业出版社
徐建立，吴静. 2013. 常见传染病知识问与答. 北京：中国铁道出版社，北京科学技术出版社
严静. 2013. 家庭安全用药指南. 杭州：浙江科学技术出版社
杨宝峰. 2015. 药理学. 第 8 版. 北京：人民卫生出版社
杨新明. 2016. 腰椎间盘突出症诊疗与自我康复问答. 北京：化学工业出版社
叶象权. 2003. 药物学基础. 北京：科学出版社
应茉薇，叶国英. 2017. 病患护理员（基础知识）. 杭州：浙江大学出版社
由能力，于宇，周继敏. 2008. 家庭如何安全用药. 北京：人民军医出版社
张红洲，崔效忠. 2013. 内科护理. 第 2 版. 北京：科学出版社
张继英. 2006. 养老护理员（初级、中级）. 北京：中国劳动社会保障出版社
赵彩珍，郭淑芳. 2016. 药物学基础. 第 4 版. 北京：科学出版社
赵悌尊. 2005. 社区康复学. 北京：华夏出版社
朱凤莲，王红. 2011. 护理员（护工）上岗手册. 北京：中国时代经济出版社
朱华栋. 2013. 健康大百科：家庭急救篇. 北京：人民卫生出版社
（新西兰）罗宾 · 麦肯基，克雷格 · 库贝（编）. 王小亮（译）. 2011. 麦肯基疗法：7 步告别颈椎腰椎烦恼. 北京：金城出版社